第 1 章　臨床工学技士と安全管理　1　臨床工学技士　補遺（p.4　5 行目に追加）

　臨床工学技士は過渡期を迎えており，2021 年 5 月 21 日，第 204 回国会（令和 3 年常会）に，「良質かつ適切な医療を効率的に提供する体制の確保を推進するための医療法等の一部を改正する法律（令和 3 年法律第 49 号）」が公布された．この法律には医師の働き方改革に関するさまざまな事項が含まれており，臨床工学技士においても，臨床工学技士法（昭和 62 年法律第 60 号）を改正し，業務範囲を追加し，医師のタスク・シフト／シェアに貢献することが求められている．

　2021 年 7 月 9 日，改正された臨床工学技士法に関する政省令等が公布され，臨床工学技士の業務範囲には次の行為が追加された．

---

1. 血液浄化装置の穿刺針その他の先端部の表在化された動脈若しくは表在静脈への接続又は表在化された動脈若しくは表在静脈からの除去
　　※従来の業務範囲であった「シャントへの接続又はシャントからの除去」に追加
2. 生命維持管理装置を用いた治療において当該治療に関連する医療用の装置（生命維持管理装置を除く）の操作（当該医療用の装置の先端部の身体への接続又は身体からの除去を含む）
　①手術室又は集中治療室で生命維持管理装置を用いて行う治療における静脈路への輸液ポンプ又はシリンジポンプの接続，薬剤を投与するための当該輸液ポンプ又は当該シリンジポンプの操作並びに当該薬剤の投与が終了した後の抜針及び止血（輸液ポンプ又はシリンジポンプを静脈路に接続するために静脈路を確保する行為についても，「静脈路への輸液ポンプ又はシリンジポンプの接続」に含まれる.）
　②生命維持管理装置を用いて行う心臓又は血管に係るカテーテル治療における身体に電気的刺激を負荷するための装置の操作
　③手術室で生命維持管理装置を用いて行う鏡視下手術における体内に挿入されている内視鏡用ビデオカメラの保持及び手術野に対する視野を確保するための当該内視鏡用ビデオカメラの操作

　追加された業務については，2021 年 10 月 1 日の法律施行と同時に臨床工学技士の業務に含まれる．しかしながら，臨床工学技士免許の一部として新たに追加された業務であるので，すでに臨床工学技士免許を取得した者においても，厚生労働大臣が指定する研修の受講が必須である．すなわち，本研修の修了証の発行をもって，これら新たな行為を臨床現場で実践することが可能となる．

　また，これに伴い「臨床工学技士基本業務指針 2010」についても，「臨床工学技士基本業務指針 2020」へと改定予定である．

　時を同じくして，臨床工学技士養成施設のカリキュラムが変更され，2023 年 4 月より新カリキュラムが実施される予定であり，新カリキュラムにおける本科目の名称は「医用機器安全管理学」から「医療機器安全管理学」へと変更される．

臨床工学講座
医用機器安全管理学
第2版

監修 一般社団法人 日本臨床工学技士教育施設協議会

編集 篠原 一彦
　　 出渕 靖志

医歯薬出版株式会社

【編者】

篠原一彦（しのはらかずひこ）　東京工科大学医療保健学部臨床工学科
出渕靖志（いずぶちやすし）　元四国医療工学専門学校臨床工学学科

【執筆者および執筆分担】

出渕靖志（いずぶちやすし）　四国医療工学専門学校臨床工学学科
　　第1章，第6章

三戸惠一郎（みとけいいちろう）　東亜大学大学院総合学術研究科医療科学専攻
　　第2章

堀　純也（ほりじゅんや）　岡山理科大学工学部生命医療工学科
　　第3章

日比谷信（ひびやまこと）　藤田医科大学医療科学部臨床医工学分野
　　第4章，第9章

廣瀬　稔（ひろせみのる）　滋慶医療科学大学医療科学部臨床工学科
　　第5章

篠原一彦（しのはらかずひこ）　東京工科大学医療保健学部臨床工学科
　　第7章

相澤康弘（あいざわやすひろ）　東北文化学園大学工学部臨床工学科
　　第8章

中島章夫（なかじまあきお）　杏林大学保健学部臨床工学科
　　第10章

This book is originally published in Japanese
under the title of：

RINSHOKOGAKUKOZA　IYOKIKIANZENKANRIGAKU
(Clinical Engineering Series　Safety Engineering of Medical Devices)

Editors：
SHINOHARA, Kazuhiko
　Professor, Tokyo University of Technology

IZUBUCHI, Yasushi
　Shikoku Medical Engineering College

ⓒ 2009　1st ed.
ⓒ 2015　2nd ed.

ISHIYAKU PUBLISHERS, INC.
　7-10, Honkomagome 1 chome, Bunkyo-ku,
　Tokyo 113-8612, Japan

「臨床工学講座」の刊行にあたって

　1987年に臨床工学技士法が制定されるとともに本格的な臨床工学技士教育が始まり，早20年が経過した．

　この間，科学技術は大きく進歩し，臨床工学技士が従事する医療現場でも，新しい医療技術や医療機器が導入され，多くの人の命を支える役に立ってきた．

　日本臨床工学技士教育施設協議会では，1997年より「教科書編集委員会」を設け，臨床工学技士育成に必要な教科書作りについて検討を重ねてきた．当時は教育施設数が少なかったこと，また1998年度から始まった規制緩和推進3カ年計画のなかで，いわゆるカリキュラム大綱化が臨床工学技士教育制度でも検討されると予想されていたことにより，教科書作成事業をしばらく休止した経緯がある．政府によって「カリキュラム等を規制している国家試験受験資格付与のための養成施設の指定制度を見直し，各大学等が社会のニーズに適切に対応した多様な医療技術者等の養成ができるようにする」との方針が打ち出されたのである．

　その後，2004年4月にカリキュラム大綱化が行われ，また2006年度第20回国家試験から国家試験出題基準が大きく改訂されたことを受け，日本臨床工学技士教育施設協議会は2007年度より改めて『教科書検討委員会』を設けて教科書作成事業を再開した．そして今般，『臨床工学講座』シリーズとして，全国53校の臨床工学技士教育施設で学ぶ約2,600名にも及ぶ学生達のために共通して使用できる標準教科書シリーズを発刊する運びとなった．

　教科書検討委員会および本講座編集委員会では，他医療系教育課程で用いられている教科書を参考にしつつ，今後の臨床工学技士育成に必要，かつ教育レベルの向上を目的とした教科書作成を目指して検討を重ねてきた．

　その骨子として以下の3点を心掛け，臨床工学技士を目指す学生がモチベーションを高く学習でき，教育者が有機的に教育できる内容を目指した．

　①本シリーズは，国家試験対策用テキストではなく臨床工学技士が本来的に理解しておくべき基本的事項をしっかりと分かりやすく教えることに重点をおくこと．

　②ゆとり教育世代の高校卒業者にも理解しやすい導入と内容の展開を心掛け，とくに基礎科目については随所に"Tips"などを挿入することにより読者の理解を深めていただくことを目指し，実務上での応用へのつながりを明確にすること．

　③大綱化後の新カリキュラムの内容をベースに「平成19年度国家試験出題基準」を念頭においた編集とすること．

　よって本講座は，これまでの教科書とは一線を画した理想を掲げており，医療

系教育課程用教科書の歴史に新たな1ページを刻む意気込みにて，執筆者・編集者ともども取り組んだ次第である．

　医療現場において臨床工学技士に求められている必須な資質を育むための本教科書シリーズの意義を十分にお汲み取りいただき，本講座によって教育された臨床工学技士が社会に大きく羽ばたき，医療の発展の一助として活躍されることを願ってやまない．

　本講座のさらなる充実のために，多くの方々からのご意見，ご叱正を賜れば幸甚です．

2008年春

　　　　　　　　　　　　日本臨床工学技士教育施設協議会　教科書検討委員会
　　　　　　　　　　　　　　　　　　臨床工学講座　教科書編集委員会

第2版の序

　医療安全は，社会安全の基本となる重要事である．医療従事者，患者，医療機器が複雑にかかわる近代医療では，個々の要素技術や医療職のレベルからシステム全体，さらにヒューマン・マシンインターフェイス，規格，関連法規などにいたるまで，多層的で有機的連携をもった安全対策が必要である．

　これは，医療事故の科学的調査と再発予防を目的とする「医療事故調査・支援センター」においても，医療安全へのシステムアプローチを理念に取り入れたことからもうかがえる．

　これまでの医療制度改革でも，医療安全向上の方策として，ヒヤリハット事例収集，医療安全部門整備，医療機器安全管理責任者の配置，集中治療室や院内安全管理における臨床工学技士配置への診療報酬加算などが行われてきた．

　また東日本大震災では，医療機関にもライフライン破綻や物流障害による多大なる影響が発生したが，先進医学，医療機器，病院設備などに幅広く精通した臨床工学技士の活躍が数多く報告された．このように医療安全の分野においても，医療機器と患者，医療専門職の間を取り持つ「要（かなめ）」役である臨床工学技士の役割がますます重要になっている．

　今回お届けする医用機器安全管理学第2版では，2012年のJIS T 0601-1大改正を反映するとともに，初版出版以来，全国から賜ったご意見ご提案もふまえた内容のアップデートと具体的な事例の追加などを行った．執筆は初版同様，全国の臨床工学技士養成施設で教育と実務に精通した方々が担当した．

　医用機器安全管理学は，人間，医療機器，設備，環境など多面的に医療安全を学修する領域である．数ある医療専門職のなかで臨床工学技士が唯一，本領域を体系的に学修する専門職であることに鑑みれば，本書に接する学生諸君や若手の臨床工学技士の方々もあらためてその社会的責任を感じることであろう．

　本書には初版同様，関連法規やJISの抜粋なども盛り込んだが，初学者には少し詳細な内容も含まれている．この臨床工学講座シリーズが単なる国家試験対策を目的とせず，臨床実習や卒業後の実務での活用にも考慮したからである．

　学生諸君は，学修や研修の段階に応じて臨機応変に本書を活用することで，自立した臨床工学技士への第一歩を踏み出してほしい．あわせて，教育や資格試験を担当される方々にもこの趣旨をご理解いただき，教育や問題作成に配慮していただくことをお願いしたい．本書が教育と臨床の現場で活用され，医療の質と安全の向上に寄与することを願ってやまない．

2015年1月

　　　　　　　　　　　　　　　　　　執筆者を代表して　　篠原　一彦
　　　　　　　　　　　　　　　　　　　　　　　　　　　　出渕　靖志

第1版の序

　医療事故への社会的関心が近年とみに高まるとともに，当事者の一方的処罰や医師不足に起因する医療崩壊も進行している．これは，国民の生命を預かる国家安全上の重大事である．

　このような社会の流れも受けて，医療界では種々の安全管理体制の整備が進行している．なかでも「医療機器安全管理責任者」の配置や，「医療機関等における医療機器の立会いに関する基準」によるメーカからの業務支援の制限などは，医療施設における臨床工学技士の役割をますます大きくしている．

　これは，臨床工学技士が医療機器，患者，種々の医療職の間を取り持つ要（かなめ）であるからに他ならない．臨床工学技士養成課程において医療機器安全管理学が必修科目とされているのも，医療機関における安全管理の中心的役割が期待される職種ゆえである．

　また，現在検討されている「医療安全調査委員会設置法案」にも，医療安全対策としてシステムエラー対策の重要性が盛り込まれている．その点からも，医療機器の安全管理を病院システム全体から捉えることが必要であり，医療機器安全管理学に盛り込まれているシステム安全の考え方は，臨床工学技士にとってますます重要なものとなる．

　本書は，臨床工学技士養成施設や医療施設での教育や臨床業務を通じて現場の医療機器安全管理学に精通した先生方に執筆を依頼した．そして医療機器，設備などの安全管理にとどまらず，関係法規，システム安全や感染対策なども盛り込み内容を充実させた．また本領域の学習に必須で，国際的整合化も進むJISについても抜粋を巻末に掲載した．

　本書の内容については各領域を専門とする執筆者とともに，編者も十分な検証を繰り返し，最新の情報収集と誤謬なき記載に努めた．しかし，実際の臨床業務で参照される際には，日々の技術進歩や法令・通達の更新などについて十分に留意されたい．また，内容の不備や陳腐化についても忌憚のないご意見をいただければ幸いである．

　本シリーズは，卒前教育や国家試験対策として使用するだけでなく，卒業後も臨床の場に携えることができる内容を目指している．本書が日々の臨床業務における安全管理の航海図として利用され，医療安全向上の一助となることを願ってやまない．

2009年2月

執筆者を代表して　　篠原　一彦
　　　　　　　　　　出渕　靖志

医用機器安全管理学　第2版
CONTENTS

「臨床工学講座」の刊行にあたって ……………………… iii
第2版の序 ……………………………………………… v
第1版の序 ……………………………………………… vii

第1章　臨床工学技士と安全管理 ……………………… 1
1 臨床工学技士 ………………………………………… 1
2 リスクマネージメント ……………………………… 4
3 安全管理 ……………………………………………… 5

第2章　各種エネルギーと生体反応との関係 ………… 7
1 エネルギーと生体反応 ……………………………… 7
2 電気エネルギー ……………………………………… 9
　1 電撃（電気ショック） …………………………… 9
　2 電気熱傷 …………………………………………… 12
　3 高周波エネルギー ………………………………… 14
3 機械エネルギー ……………………………………… 16
　1 静的エネルギー …………………………………… 16
　2 動的エネルギー …………………………………… 16
4 熱エネルギー ………………………………………… 20
　1 熱エネルギーと温度 ……………………………… 20
　2 熱エネルギーの生体への作用 …………………… 20
5 光エネルギー ………………………………………… 22
　1 光エネルギー ……………………………………… 22
　2 眼の反応 …………………………………………… 25
6 放射線エネルギー …………………………………… 27
　1 放射線 ……………………………………………… 27
　2 生物学的作用 ……………………………………… 28

第3章　医用電気機器の安全基準 ……………………… 31
1 医用機器の安全基準 ………………………………… 31
　1 電気機器に関する各国の基準 …………………… 31

2 国際基準と日本の基準（JIS） ………………………… 31
　2 医用電気機器の安全に関する用語 ……………………………… 33
　　　1 電気に対する生体の反応に関する用語 ……………… 33
　　　2 医用電気機器の安全に関する用語 …………………… 35
　3 ME機器の分類 ………………………………………………………… 40
　　　1 電撃に対する保護の形式による分類（クラス別分類）…… 40
　　　2 電撃に対する保護の程度による装着部の分類 ……… 43
　4 漏れ電流 ……………………………………………………………… 44
　　　1 漏れ電流の種類 ………………………………………… 44
　　　2 単一故障状態と単一故障安全 ………………………… 46
　　　3 漏れ電流の許容値 ……………………………………… 47
　5 図記号と安全標識 …………………………………………………… 54
　6 アラーム ……………………………………………………………… 54
　　　1 アラームの分類 ………………………………………… 54
　　　2 視覚アラーム信号と聴覚アラーム信号 ……………… 55
　　　3 アラーム信号の停止と中断 …………………………… 56
　　　4 アラームに関する図記号 ……………………………… 56

第4章 病院電気設備の安全基準 …………………………………… 57

　1 病院電気設備の安全基準の概要 ………………………………… 57
　　　1 病院電気設備の安全基準（JIS T 1022）制定の歴史 …… 58
　　　2 適用される範囲 ………………………………………… 58
　2 医用接地方式 ………………………………………………………… 59
　　　1 保護接地 ………………………………………………… 60
　　　2 等電位接地 ……………………………………………… 63
　　　3 接地幹線 ………………………………………………… 65
　　　4 接地極 …………………………………………………… 65
　3 非接地配線方式 ……………………………………………………… 67
　　　1 絶縁変圧器（絶縁トランス）………………………… 69
　　　2 絶縁監視装置 …………………………………………… 69
　　　3 電流監視装置 …………………………………………… 70
　4 非常電源 ……………………………………………………………… 71
　　　1 非常電源の分類 ………………………………………… 71
　　　2 非常電源の構成 ………………………………………… 73
　5 医用室 ………………………………………………………………… 75
　　　1 分類 ……………………………………………………… 75

2　電源回路 ……………………………………………………………… 76

第5章　医療ガスに関する安全基準 …………………………………… 81
1　ガスの基礎 …………………………………………………………… 81
　　1　物質の三態（相の違い）…………………………………………… 81
　　2　ガスと蒸気の一般的な使い分け ………………………………… 81
2　医療ガスの種類と用途，性質 ……………………………………… 82
　　1　医療ガスの種類と用途 …………………………………………… 82
　　2　医療ガスの性質 …………………………………………………… 82
3　医療ガスに関連する法令・通知・規格 …………………………… 85
　　1　法令 ………………………………………………………………… 85
　　2　厚生労働省医政局長通知 ………………………………………… 86
　　3　規格 ………………………………………………………………… 86
4　医療ガスの供給方式 ………………………………………………… 87
　　1　中央配管方式 ……………………………………………………… 87
　　2　個別方式 …………………………………………………………… 87
5　医療ガス設備（JIS T 7101）……………………………………… 88
　　1　供給設備 …………………………………………………………… 88
6　高圧ガス容器（ボンベ）…………………………………………… 98
　　1　ボンベの大きさと材質，検査 …………………………………… 98
　　2　ボンベの塗色区分と刻印 ………………………………………… 99
　　3　ボンベのガス別特定化 …………………………………………… 99
　　4　ボンベの保管場所 ………………………………………………… 100
7　医療ガスに関連するトラブル ……………………………………… 101
8　医療ガスの安全管理 ………………………………………………… 101
　　1　医療ガス安全管理委員会 ………………………………………… 101
　　2　医療ガス設備の保守点検指針 …………………………………… 103
　　3　医療ガスに係る安全管理のための職員研修指針 ……………… 104

第6章　電磁環境 ………………………………………………………… 105
1　電磁波 ………………………………………………………………… 105
　　1　電磁波とは何か …………………………………………………… 105
　　2　電磁波の種類 ……………………………………………………… 107
　　3　電波の利用 ………………………………………………………… 108
2　電波の影響 …………………………………………………………… 109
　　1　人体への影響 ……………………………………………………… 109

2　機器への影響 …………………………………………… 112
　3　主な規定 ……………………………………………………… 115
　　　1　電波法（1950 年）………………………………………… 115
　　　2　電波法改正（1989 年）…………………………………… 116
　　　3　「医療機関における携帯電話等の使用に関する指針」（電波環境協議会）（2014 年）……………………………… 117
　　　4　「医療機器の電磁両立性に関する日本工業規格の改正に伴う薬事法上の取扱いについて」（2014 年）………… 120
　　　5　JIS T 0601-1-2（2012 年）……………………………… 121
　4　EMC 管理 …………………………………………………… 122

第7章　システム安全 …………………………………………… 125
　1　システム安全とは …………………………………………… 125
　2　信頼性工学の概要 …………………………………………… 125
　　　1　信頼性工学とは ………………………………………… 125
　　　2　信頼性の基礎 …………………………………………… 126
　　　3　時間と信頼性 …………………………………………… 127
　3　システムの分析評価手法 …………………………………… 129
　4　システム安全の手法 ………………………………………… 131
　　　1　フェイルセイフ，フールプルーフ，多重系 ………… 131
　　　2　モジュール化 …………………………………………… 132
　　　3　人間工学的設計 ………………………………………… 132
　5　先端技術とヒューマンファクタ科学 ……………………… 137
　　　1　ヒューマンファクタ科学とは ………………………… 137
　　　2　SHELL モデルとスイスチーズモデル ……………… 138
　　　3　先端技術システムにおける機械と人間 ……………… 139

第8章　安全管理技術 …………………………………………… 143
　1　医療機器の保守点検および安全管理体制 ………………… 143
　　　1　医療機器の分類 ………………………………………… 143
　　　2　医療機器管理の諸問題 ………………………………… 144
　　　3　医療機器中央管理 ……………………………………… 144
　　　4　医療機器管理部門 ……………………………………… 145
　　　5　実際の業務 ……………………………………………… 145
　2　医療機器安全管理責任者 …………………………………… 147
　　　1　医療機器安全管理責任者の配置 ……………………… 147

2　従業者に対する医療機器の安全使用のための研修の実施 …… 148
　　　3　医療機器の保守点検に関する計画の策定および保守点
　　　　　検の適切な実施 ………………………………………………… 149
　　　4　医療機器の安全使用のために必要となる情報の収集，その他の医
　　　　　療機器の安全使用を目的とした改善のための方策の実施 …… 149
　3　関連機器の保守点検法 ……………………………………………… 151
　　　1　コンセントの保持力試験 …………………………………… 151
　　　2　消費電流（電力）測定 ……………………………………… 152
　　　3　輸液ポンプの点検 …………………………………………… 153
　　　4　電気メスの簡易保守点検 …………………………………… 155
　4　漏れ電流の測定 ……………………………………………………… 157
　　　1　各種漏れ電流の測定法（簡易測定法） …………………… 159
　5　保護接地線の抵抗測定 ……………………………………………… 162
　6　情報管理 ……………………………………………………………… 163
　　　1　医療情報システムとセキュリティ ………………………… 163

第9章　洗浄・消毒・滅菌 ……………………………………………… 165

　1　院内感染対策の概要 ………………………………………………… 165
　　　1　病原体 ………………………………………………………… 165
　　　2　感染 …………………………………………………………… 166
　2　感染制御 ……………………………………………………………… 166
　　　1　感染制御（感染対策） ……………………………………… 167
　　　2　標準予防策（Standard Precautions） …………………… 167
　　　3　感染経路別予防策（Transmission-Based Precautions） …… 172
　3　洗浄・消毒・滅菌法 ………………………………………………… 175
　　　1　洗浄 …………………………………………………………… 176
　　　2　消毒 …………………………………………………………… 177
　　　3　滅菌 …………………………………………………………… 180
　4　医療機器の洗浄・消毒・滅菌事例 ………………………………… 185

第10章　医療機器に関する関係法規 …………………………………… 189

　1　臨床工学技士法 ……………………………………………………… 190
　2　医療法 ………………………………………………………………… 194
　　　1　医療法の歩み ………………………………………………… 194
　　　2　医療法改正と臨床工学技士 ………………………………… 195

3 医薬品，医療機器等の品質，有効性及び安全性の確保等に関する法律 …………………………………… 196
　1 医薬品，医療機器等の安全対策の強化 ………… 197
　2 再生医療等製品に関する規制 ………………… 198
　3 医療機器・体外診断用医薬品の特性をふまえた規制 … 199
　4 医療機器の再評価制度 ………………………… 200
4 医療機関等における医療機器の立会いに関する基準 … 200
　1 本立会い基準の具体的な内容 ………………… 203
　2 本立会い基準に違反した場合 ………………… 204
5 製造物責任（PL）法と臨床工学技士 ……………… 205

付録 …………………………………………………… 207
　1 JIS 抜粋 ……………………………………………… 207
　2 臨床工学技士国家試験出題基準（医用機器安全管理学）
　　　………………………………………………………… 226
　索引 …………………………………………………… 228

Tips CONTENTS

第1章　臨床工学技士と安全管理
欧米の制度 ……………………… 2
医薬品医療機器等法と医療法 … 3
特定集中治療室施設基準 ……… 4

第2章　各種エネルギーと生体反応との関係
電気メスの事故事例 …………… 13
超音波メスの事故事例 ………… 18
熱傷の事故事例 ………………… 21
レーザメスの事故事例 ………… 26
放射線による事故事例 ………… 27

第3章　医用電気機器の安全基準
AP類機器とAPG類機器―電気による火災防止― ……………… 39
安全係数 ………………………… 52

第4章　病院電気設備の安全基準
短絡と地絡 ……………………… 62
電源電圧 ………………………… 67
定格 ……………………………… 68
過電流と漏電 …………………… 70

第5章　医療ガスに関する安全基準
断熱膨張と断熱圧縮 …………… 84

医療ガスを対象とした高圧ガスの定義（高圧ガス保安法第2条）…… 85

第6章　電磁環境
環境保健基準 …………………… 112
ISM周波数 ……………………… 116

第7章　システム安全
モードコンフュージョン ……… 136
TBMとKYT …………………… 140

第8章　安全管理技術
非医用電気機器は医療現場で使えるか？ ………………………… 153

第9章　洗浄・消毒・滅菌
CDC ……………………………… 166
院内感染と医療関連感染 ……… 168

第10章　医療機器に関する関係法規
法の構成 ………………………… 194
医療機器安全対策に関する省令（1）………………………………… 199
医療機器安全対策に関する省令（2）………………………………… 201
信頼の原則 ……………………… 206

【臨床工学講座　教科書編集委員会委員】
　委員長　：菊地　眞（(公財) 医療機器センター）
　副委員長：出渕靖志（四国医療工学専門学校）
　　　　　　生駒俊和（宇治徳洲会病院）
　委　員　：石原　謙（愛媛大学大学院）
　　　　　　小谷　透（昭和大学）
　　　　　　篠原一彦（東京工科大学）
　　　　　　戸畑裕志（九州保健福祉大学）
　　　　　　中島章夫（杏林大学）

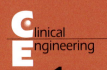

第1章 臨床工学技士と安全管理

MEとはmedical engineering（医用工学）の略称であり，医学と工学の境界領域に関する学問を指す．これに対して，CEとはclinical engineering（臨床工学）の略称として使用され，生命科学と工学との境界領域のなかで，臨床医療の現場に直接貢献することを目的とする学問・技術分野を指すものとして用いられている．両者の関係は，MEの分野は医学，生物学，工学の全般にわたる広範な内容を含むもので，CEはこのなかに含まれるものとされている．

1 臨床工学技士

臨床工学とは，臨床の場で医療に貢献するための生命科学と工学との境界領域の学問で，臨床工学技士は工学技術や知識を駆使して，臨床現場にさまざまなサービスを提供する専門職である．

1970年代から医療機器・システムに依存する分野が急速に増え，それを実際の医療に応用しうる資質を備えた者が必要となった．当時，透析療法や人工心肺療法にかかわっていた技術者は，第2種ME技術実力検定試験によりスキルアップを図ったり，体外循環技術認定士，透析技術認定士などの学会認定資格を得て臨床現場に携わっていたが，その活躍が徐々に認められ，1987年の第108回通常国会において臨床工学技士法が成立し，1988年4月に臨床工学技士の国家資格が誕生した．ちなみに，臨床工学に相当する国家資格は世界最初であった．

臨床工学技士法による定義では「厚生労働大臣の免許を受けて，臨床工学技士の名称を用いて，医師の指示の下に，生命維持管理装置の操作及び保守点検を行うことを業とする者」（臨床工学技士法第2条）と定められている．さらに，その臨床工学技士の教育カリキュラムには，他の医療職種における正規のカリキュラムとしては皆無の，"医用安全管理学"が含まれている．

法律上の臨床工学技士の業務は，生命維持管理装置の操作および保守点検とされている．医師や看護師，他の医療従事者が，多忙な本来業務の片手間

表1-1　保守点検および修理についての変遷

1992年	在宅酸素療法における酸素供給装置の基準の制定および外部業者への保守点検委託（医療法）
1994年	医療機器の一部に適正な保守点検の義務化，市販後の安全性確保の充実，保守点検に関する添付文書の義務づけおよび修理業制度創設（薬事法）
1995年	すべての医療機器の保守点検業務に関する事項および保守点検の外部委託について（医療法）
2003年	医療機関から厚生労働省への医療機器の不具合などを含む副作用等の直接報告制度（薬事法）
2005年	医療機器のリスクに応じたクラス分類制度の導入，高リスク医療機器の販売・賃貸業への許可制（薬事法）
2007年	医療機器安全管理責任者の設置（医療法）

3学会合同呼吸療法認定士：呼吸療法を習熟し，呼吸管理を行う医療チームの構成要員を養成し，かつそのレベルの向上を図ることなどを目的に，特定非営利法人日本胸部外科学会，一般社団法人日本呼吸器学会，公益財団法人日本麻酔科学会の3学会が合同委員会を設立し，実施している認定試験である．本認定試験は1996年から始まり，2013年（第18回）までに，34,113名が合格している．

に，高度化し種類も豊富な生命維持管理装置の知識と経験を積んでそれらを操作することは困難であることから，それぞれの専門性に応じて業務を分担する方が，効率的に安全にチーム医療を遂行できる．

医療法や医薬品医療機器等法（旧薬事法）によると，「保守点検とは，清掃，校正，消耗部品の交換等をいうものであり，解体のうえ点検し，必要に応じて劣化部品の交換等を行うオーバーホールを含まない」とある．一方，「修理とは，故障，破損，劣化等の箇所を本来の状態・機能に復帰させることをいう（当該箇所の交換を含む）．故障等の有無にかかわらず，解体点検し，必要に応じて劣化部品の交換等を行うオーバーホールも修理にあたる．清掃，校正（キャリブレーション），消耗部品の交換等の保守点検は修理に含まれない」とある．

ここで，保守点検ならびに修理についての医薬品医療機器等法ならびに医療法におけるおおまかな変遷を表1-1に示した．

欧米の制度

欧米では，臨床工学の専門家として，clinical engineer（CEer）やbiomedical equipment technician（BMET）の制度があり，医療の現場で活躍している（表）．

表　アメリカのCE部門で働く技術者

正式名称	略号	職務（内容）
clinical engineer	CEer	総括管理（計画，評価，監督，指示，教育，コンサルテーション，研究など）
biomedical equipment technician	BMET	実作業（運用，点検，修理，製作など）

MEの基礎知識と安全管理．改訂第5版．南江堂，2008より．

表 1-2　医療現場での臨床工学技士の役割

①	医療機器の操作	始業点検, 条件設定, 調整, 患者と装置の接続・離脱・解除 治療中の操作, 監視, 測定・記録
②	機器の保守管理	機器および周辺機器・器具の定期的な保守点検・記録 組立, 準備 後片づけ, 終了後点検・整備
③	医療機器に関する教育活動	医療従事者への教育, 患者への教育
④	医療機器関連情報の管理	医療機器関連情報の収集, 整理, 保存 医療従事者への情報提供 メーカへの情報提供, 定期連絡 厚生労働省との医療機器関連情報の授受
⑤	院内リスクマネージメント活動への参加	医療機器に関する情報提供 医療機器関連事故に対する対策の策定
⑥	院内電気設備・医療ガス設備の安全管理への参加	医療ガス安全・管理委員会活動への参加など

(渡辺　敏：臨床工学 (CE) と ME 機器・システムの安全. コロナ社, 2006 より)

　以上のように近年，医療機器の保守点検を整備して，医療事故の防止を図るべく，施策が次々と打ち出されている．

　さらに，2006年厚生労働省医政局経済課長から各都道府県衛生主管部（局）長宛に「医療機関等における医療機器の立会いに関する基準」が通知された．これにより，2008年4月より"いわゆる立会い"が禁止された．これは，それまで医療機器メーカや納入業者の「立会い」に依存していた保守，点検，操作業務に制限を設け，医療機関自身のスタッフによって実施することを意味しており，臨床工学技士の業務拡大につながるとみられる．

　また，2008年には「診療報酬改定における主要改定項目について（案）」において，とくに安全管理の必要性が高い生命維持に直接関与する医療機器の専門知識を有する臨床工学技士の配置について，医療機器安全管理料として診療報酬請求というかたちで評価されることとなった．

　そして，2014年度の診療報酬改定において，特定集中治療室の施設基準に，専任の臨床工学技士が，常時，院内に勤務していることが盛り込まれた．

　このように，臨床工学技士の活躍の場は急速に拡大しており（**表1-2**），同

医薬品医療機器等法と医療法

　保守点検ならびに修理は，日本の医療を規定している大きな2本の柱である「医薬品医療機器等法（旧薬事法, 2014年改称）」ならびに「医療法」に定義されている．

　薬事法は，1960年に医薬品・医薬部外品・化粧品・医療用具に関する事項を規制し，それらの品質・有効性・安全性を確保することを目的として制定された法律である（2005年に「医療用具」から「医療機器」へと用語が変更された）．

　医療法は1948年に制定された医療に関する法律で，各種の医療機関の設置・管理・施設などについて規定されている．

時にその責任も大きくなってきた．2014年（第27回臨床工学技士国家試験終了時点）においては34,763名が臨床工学技士国家試験に合格しており，病院や医療機器メーカで働いている．2013年10月1日現在，病院に従事している臨床工学技士は16,588名と報告されている．

2 リスクマネージメント

> **インシデント (incident)**：予期せぬできごとやエラーが発生したが，患者・来訪者・職員には影響が届かなかったもの，および届いたが傷害が発生しなかったもの．また，予期せぬできごとやエラーが発生しそうになったが止めることができ，「ひやり・はっと」したものも含む．
>
> **ニアミス (near miss)**：インシデントと同じ意味で使用されることがある．
>
> **アクシデント (accident)**：予期せぬできごとやエラーが発生し，それによって患者・来訪者・職員に傷害が発生したものをいう．

リスクマネージメントとは，産業界で用いられた経営管理手法であり，日本語では「危機管理」などと翻訳されるが明確な定義はない．一般には，「事故発生を未然に防ぐことや，発生した事故を速やかに処理することによって，組織の損害を最小のコストで最小限にくい止めるもの」と位置づけられている．

リスクマネージメントの手法は1970年代に米国で医療分野へ導入され，その後欧州へも広がっている．導入当初は，補償や損害賠償による経済打撃を減らすことに重点が置かれていたが，近年では，医療に内在する不可避なリスクを管理し，いかに患者の安全を確保するかということに重点が移ってきている．

リスクマネージメントの実践とは，医師や看護師をはじめ医療チーム全体で，情報収集と分析，それに基づいた対策の実施，そしてその効果の判定を行うことである．

日本医療機能評価機構の医療事故情報収集等事業によるヒヤリ・ハット報告調査は，2010年1月より発生件数情報と事例情報という2つの情報に分け，医療機関が選択し参加する方法によって報告を開始した．これにより，2013年には226,099病床から609,082件の発生件数が報告され，202,902病床から29,791事例の事例情報が出された．ここで重要なことは，収集した情報を分析し，対策につなげることである．本書でもシステム安全のための分析手法

Tips　特定集中治療室施設基準

① 専任の医師が常時，特定集中治療室内に勤務していること．当該専任の医師に，特定集中治療の経験を5年以上有する医師を2名以上含む．
② 特定集中治療室管理を行うにふさわしい専用の特定集中治療室を有しており，当該特定集中治療室の広さは1床あたり$20m^2$以上である．
③ 専任の臨床工学技士が，常時，院内に勤務している．
④ 特定集中治療室用の重症度，医療・看護必要度について，A項目3点以上かつB項目3点以上である患者が9割以上であること．

や対策を紹介しているが，他の産業領域の経験を参考にした多角的な取り組みが重要である．

3 安全管理

　医用工学の進歩とともに飛躍的に発展してきた現代の医療機器は，多くの人々の生命保護に貢献してきた．しかしながら，医療機器の信頼性が医療に重大な影響を与えることから，1970年代，欧米を中心に安全性・信頼性の向上に対する取り組みが始まった．

　信頼性とは，医療機器がその本来の診療目的にかない，かつ設計どおりの診療機能を発揮することである．一方，患者および医療従事者などに危険が及ばないように，安全に使用するために必要な状況を設定することが安全性である．

　以上より，医用機器安全管理とは，医療機関において診断・治療・予防の目的で使用される装置・機器・用品などを，危険が生じるおそれがないような状態に保つことといえる．

　すなわち，医療現場における安全管理とは，医療機器にかかわる患者や医療従事者への配慮であるといえる．とくに，医療を受ける患者への安全管理は最優先されなければならない．

　そこで，医療現場で安全管理を遂行するためには，①医療機器が優れていること，②使用環境・設備がよいこと，③医療従事者がメカニズムや使用法などについて十分に理解し，医療機器について正しい知識をもっていること，④医療機器や設備が適正に保守点検されていることなどがあげられる．

　このことは，医療機器の安全管理にとどまらず，機器のオペレータとしての医療従事者の安全管理，また設備の安全管理，さらにはそれらを管理することまで含めると，いわゆる4Mで括られる因子を考える必要があることがわかる．4Mはいろいろな業界で多少ニュアンスが異なるが，ここではman（医療従事者），machine（装置，機器，用品など），media（設備を含めた環境），management（管理，環境）とする．この4Mのコントロールが患者の安全の基本と考えられる．

　日本医療機能評価機構による医療事故情報収集等事業によれば，2013年には965の医療機関から3,049件の医療事故が報告されている．しかしながら，これはごく一部にすぎず，実際にはもっと多くの医療事故が発生していると

考えられる．医療事故防止に期待されるところも，医用機器安全管理学に存在するのである．

医療事故を防止するには，医師や看護師，他の医療従事者が協力しチームとして対応する必要がある．その一員としての臨床工学技士の活躍が，おおいに期待されている．

おりしも，2010年に臨床工学合同委員会により策定された「臨床工学技士基本業務指針2010」において，①動脈留置カテーテルからの採血，②人工呼吸装置の使用時の吸引による喀痰等の除去などの業務が認められた．一方，心・血管カテーテル業務や植込み型除細動器（両室ペーシング機能付き植込み除細動器；CRT-Dを含む）業務についても追加されるなど，臨床工学技士業務は拡大された．これは，臨床工学技士の活躍の場が増加するとともに，その責任がより大きくなったといえる．

このような状況に鑑み，臨床工学技士はチーム医療を実践するなかで，医療事故防止の一翼を担う必要がある．

参考文献

1) 日本ME学会・クリニカルエンジニアリング基本問題研究委員会：日本ME学会昭和55年度クリニカルエンジニアリングに関する調査研究中間報告書．1981．
2) 日本生体医工学会ME技術教育委員会監修：MEの基礎知識と安全管理（改訂第5版）．南江堂，2008．
3) 渡辺　敏：臨床工学（CE）とME機器・システムの安全．コロナ社，2006．
4) http://www.mhlw.go.jp/stf/seisakunitsuite/bunya/0000032996.html
5) http://www.med-safe.jp/

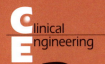

第2章 各種エネルギーと生体反応との関係

1 エネルギーと生体反応

　ヒトの身体は，生命の基本単位ともいえる約60兆個もの細胞から構成され，その多くは同じ機能を営む細胞が以下のような組織を作り身体としての生命を維持している．

　①上皮組織：皮膚や消化管，気道の粘膜である．とくに皮膚は細胞内外の水分がなくなり，おもに電気抵抗の高い細胞膜で構成され，異物のみならずエネルギーに対してもバリア機能をもっている．

　②支持組織：骨や軟骨である．水分が少なくカルシウムが沈着し電気抵抗が高く，身体の形を維持している．

　③筋組織：細胞内外の水分比が約2：1で，多数の細胞が接合した合胞体である．身体の活動の基本となる器官（臓器）を構成している．

　④神経組織：細長い細胞で，細胞の膜内外の電位変化が伝わることによって情報を伝える．

　このような組織を構成する細胞は，図2-1のように細胞内液（原形質）と細胞外液（細胞間質）を分ける細胞膜（形質膜）に包まれている．そして，膜は細胞内外のイオン溶液と接し，内側に不導体の脂質を挟んでいることから，2枚の金属板で不導体を挟んだコンデンサと同じ作用がある．コンデンサの

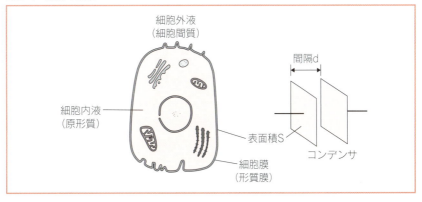

図2-1　細胞の構造

静電容量 C は，2 枚の金属板の面積を S とし，その間隔を d，比誘電率を ε_s とすると，

$$C = \varepsilon_s \frac{S}{d}$$

で表される．細胞は直径が数十 μm と小さいことから面積 S も小さいが，分母の d は数 nm でさらに小さいことから，この静電容量 C は無視できず，数 μF/cm^2 である．そのために，電流に対しては容量リアクタンスとよばれる次式のような抵抗を有し，その周波数 f によって細胞膜の抵抗 X_m が変わる．

$$X_m = \frac{1}{2\pi fC}$$

細胞膜は細胞が生命を維持するバリアとして働くが，身体のバリアである皮膚もこの細胞膜の性質が強く表れている．つまり，表皮の基底細胞から分裂した細胞は皮膚表面へ進むうちに核がなくなり，やがて細胞内外のイオン溶液もなくなるために，容量リアクタンス X_m と流れる電流の周波数 f の関係が重要になってくる．

しかし，細胞も分子や原子から構成されていることから，エネルギーの種類によっては，分子や原子のレベルでの反応も考える必要がある．電気エネルギーは細胞や組織レベルが対象となるが，機械エネルギーである超音波は吸収が分子レベル，散乱や反射は組織レベルが対象になる．

また，同じ種類のエネルギーでも，電磁波は周波数が異なると対象のレベルが異なる．たとえば，マイクロ波は組織レベルで反応が生じるが，周波数がさらに高い光は吸収が原子・分子レベルで，散乱はおもに細胞レベルで生じる．さらに，放射線の X 線や γ 線については，吸収や散乱は原子レベルが対象になる．

このようなエネルギーの感受性は生体の部位によっても異なり，たとえば放射線は細胞核内の DNA に影響することから細胞分裂が多い生殖細胞などで，可視光線は眼球網膜で，紫外線や赤外線は角膜や水晶体などで感受性が高い．

さらに，体重の約 60％を占める水分の約 2/3 は細胞内に存在するが，残りの約 1/3 は細胞外に血液などとして存在する．この血液がエネルギーによる生成物を体内に移動させることによって，さらに二次的な障害をもたらす．たとえば軽い熱傷では，発赤や熱傷部位の血管の透過性が亢進し浮腫が生じる程度であるが，重症になると生成物が心収縮力の低下をもたらし，心拍出量の減少や乏尿などの循環障害が生じることなどから生体反応を複雑にしている．

また，生体の反応には閾値があり，エネルギーがある程度以上でなければ

診断に必要な信号や治療効果は得られない．治療で加えられるエネルギーは，同時に治療目的以外の反応を生じることもある．この治療効果を主作用とよび，目的以外の反応を副作用とよんでいる．副作用が不可逆的な変化をもたらすと，重大な障害や死に至ることになる．

一般的に，皮膚を介して生体内に加えられるエネルギーの密度が100mW/cm^{2}以上に達すると，生体の組織に何らかの不可逆的変化が生じるとされている．しかし，そのようなエネルギーの影響は，同じ強さであっても生体組織の不均質構造，異方性，非線形性，周波数依存性，温度依存性，経時変化などによっても異なっている．また，エネルギー（＝出力×時間）が同じでも，強い出力が短時間に集中して加わる場合と，弱い出力が長時間加わる場合とでは生体への作用や反応が異なる．

本章では，電気エネルギー，機械エネルギー，熱エネルギー，光エネルギー，放射線エネルギーに対して安全管理上問題となる生体反応のメカニズムについて述べる．

2 電気エネルギー

1 ─ 電撃（電気ショック）

電気エネルギーに対する生体反応は，おもに電撃（電気ショック）や電気熱傷である．その影響は，電圧や電流の強さはもとより，前述のように細胞膜がコンデンサと同様に静電容量をもっていることから周波数によっても異なり，さらに膜内外のイオンの移動による能動的な反応も発生する．

膜内外のイオン濃度による電位は，次のようなネルンストの式で表される．

$$E = (RT/ZF) \ln (内液のイオン濃度／外液のイオン濃度)$$
$$= 58.2 \log_{10} (内液のイオン濃度／外液のイオン濃度)$$

R：ガス定数，T：絶対温度，Z：イオン価数，F：ファラデー定数

この静止電位は，微細電極を細胞内に挿入して測定すると，外液に対して内液の方が負（－90～－60mV）である（図2-2）．

それぞれのイオンチャネルはゲートを備えているが，電位依存性チャネルはゲートの開閉が電位変化の刺激に依存する電位センサである（図2-3）．したがって，この部分に刺激が加えられたとき，それがセンサの閾値を超えれ

図 2-2 細胞内外のイオン濃度の違い

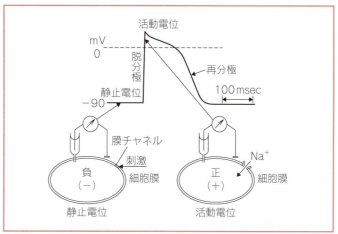

図 2-3 電位依存性チャネル

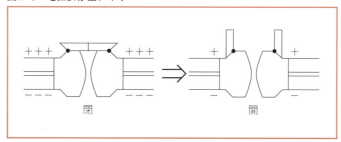

膜電位の変化によって開閉する．(B. アルバート，他：Essential 細胞生物学（中村桂子共訳）．396，南江堂，1999 より)

ばゲートが開き，細胞外の Na^+ が負電位の細胞内へ電気化学的濃度勾配にしたがって急速に流入する．これが他のゲートを連鎖的に開くこととなり，Na^+ がさらに流入し細胞は脱分極して細胞外に対して細胞内が正となる．このような脱分極は，電位センサに 10〜50 mV 程度の電位差を人為的に加えた場合や，リガンド依存性のゲートでは神経の終端から放出されるアセチルコリンによっても同じように起こる．また，微弱なレーザ光の照射によっても特定のセンサが働き，神経細胞が脱分極することも報告されている．

組織中の細胞の膜抵抗は，コンデンサのように細胞膜の静電容量を C_m とすれば，

$$X_m = \frac{1}{2\pi f C_m}$$

で表される．このために生体内に流入した電流の周波数 f が低いと，膜の電気抵抗 X_m は大きくなり，電流は膜をよけて流れるために電位センサへの刺

図2-4 細胞膜への電流の刺激作用

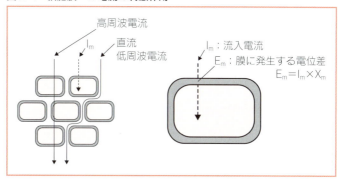

図2-5 周波数に対する細胞刺激電流の閾値の関係

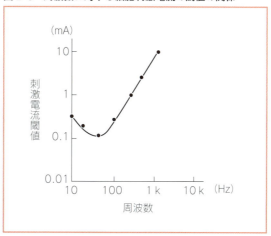

激は弱い（**図2-4**）．しかしながら，電流の周波数 f が次第に高くなると抵抗 X_m が小さくなるために，電流は細胞内に流れ込むようになる．この電流を I_m とすれば，電位差 E_m は

$$E_m = I_m \times X_m = \frac{I_m}{2\pi f C_m}$$

のように発生する．これがチャネルの電位センサを刺激すると，ゲートが開き内部の負電位にひかれて外液の Na^+ が急速に流入し拡散し，脱分極すなわち細胞内が外液に対して正電位となる．このために，周波数 f の増加と I_m の増加で脱分極しやすくなり，電気ショックを生じる電流閾値が下がる．しかし，周波数 f がさらに高くなると細胞膜の抵抗 X_m もさらに小さくなり，このことから電位センサに生じる電位差 E_m もさらに小さくなるために，刺激できなくなることから膜チャネルが開かなくなる．その結果，電流閾値は周波数の増加とともに逆に上昇し，電気ショックを起こしにくくなる（**図2-5**）．

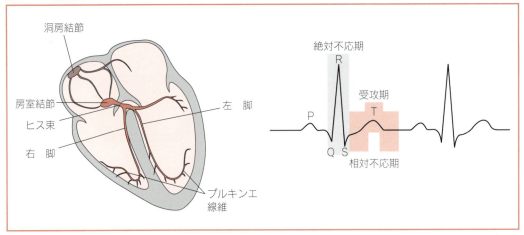

図 2-6　心臓の刺激伝導系

（日本生体医工学会 ME 技術教育委員会：ME の基礎知識と安全管理（改訂第 6 版），32，南江堂，2014 より）

この状態では，もはや電流は細胞膜をよけることなく，そのまま組織を 1 つの導体として直線的に流れる．

図 2-5 から明らかなように，商用交流の周波数も電気ショックの閾値が低いために電気ショックを起こしやすい．心臓は，洞結節から一定のリズムで刺激信号が心房筋そして心室筋へ伝わると，各々の心筋が力を合わせるようにして収縮して血液を送り出している．しかし，心筋が弛緩する時期に電流が流れると一部が収縮するために，局所的にタイミングがずれて収縮と弛緩を行う．このため，心細動とよばれるように心筋全体が細かく震える状態になる．心房細動に比べて心室細動は血液を全身へ送り出すことができなくなるために，ただちに除細動の処置が必要である．心電図の T 波付近は心室筋の弛緩の時期であることから受攻期とよばれ，電流にかぎらず衝撃波などの刺激でも細動を誘発することがあり，絶対不応期である R 波にタイミングを合わせて治療が行われる（図 2-6）．

生体を覆う皮膚の電気抵抗は数 $k\Omega/cm^2$ と高いが，血液は $200\Omega cm$ 弱できわめて低い．医療では，皮膚が切開された状態やカテーテル挿入のように皮膚を介さない治療が行われる場合があるが，この際，抵抗が低い血液に電流が流れると小さい電流でも心細動を生じることがある．皮膚を介さない電気ショックをミクロショック，皮膚を介した電気ショックをマクロショックとよんでいる．

2 ― 電気熱傷

電流の周波数が高くなると，前述のように細胞に対する刺激作用はほとんどなくなり電撃は生じなくなるが，逆にエネルギー損失（ジュール損）によ

るジュール熱が発生するために熱傷の危険性が高まる．つまり，周波数が高くなると電流は組織細胞をよけることなく組織を１つの導体として流れ，電流Ｉと組織の抵抗Ｒによって決まる熱量ＨがH = I²Rtのように生じる．熱量の単位はＪ（ジュール）で，１Ｗの出力が１秒間に加えられたエネルギーのことで，1J = 0.24calである．

この熱を積極的に利用したのが電気メスであり，一般的に500kHzの高周波電流をメス先端と対極板の間に流し，電流密度が高いメス先端で生体組織の切開凝固を行い，反対側の電流密度が低い対極板で電流を回収している．したがって，対極板の患者との接触状態は重要で，電流密度を小さくして熱傷を起こさないようにしなければならない．

また，電撃，電気スパークやアーク放電などによる皮膚の損傷を電撃傷というが，重症の場合は電撃傷の部位が潰瘍，炭化・凝固壊死（電流斑）することによって，皮膚の電気抵抗が低下するために電流が体内へ流入しやすくなる．この場合は周波数が低くても，高電圧が加わっている導線に人が近づくとフラッシュオーバーとよばれる現象によるアーク放電が起こり，スパークの高熱（300〜20,000℃）で熱傷を生じる（アーク熱傷，閃光熱傷）．これは表在性の熱傷ではあるが，皮膚が破壊され抵抗が低下するために体内への電流の流入が増加し，ジュール熱によって重度の内臓損傷が生じやすい．

このような場合は，表面の電流斑の状態から体内組織の損傷を判断することが困難である．電流の出入り口である電流斑の部位や，意識障害および心電図の変化や不整脈などによって重症度を判断しなければならない．

Tips 電気メスの事故事例

誤作動による事故：患者の手術体位により物品を置くスペースが狭く，電気メスを収納ケースに収納せずに開創器のすぐ近くに置いていた．電気メスの作動音に気づいて確認したところ，開創器の端がメスの手元スイッチにあたり通電していた．ただちにスイッチを切ったが，覆布に穴が開き，大腿部に熱傷が生じていた．術野や手術台に電気メスは置かず，使用しないときは収納ケースに収納する必要がある．

気管チューブの燃焼：上部消化管癌術後の患者が術後肺炎のため呼吸困難に陥り，人工呼吸器管理・ICU管理となった．呼吸管理が長期に及ぶことから，挿管を経口から気管切開部へ切り替えるために気管切開術を行った．電気メスで気管切開している際，すでに挿入していた気管チューブの一部に引火し，患者は気道熱傷を起こした．また，患者に負担を与えないように，酸素濃度は100％で気管切開術を行っていたために激しい燃焼が起こった．高濃度の酸素は，物質を酸化すなわち燃焼させることから，可燃性ガス以上の慎重な注意が必要である．

麻酔薬への引火：手術前に局所に使用したノベクタンＬスプレー（エトオキシエチルメタアクリル樹脂配合剤）が完全に乾燥しないうちに電気メスを使用したところ，放電火花によって引火し，患者皮膚へ熱傷が生じた．外科医はノベクタンＬスプレーに引火性があることを知らなかったとしているが，その他に麻酔薬マスキンＲ・エタノール液（グルコン酸クロルヘキシジン），ベンクロジドＶエタノール（グルコン酸クロルヘキシジン）なども引火性があり，完全に乾燥したことを確認して電気メスを使用する必要がある．

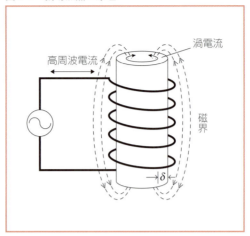

図 2-7　誘導加熱の原理

3 — 高周波エネルギー

交互に電界と磁界が空間に作られる高周波の電磁波が生体へ加えられると，誘導加熱や誘電加熱を生じる．誘導加熱は導電物質に対する加熱作用であり，誘電加熱は絶縁体（誘電体）に対する加熱作用である．

▶ 1）誘導加熱

変動する磁界中に導体がおかれると，磁束の変化によって電磁誘導が生じて起電力が誘導され内部に電流が生じる．この電流は渦電流といわれ，渦電流と内部抵抗によるジュール熱が発生する（**図 2-7**）．しかし，渦電流は磁束を打ち消す方向に流れるために，磁束密度は導体内部にいくほど減少し，渦電流密度も小さくなる．これは表皮効果とよばれ，その強度 I は減衰定数を α とすると，

$$I(x) = I_0 e^{-\alpha x}$$

のように，深さ x によって指数関数的に減衰する．ここで $x = 1/\alpha$ とおけば，この深さ x は電磁波の強度が $1/e$（≒ 0.37）倍に減衰する深さであり，これを透過深度 δ という．それは導電率を σ，電磁波の周波数を f，透磁率を μ とすると，

$$\delta = 5.03 \sqrt{\frac{1}{\sigma \mu f}} \;[\text{cm}]$$

と表される．これを周波数 f が同じとして生体と金属で比較すると，導電率 σ や透磁率（μ ≒ 1）が小さい生体は，導電率や透磁率が大きな金属に比べて透過深度 δ が大きくなる．このために，金属の場合は高周波電流がごく表層にしか流れないが（表皮効果），生体ではエネルギーが深く体内へ入るので，

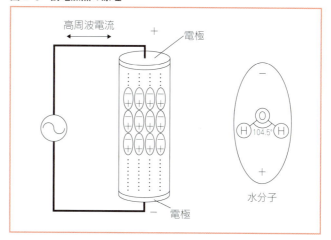

図 2-8 誘電加熱の原理

ハイパーサーミアとして癌などの温熱治療に利用されている．また，一般には家庭の IH（induction heating）調理器にも利用されているが，何らかの障害をもたらす危険性も指摘されている．

▶ 2）誘電加熱

　一方，変動する電界の中では誘電体の振動によって誘電熱が発生する．たとえば，水を2枚の平行電極間に挟んで高周波の電圧を加えると，双極子である水分子の正負の方向が，電界の正負の変化に従って激しく方向を変えるために摩擦熱が発生する（**図 2-8**）．この摩擦熱を誘電熱とよび，生体に大量に含まれる水分子へ作用することによってハイパーサーミアや，電子レンジなどに利用されている．

　マイクロ波が誘電体の表面から内部に浸透する深さは，電力が表面の 50％になる深さで定義し，これを電力半減深度 D とよび，下式で表される．この式で，$\tan\delta$ は誘電体損失角，ε_s は比誘電率であることから，浸透深さは比誘電率と $\tan\delta$ がかかわる．

$$D = \frac{3.31 \times 10^7}{f\sqrt{\varepsilon_s} \cdot \tan\delta} \ [\mathrm{m}]$$

3 機械エネルギー

　生体を構成している組織は，筋肉や脂肪のような柔らかい材料や，骨や歯などのような硬い材料，さらに血液やリンパ液などの流動性の材料もあるために，機械的な特性を複雑にしている．

　生体はこのように，筋肉などの弾性体と血液などの粘性体の両方からなることから，粘弾性体とよばれる．弾性体とは，外から加えられた力（外力）によって変形し応力と歪みが比例関係で発生し，外力が除かれると応力も歪みも消滅して元の形に戻るものをいう．一方粘性体とは，外力が除かれても形は元に戻らないものをいう．このような粘弾性体の特性を表すパラメータとして，ヤング率（縦弾性率），ポアソン比，ずり弾性率（剛性率），体積弾性率，ずり粘性率がある．

1 ─ 静的エネルギー

　静的なエネルギーを外部から材料へ加えると，その外力に対応する力である応力が材料内に発生する（図2-9）．いま，長さLで断面積がAの材料に，外力Fが図2-9のように加わって材料が$\varDelta L$縮んだとする．このとき，材料内に応力σが作用面に垂直に発生し，$\sigma = F/A$で表される．また，長さLに対する縮み$\varDelta L$の割合は歪みεであり，それは$\varepsilon = \varDelta L/L$で表される．これは，圧縮ではなく外力が引っ張りの場合も同じである．この応力σと歪みεは弾性限度内であれば比例し，$\sigma = E\varepsilon$の式で表され，比例係数Eがヤング率で材料によって一定である．生体内の組織でも，支持組織のようなヤング率が高い値から筋組織などの低い値などで異なっており，静的エネルギーに対する組織の機械的な破断にかかわっている．

2 ─ 動的エネルギー

　動的エネルギーとしては，超音波や衝撃波などに対する生体反応が重要である．超音波は縦波で，図2-10のように膜Mを振動させるときのエネルギーEは，振幅a，周波数f，速度v，媒質の密度ρによって$E = 2\pi^2 \rho v a^2 f^2$で表される．この式から，超音波のような大きな振幅や高い周波数の縦波は2乗で影響するので，それだけ大きなエネルギーを有することがわかる．

　超音波は，エネルギーが伝播する方向に圧縮と引っ張りの圧変化を交互に繰り返す疎密波であるから，伝播速度は圧力と体積変化を示す体積弾性率K

図2-9 材料へ加わる圧縮外力

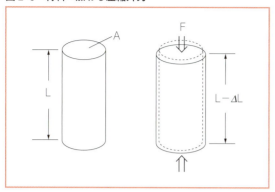

図2-10 縦波による振動

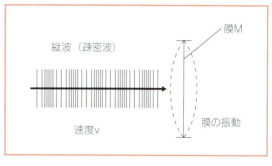

図2-11 エネルギーの最大伝達

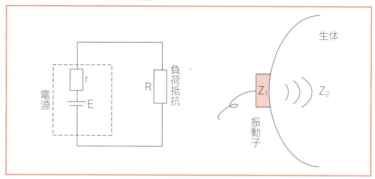

と関連がある．すなわち，体積弾性率は圧力と体積変化（体積歪）との割合で表され，K＝圧力/体積歪＝$\Delta P/(\Delta V/V)$ である．伝播速度Cは$\sqrt{K/\rho}$のように表され，生体の上皮や筋・脂肪組織などの伝播速度は水とほぼ等しく1,500 m/s程度である．

超音波の強さ P [W/cm^2]は次式で表され，Eは音圧である．

$$P = \frac{1}{2}\left(\frac{E^2}{\rho C}\right) \times 10^{-7} \text{ [W/cm}^2\text{]}$$

この式は電気工学の電力の次式と次元（単位）が同じである．

$$P = \frac{E^2}{R}$$

したがって，ρC は抵抗Rの次元であり，音響インピーダンスとよばれる．超音波が生体中を伝播していく際には，音の発信源（振動子）と発生した超音波を伝える生体の ρC の整合がきわめて重要であり，電気工学で学習した最大電力伝達の法則，すなわちインピーダンスマッチング（整合）が重要となる．最大電力伝達の法則は**図2-11**のように表され，電源の内部抵抗rと負荷抵抗Rが，r＝Rのときに最大の電力が負荷抵抗へ伝達される．このことか

ら，超音波の振動子の音響インピーダンス Z_1 と生体の音響インピーダンス Z_2 が等しいときに超音波は境界面での損失がもっとも少なく，効率よく生体内へ伝播する．このため，チタン酸ジルコン酸鉛（PZT）のような硬い振動子では，インピーダンスマッチングのために振動子に整合層をつけている．そして，超音波はこの音響インピーダンスが異なる境界面で一部が反射されるが，その反射率 r は音響インピーダンス Z の違いによって次式のように表される．

$$r = \frac{|Z_1 - Z_2|}{Z_1 + Z_2}$$

▶ 1) 超音波

　超音波も高周波電磁界と同様に，生体内で $I = I_0 e^{-\alpha x}$ で表されるように減衰して，エネルギーは熱として失われていく．臨床での超音波は，$0.1\,W/cm^2$ 以下のエネルギー密度が用いられることが多いので，熱発生はあっても可逆的で障害は残らないといわれている．

　一方，エネルギー密度が $10\,W/cm^2$ 程度に大きくなると空洞化現象（キャビテーション）を起こし，細胞などが破壊される．媒質中を超音波が伝播するときに媒質の静圧と超音波の圧力変化が重なり合い，**図2-12** のように超音波の負のピークが媒質の静圧と等しくなると，媒質中の圧力はゼロ，すなわち大気圧となる．振幅がさらに大きくなると，媒質内の圧力は斜線で示すように負となり空洞ができる．その後，超音波の圧力が正に転じると，空洞周囲の媒質が空洞をつぶすように集中するために強大な衝撃圧力を生じる．これがキャビテーションである．このようなキャビテーションを利用したものに，細胞を破壊する超音波メスやホモジナイザーなどがある．

▶ 2) 衝撃波

　衝撃波はエネルギーが瞬間的に解放されるとき現れる．**図2-13** のような

超音波メスの事故事例

先端部の破損：子宮筋腫と診断された患者に対して，腹腔鏡下手術で超音波メスを使用していたところ，数分後にメス先端が筋腫核に刺さった状態で根元の部分が折れていることに気づいた．腹腔鏡手術時の器具の破損はいくつか報告されているが，今回は高い振動エネルギーによる金属疲労に加えて，他の鉗子とのバッティングや比較的硬い筋腫などにより破損したことが推測された．

熱傷の発生：白内障の手術で水晶体を乳化吸引する超音波メスで，手術中に水晶体核片が手術器内に詰まり，冷却用の蒸留水の流れが悪くなって発熱し角膜に熱傷を生じた．超音波メスは高い周波数の使用による磁歪効果により磁性体が発熱するために，蒸留水による冷却が必要である．

図 2-12　キャビテーションの作用図

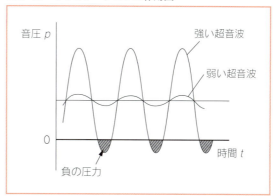

図 2-13　超音波と衝撃波の音圧の変化

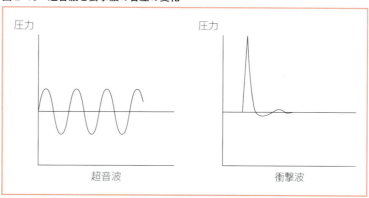

（日本エム・イー学会 ME 技術教育委員会：ME の基礎知識と安全管理（改訂第 4 版）．316, 南江堂，2002 より）

鋭い立ち上がりの縦波である．結石破砕装置では衝撃波が使用されるが，音響インピーダンスが異なる境界で，衝撃波による圧縮と同時に生じる反射波による引っ張り力が作用して結石が破砕される．この場合，空気を含む肺胞などに衝撃波が加わると，音響インピーダンスが大きく異なることから肺胞を破壊する危険性があり，肺胞内出血や肺胞壁破壊の危険性が指摘されている．したがって，バスタブ方式の体外衝撃波結石破砕装置の場合は，このような事故を避けるために肺への照射が行われないようにしなければならない．

衝撃波はその他に，火薬の爆発，高電圧の放電，レーザ光などが利用される．

4 熱エネルギー

1 — 熱エネルギーと温度

　熱エネルギーに対する生体反応は，外部から直接熱が加えられる場合や，電磁波や超音波のエネルギーによって生体内に熱が発生する場合の他に，電撃による熱傷や，酸・アルカリによる化学熱傷などがある．

　熱エネルギーが媒質に加えられた場合，その熱量と上昇する温度との関係は $Q = cm\Delta t$ で表される（Q：熱量，m：媒質の質量，Δt：変化した温度差）．ここで c は比熱であり，その媒質の熱容量を示し，比熱が大きい媒質は同じ温度でも大きな熱エネルギーをもつことになる．一般的に 1 cal とは，水 1 g の温度を 14.5℃ から 15.5℃ に上昇させるのに要する熱量である．

　生体組織の比熱と熱伝導率は，組織内の血流が多いか少ないかに影響し，表 2-1 に示すように脂肪・骨が 0.24 kcal/g・℃，筋肉が 0.86 kcal/g・℃ である．したがって，同じエネルギーでも血流が少ない脂肪・骨の方が温度は上がりやすい．また，このように体内に発生した熱は，生体組織そのものの熱伝導率が低いために，組織中を流れる血流が熱の移動を大きく担っている．

　電磁波や超音波のエネルギーによって生体内に熱が発生した場合，60℃ までは可逆的であるが，それ以上になるとタンパク質の変性など不可逆的な変化を生じるとされている．逆に，タンパク質が変性しないような低温であっても，長時間加われば気づかないうちに低温熱傷になる危険性がある．

2 — 熱エネルギーの生体への作用

　このような外部からの熱傷の程度は，図 2-14 のように表皮，真皮，皮下組織の 3 層からなる皮膚への障害の程度によって Ⅰ度〜Ⅲ度に分類されている．この熱傷の深さと熱傷を受けた皮膚面積によって重症度が決められる．

　また，熱傷面積が小さい場合は熱傷部位の血管透過性が亢進し，血漿成分が血管外に漏出することによって熱傷部位に浮腫が出現するが，熱傷面積が大きく深度が深くなると，熱傷部位だけでなく健常部の血管透過性も亢進するために全身性の浮腫が出現する．

　こうして全身の循環血漿量が減少すると，ヘマトクリット値が上昇した低容量性ショックが発生する．これは熱傷後の数時間をピークに減少していくが，48〜72 時間を過ぎると，血管外に漏出して浮腫となっていた体液がふ

表 2-1　生体組織の比熱と熱伝導率

組織	比熱	熱伝導率
脂肪・骨	0.24 kcal/g・℃	0.46×10^{-3} kcal/cm・s・℃
筋肉	0.86	1.3×10^{-3}

図 2-14　皮膚への熱傷深度と特徴

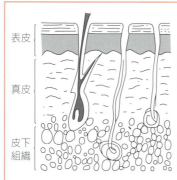

分類	障害組織	外観	症状	治癒期間
Ⅰ度	表皮，角質層	発赤 紅斑	熱感 疼痛	数日
浅達性 Ⅱ度	真皮，乳頭層 上部まで	水疱	強い疼痛 灼熱感	1～2週
深達性 Ⅱ度	真皮，真皮全 付属器残存	びらん	知覚鈍麻	2～4週
Ⅲ度	真皮全層 皮下組織	蒼白 羊皮紙様	無痛	1カ月 以上

鈴木幸一郎氏（川崎医科大学）から提供．

たたび循環系に取り込まれ，循環血液量が急増して心不全の原因になる．
　また，この心不全については，熱傷を受けたウサギの血清で正常なウサギの摘出心臓を還流すると心筋の張力が減少することや，心筋の電子顕微鏡観察でミトコンドリアの障害が認められることから，熱傷では心臓への二次的な組織障害の可能性が示唆されている．さらに，壊死を起こした皮膚は細菌

Tips　熱傷の事故事例

低温熱傷：四肢冷感の訴えが強い患者が湯たんぽを2つ使用し，布団を2枚使用していた．看護師が清拭・更衣を行った際に，右くるぶしに4cm程度の水疱が2つ形成されているのを発見した．麻痺側であり，患者の疼痛の訴えはなかった．火炎や熱湯のような高温の物質が皮膚へ障害をもたらす温熱熱傷に対して，比較的低温（44～50℃）のものであっても長時間にわたり人体に接触すると皮膚や筋肉が壊死する「低温熱傷」を生じる．たとえば，温かいと感じる44℃程度でも，3～4時間触れていると低温熱傷を生じることがあり，46℃では30分～1時間，50℃では2～3分で発生することがあるので注意が必要である．

他の熱傷：熱傷の報告は多く，医療事故情報収集等事業 第35回報告書（平成25年7月～9月）でも報告されている（表）．化学熱傷とは，酸・アルカリなどの刺激性の化学物質が皮膚に付着して起こる皮膚障害で，他の熱傷よりも壊死が深くなり，また酸よりもアルカリの方が深いとされている．

熱傷の種類	件数
温熱熱傷	49
電撃傷	14
化学熱傷	3
放射線熱傷	1
合計	67

が繁殖しやすくなり，免疫機能の低下によって敗血症などを発症することがある．

一方，化学熱傷は強い酸・アルカリなどの薬品が皮膚などにかかることによって発生する．強い酸性の薬品は，皮膚や粘膜表層に乾性壊死を作るために比較的表在性の障害ですむことが多い．しかし，強いアルカリ性の薬品は付着部位の細胞内脱水を引き起こし，脂肪を鹸化する際に発生する反応熱がさらにタンパク質を変性させて組織への障害を広げるために，熱傷は深部組織へ拡大する．

5 光エネルギー

1 ─ 光エネルギー

光は波長が長い方から赤外線，可視光線そして紫外線に区別されている（図2-15）．

このような光エネルギーによる生体反応には，皮膚の光学特性がきわめて重要になる．皮膚は皮下組織から真皮，表皮の順に外側に構成され，表皮の最上層は角質層である．一方，表皮の最下層の基底細胞の層にはメラニンを産生するメラノサイトが存在する（図2-16左）．

皮膚への光透過性は，光の波長によって大きく異なる．図2-16右は，皮膚表面における入射光強度を100％としたときの皮下組織内に浸透していく光の強度を表している．波長が短い紫外線（a）は角質層での吸収が大きく，波長が長くなるにしたがって皮膚組織内に深く入っていく（b）．可視光線（c, d）では，皮膚表面での反射が大きく表皮での吸収は少ない．近赤外線（e）はふたたび角質層の吸収が大きくなるとともに，生体内にもっとも深く入る．しかし，さらに波長の長い遠赤外線（f）では，水の吸収が増加するために逆に深く入らなくなる．

▶ 1）紫外線のエネルギー

光は1個の光量子（フォトン）のエネルギーEが

$$E = h\nu = \frac{hC}{\lambda}$$

で示されるために，波長が短いほどエネルギーは高くなる（h：プランクの定

図 2-15 光の波長範囲

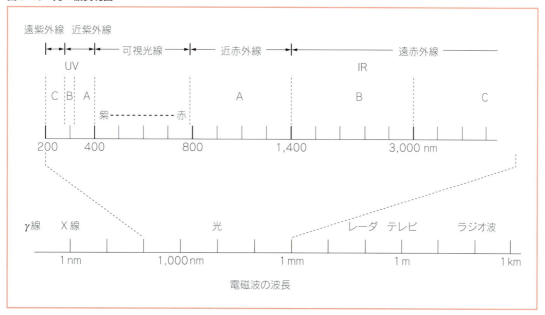

図 2-16 皮膚における光の吸収

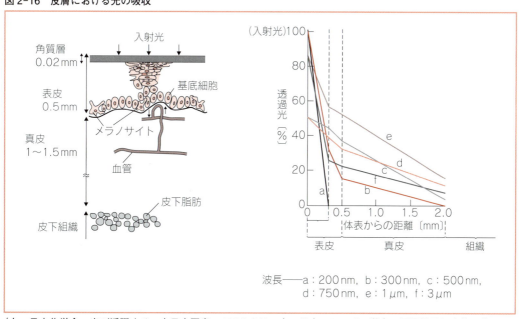

波長 —— a : 200 nm, b : 300 nm, c : 500 nm,
d : 750 nm, e : 1 μm, f : 3 μm

(左：日本化学会：光が活躍する．大日本図書，1993 より，右：日本エム・イー学会：医用電子と生体工学 15 (1)．54, 1977 より)

図2-17 エネルギー準位と光の吸収・放出

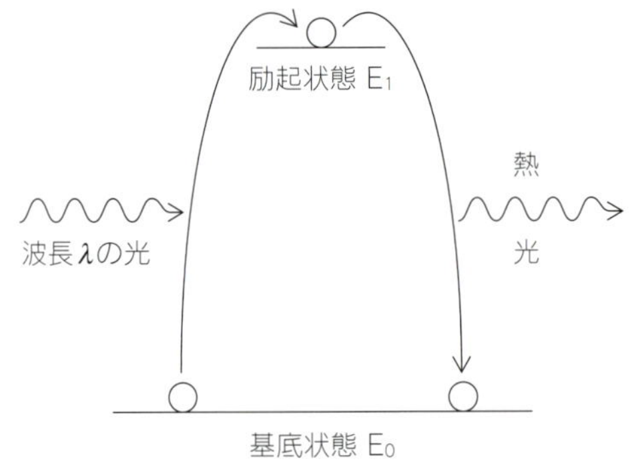

数，ν：フォトンの振動数，C：光速，λ：波長）．

　したがって，波長 λ の光はエネルギー E を有することになる．このエネルギーと同じエネルギー準位をもつ原子（分子）がその光を受けると，基底状態 E_0 から励起状態 E_1 へ転移する（**図 2-17**）．この励起状態 E_1 の原子（分子）は，内部転換による熱や吸収した光よりもやや波長が長い光（蛍光，燐光）を放出してエネルギーを失い，基底状態 E_0 に戻る．すなわち，エネルギー準位の差である $E_1 - E_0 = E$ というエネルギー E をもたらす特定の波長 λ の光を吸収しやすいことになる．

　生体内の高分子はこのエネルギー差（$E_1 - E_0 = E$）が200 nm 程度であるので，この程度の波長の光，すなわち紫外線をよく吸収する．紫外線は，DNAなどの高分子の結合に対しても強い解離エネルギーとして働くために，結合鎖を解離してDNAなどを傷害し，皮膚癌などの発症につながりやすい．さらに，脂質の過酸化による細胞膜の損傷，タンパク質の変性による酵素障害などが報告されていることなど，過度の日焼けは皮膚の良性，悪性腫瘍発症の誘因になることもある．

　UVB（250～320 nm）という紫外線による軽い障害としては日焼け反応があるが，それは皮膚が赤みを帯びる紅斑生成反応という炎症として発生するサンバーン（sunburn）と，炎症にひき続いて生じるメラニン色素沈着反応によって持続的な黒さを増すサンタン（suntan）である．サンタンが生じると，メラニン色素が多く色の濃い皮膚で吸収した光エネルギーを熱エネルギーとして散逸させることとなる．つまり，日焼けの現象は本質的には光に対する皮膚のバリア機能とも考えられる．正常人の日焼けは，表皮細胞のターンオーバー（turnover）によって，3～4週間後には元通りに回復する．

図2-18 眼底吸収率（A）と眼球透過率（B）

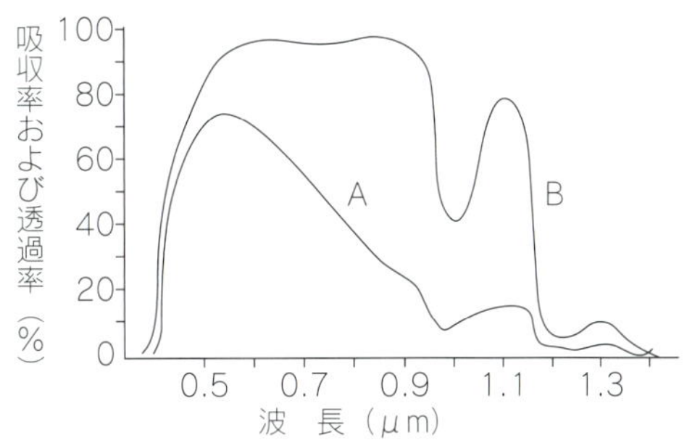

（日本生体医工学会ME技術教育委員会：MEの基礎知識と安全管理（改訂第6版），431，南江堂，2014より）

▶ 2）可視光線のエネルギー

ヒトの場合，400〜780nmの波長の光は可視光線として網膜の視細胞が反応するために，光を受けていることを認識できる．しかしながら，可視光線は眼の角膜や水晶体などであまり吸収されずに網膜まで容易に達することから，強い可視光線は網膜に直接障害をもたらしやすい．光の眼球透過率と眼底吸収率は，図2-18に示すように可視光線や近赤外線で高くなり，とくに青〜緑色の領域は透過率ならびに眼底吸収率が高いために障害が起こりやすいとされている．

▶ 3）赤外線のエネルギー

赤外線でも，波長が780〜1,400nmはメラニン，ヘモグロビンそして水分による吸収がもっとも少なく，光が組織内をよく透過し原子（分子）などによる吸収よりも多重散乱によって減衰する．

波長が1,400nm以上を遠赤外線とよぶ．遠赤外線は波長が長いためにフォトンのエネルギーは小さいが，逆に水分子による共鳴吸収によって水分子の振動，回転，伸縮運動などが起こり，分子間の摩擦熱に変換される．

2 ― 眼の反応

眼は図2-19のような構造で，光エネルギーへの感受性が高いためにもっとも障害を受けやすい．おもに角膜障害と網膜障害がある．角膜は，紫外線（およそ313nm以下）および赤外線（およそ1,500nm以上）の光の大部分を吸収する．

水晶体ではこれよりも可視域に近い紫外線や赤外線が吸収され，近赤外線

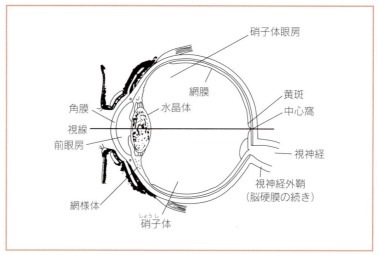
図 2-19　眼球の断面図

や可視光線はほとんど減衰することなく網膜に到達する．網膜で光に対してもっとも敏感なのは黄斑部であり，その中心が中心窩とよばれる．ここには視神経がもっとも密に分布しており，強い光エネルギーによって視力低下や中心暗点を生じる危険性がある．

　赤外線は角膜および前房部の水分で吸収されるので，強い光あるいは弱い光でも長時間曝露すると組織温度が上昇して角膜障害や水晶体混濁（赤外線白内障）を生じる危険性が高い．同様に紫外線においても，強度の曝露によって角膜表層に炎症をきたす，いわゆる「雪目」となり，眼痛，異物感，流涙，眼球充血，視力低下などを起こす．

　可視光線の場合は眼球への入射を認識できるので回避行動をとることができるが，可視光線でもレーザの光は透過性も高くエネルギー密度が高いので，瞬間的でも危険である．また，紫外線や赤外線は肉眼でみえないので，長時

　レーザメスの事故事例

メスの誤操作による火傷：軟口蓋腫瘍（口腔上部の扁平上皮癌）と診断された患者に対して，顔や首を紙製のシーツで覆い，レーザメスによる腫瘍摘出手術を行った．その際，レーザメスの光線が紙製シーツにあたり引火し炎上したことから，患者は左顔から左首にかけて「首に穴が空く」ほどの重度の火傷を負った．その後，首や耳の皮膚移植手術を行ったが，症状はなかなか安定しなかった．レーザ照射の操作の誤りと考えられる．

レーザ光による障害：レーザの光調整を行う際に，誤ってレーザ光が目に入り網膜障害を起こした．レーザ光は波長によっては視神経が反応しないことから，気がつかないうちに高いエネルギー密度の光を受けることになる．この事故ではゴーグルをつけていない人の左目に入り，気づかないうちに網膜視神経などの不可逆的な障害が生じ，視力低下は避けられないと報告されている．

間入射していても認識できないために危険である．いずれにしても，眼は光に対して感受性の高い組織であるから，光の波長にあったゴーグルの装着などの対策が不可欠である．

　レーザ光の生体への作用としては，①熱作用，②圧力作用，③光作用，④電磁界作用の4つが考えられる．レーザ光は単色性，指向性，コヒーレンシーに優れ，さらにエネルギー密度が高いことから，慎重に取り扱う必要がある．

6 放射線エネルギー

1 ─ 放射線

　放射線は，物質を通過あるいは衝突して消滅する間の $10^{-18} \sim 10^{-15}$ s というごく短い時間に，エネルギーの一部または全部を失って物質を電離させる．電離作用とは，放射線のエネルギーによって物質の原子の外郭軌道の電子をはじき飛ばして原子を正イオンにする現象である．

　これによって正イオンと活性化された自由電子が生成される（一次生成物）．この一次生成物に与えられたエネルギーは，熱や活性化エネルギーとしてDNAなどへ障害を与える．DNAが障害を受けると，増殖がさかんな細胞組織ほど全体としての影響を受けやすいので，老人よりも若年層に，さらに分裂がさかんな生殖細胞に障害を生じやすく，器官の重量低下，致死効果などの悪影響も生じる．

　また，電離で生じた自由電子のエネルギーがかなり大きければ，それは自由電子の通路に沿った他の原子の電子にエネルギーを与えて電離（二次電離）

Tips　放射線による事故事例

某国立病院では約10年間に癌などの放射線治療において，計254人の患者に対して技師の計算ミスから過剰な放射線治療を行っていたことが明らかになった．直腸炎を発症した男性患者が，過剰照射の副作用とみられる直腸炎で人工肛門をつける手術を受けたが，その際過去の診療記録からミスが発覚したものである．原因は，過去の前立腺癌の治療で「リニアック」による高エネルギーX線の照射線量が適正量を超えていたことである．1つの病院で，254人への過剰照射は国内でも異例の出来事で，その他連絡がとれた約30人の患者でも，乳房変形や肋骨骨折などの計7人に副作用の疑いが報告されている．医師が指示した放射線量の1.11倍～1.28倍の照射が行われ，技師の計算を医師がチェックする体制の甘さが指摘されている．

しながら，やがてエネルギーを消失する．このようなエネルギーの大きな自由電子線をδ線ともよぶことがある．

放射線には，電磁放射線といわれる透過力が大きいX線，γ線や，粒子放射線といわれる電離作用の大きいα線，β線，中性子線などがある．電子（β線），陽電子，陽子（α線），重イオンなどは直接電離性を示し，中性子，X線およびγ線などは間接的な電離作用を示す．これらは粒子加速装置，X線発生装置，放射性物質から放射される．

放射線のエネルギーは，通常，電子ボルト［eV］で表される．1eVとは，電子が真空中で電位差1Vで加速される場合に得る運動エネルギーと等しく，$1eV = 1.602 \times 10^{-19} J$（ジュール）である．

このような作用の放射線は，放射線の種類にかかわらず毎秒1個の放射線を放出する強さを1Bq（ベクレル）で表す．また，X線やγ線の量を規定するために，1kgの乾燥空気で生じる電荷量によって照射線量［C/kg］が用いられる．

しかし，照射線量が同じでも物質によって吸収される割合（吸収係数）が異なれば，放射線の影響も当然異なる．そこで，吸収線量［Gy］（グレイ）が使用される．1Gyとは，物質1kgが放射線のエネルギー1Jを吸収した場合であり，従来の［rad］（ラド）との間にはそれぞれ，1Gy = 1J/kg = 100radの関係がある．

さらに，吸収線量が同じでも放射線の電離作用の強さ（線質係数）が異なれば，生物学的な影響も異なる．その線質係数を考慮して生物学的な影響を評価するのが線量当量［Sv］（シーベルト）であり，線量当量＝吸収線量×線質係数である．線質係数は，β線を1とすると電離作用の大きなα線は20である．

2 ― 生物学的作用

10days rule：女性の放射線検査は，妊娠の可能性がないと考えられる月経開始後10日間に行うことが望ましいと国際放射線防護委員会が1962年に勧告した．しかし，現在では医療上の必要に応じて検査を行うとされている．

放射線エネルギーは，直接あるいは間接的な電離によって原子にエネルギーを与え，イオン化，励起，ラジカルの生成が起こる．X線，γ線は光電効果，コンプトン散乱，電子対生成によって，プロトンやα線は原子核や軌道電子と作用してエネルギーを与える．中性子は原子核および軌道電子との間で散乱や吸収が起こり，半跳核，励起核，放射性核からの放射線によりイオン化，励起イオン，励起分子の生成および解離などの物理的作用が起こる．

化学的作用は二次的な過程で起こり，イオン・分子反応，電荷の移動，励起移動，中和反応，ラジカル反応などの活性分子，原子とその他のものとの反応である．とくに生体は水分を多く含むために，水との相互作用も重要な意味をもっている．

放射線は水分子に当たると電離を起こし分解させるが，それはラジカルとよばれ非常に活性が高くなる．放射線の生体高分子への直接作用に対して，ラジカルが与える障害を間接作用という．さらに周囲に酸素があると，活性の高い酸素ラジカルが作られる酸素効果があり，障害は酸素のない状態に比べて2.5～3倍程度大きくなるといわれている．

　生体への影響は，被曝後数週間以内に皮膚，造血，消化管障害などが現れるものを早期障害といい，数年から数十年の後に発癌，寿命短縮などの障害が現れるものを晩発障害という．局所被曝においては，3Svで脱毛，5Svで紅斑，色素沈着，8.5Svで水疱形成，びらん形成，10Svで潰瘍形成などが起こるとされている．全身被曝においては，造血臓器（骨髄，リンパ組織）の障害（血球の減少）がみられ，2Sv以上で生命の危険が生じ，4Svが致死線量とされている．2～3Svで不妊や，数年後に水晶体の混濁（白内障）や悪性腫瘍が現れることが報告されている．

参考文献
 1) Alberts, B., et al.：細胞生物学．南江堂，1999．
 2) 日本エム・イー学会編：臨床MEハンドブック．コロナ社・医学書院，1984．
 3) 桜井靖久編：医用工学の基礎と応用．共立出版，1980．
 4) 金井　寛：生体物性（2）電気特性．医用電子と生体工学，13（5）：1975．
 5) 金井　寛：生体物性（7）光学特性．医用電子と生体工学，15（1）：1977．
 6) 大井川宏明：超音波観察法・診断法．東洋出版，1997．
 7) 木所昭夫編著：熱傷治療マニュアル．中外医学社，2007．
 8) 小林良三，鈴木幸一郎：熱傷．プレホスピタル・ケア，11（1）：1998．
 9) 鈴木幸一郎，他：熱傷ショック．臨床医，27（8）：2001．
10) 放射線物質及び放射線の関係する事故・トラブルについて，第43回原子力安全委員会資料第3-2号．原子力安全委員会・放射線障害防止基本専門部会，2002．
11) 渡辺　敏編著：臨床工学（CE）とME機器・システムの安全．コロナ社，2006．
12) 医療事故情報収集等事業第14回報告書，(財)日本医療機能評価機構医療事故防止事業部，2008．
13) (社)日本エム・イー学会ME技術教育委員会監修：MEの基礎知識と安全管理（改訂第4版）．南江堂，2002．
14) (社)日本生体医工学会ME技術教育委員会監修：MEの基礎知識と安全管理（改訂第6版）．南江堂，2014．
15) 日本化学会編：光が活躍する．大日本図書，1993．

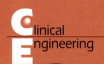

第3章 医用電気機器の安全基準

1 医用機器の安全基準

ME機器：MEとは，medical electrical equipmentの最初の2語の頭文字である．

JIS T 0601-1：この規格のなかでの「機器」という語は一般の機器も含むため，医用機器を指す場合はかならずME機器と表記する．

システム：複数の要素からなる構造や仕組み．

各国の規格：北米規格のUL（米国火災保険業者安全試験所：Underwriters Laboratories Inc.），ANSI（米国規格協会：American National Standards Institute），CSA（カナダ規格協会：Canadian Standards Association），欧州規格のEN（European Norm）など．

JIS：ジスと読む．2019年7月1日より，「日本工業規格（JIS）」から「日本産業規格（JIS）」に名称が変更となった．

ISO：アイエスオー，アイソ，イソなどと読む．

IEC：アイイーシーと読む．

医療で用いられている治療機器や診断機器などは，電気で動く医用電気機器（以下，ME機器）であるため電気的安全を考慮しなければならない．とくに医療現場では，患者は病気や怪我などにより，健常人のように正常に反応できない場合が多い．また，検査や治療の際に直接体内にプローブや針が挿入されることがあり，日常とは異なる状況下にある．したがって，ME機器に適した安全基準が必要となる．

基準には，安全性の判断に関するものだけではなく，構造やシステムに関するものもある．製造者側が自由に機器を作ってしまうと，多様化，複雑化，無秩序化することになり，事故が発生しやすくなる．したがって，利便性や互換性の確保，生産の効率化，公正性の確保，技術進歩の推進，安全・環境の保全を図るために，ある程度の基準を決めておく必要がある．本章では，それらのうち電気的な安全基準について解説する．

1 ― 電気機器に関する各国の基準

電気機器の安全は，おもに火災事故の防止，感電事故の防止，EMC（電磁両立性：electromagnetic compatibility）による事故の防止に焦点が当てられている．これらの事故を防ぐために，各国が規格を定めており，日本の場合にはJIS（日本産業規格：Japanese Industrial Standards）にさまざまな基準が記載されている．

ME機器は世界中でさまざまなものが生産され使用されており，日本でも海外製品が使われていることが少なくない．したがって，ME機器に関する安全基準は，国際的な基準と国内の基準に整合性がとれている必要がある．

2 ― 国際基準と日本の基準（JIS）

医療に関係する国際基準を定めている組織には，ISO（International Organization for Standardization：国際標準化機構）とIEC（International Electrotechnical Commission：国際電気標準会議）がある．

ISOは1947年に18カ国で発足した組織である．スイスのジュネーブに本部があり，2024年現在，準会員を含め170カ国以上の加盟国が国際標準規格を策定している．ISOでは，おもに電気を用いない機器・器具など工業製品の基準や管理システムに対する基準を定めている．日本国内でもよく「ISO9001取得」などの表記を目にすることがあるが，これは品質管理システムの国際基準を満たしていることを意味している．最近は，このISOを取得して病院の品質管理体制を示している病院も増えてきた．

IECは，1906年に13カ国で発足した組織である．ISO同様にスイスのジュネーブに本部がおかれており，2024年現在，準会員を含め90カ国近くの加盟国が電気に関する技術分野の標準化を目指している．IECは技術委員会（TC：Technical Committee）とその分科会（SC：Subcommittee）から構成されている．ME機器についてはTC62（Electrical equipment in medical practice）という委員会があり，さらに4つの分科会で協議されている（表3-1）．日本のME機器に関する規格はJIS規格で決められているが，このJIS規格はIEC規格を翻訳したものがもとになっている．

JIS規格は原則として，アルファベット1文字と4桁の数字の組み合わせで表記される．ME機器に関係するものにはアルファベットのTが割り当てられている．たとえば，医用電気機器の「基礎安全及び基本性能に関する一般要求事項」としてJIS T 0601-1があるが，この規格は，国際規格のIEC 60601-1の翻訳版となっている．ME機器のなかでも，放射線にかかわる機器はアルファベットZで表記されるその他の分野に含まれている．また，医用ガスの保管に用いられているボンベに関する事項は一般機械（アルファベットB）に含まれる．

JIS規格のなかには安全点検の方法や安全基準などが記載されており，本章で述べる安全基準もすべてJIS規格書にかかれている．しかし，JIS規格書の内容は膨大で，すべてを記載するのは困難なため，医療現場で必要な最低限

医療機関におけるISO： 病院などでは，ISO9001（品質マネジメントシステム）やISO14001（環境マネジメントシステム）を取得しているところがある．

JISの番号： さらに枝番号が加わる場合もある．

JIS T 0601-1： 2012年に改正，2014年に追補1が出され，現在はJIS T 0601-1:2023となっている．

JIS規格： 詳細は，対応するJIS規格書を確認のこと．JIS規格書は日本規格協会が発行しており，JISハンドブックとしていくつかの規格をまとめたものや，JIS規格書1つ1つも個別に発行されている．

表3-1 ME機器に関するIECの技術委員会とその分科会

TC 62 : Electrical equipment in medical practice （技術委員会62：医用電気機器）
・SC 62 A : Common aspects of electrical equipment used in medical practice （分科会62 A：医用電気機器の共通事項）
・SC 62 B : Diagnostic imaging equipment （分科会62 B：画像診断機器）
・SC 62 C : Equipment for radiotherapy, nuclear medicine and radiation dosimetry （分科会62 C：放射線治療，核医学機器および線量計）
・SC 62 D : Electromedical equipment （分科会62 D：医用電子機器）

の情報を解説する．

2 医用電気機器の安全に関する用語

1 ― 電気に対する生体の反応に関する用語

　ME機器を含め，電気機器に安全基準を設ける大きな目的は事故防止である．本項では，電気に対する生体の反応と感電事故にかかわる安全基準について解説する．

▶ 1）電撃

　感電は，電撃（electric shock）ともよばれ，電流が人体に与える衝撃のことである．電撃事故で問題となるのは，電圧の高さではなく電流の量である．たとえば，冬場の空気が乾燥している時期に静電気でビリッと感じることがある．静電気は数千〜数万ボルトの電圧によって皮膚が刺激を受ける現象であるが，静電気で感電死することがないのは，電圧が高くても流れる電流が少ないからである．逆に電圧は低くても流れる電流が多ければ，死に至ることがある．

> 電撃を与えるおそれがある電流が流れている部分を「生きている部分」と表現する場合がある．

▶ 2）マクロショックとミクロショック

　電撃は大きく2つに分けることができる．1つは，人体の体表面の一部から電流が入り，別の部分から電流が流れ出ていくときに起こる電撃で，マクロショック（macro-shock）という．もう1つは，心臓に直接電流が流れることによって起こる電撃で，ミクロショック（micro-shock）という．ミクロショックは，開胸手術や導電性の電極などを体内に挿入する医行為の際に起こりうる．

▶ 3）最小感知電流，離脱電流，心室細動電流

　人体の電撃に対する反応は，電流との接触時間，面積，部位，状態（乾燥，湿潤など），電流の波形（直流，交流など），周波数などによって変化する．成人男性に商用交流を1秒間通電した際には，その電流値によって**表3-2**のような反応が起こる．安静状態における人体の抵抗は，主要な四肢間で500〜1,500Ωといわれているが，不安や驚きといった心理的要因や，温度・湿度変

> **商用交流**：50Hzまたは60Hzの交流．
>
> **人体の抵抗**：ME機器の安全評価の際には1kΩを代表値として用いる．

表 3-2 電流値と生体反応（成人男性に商用交流を 1 秒間通電した場合）

	名　称	生 体 反 応	電流値
マクロショック		大電流により熱傷が生じる	数 A
	心室細動電流	心室細動を誘発する	100 mA
		痛みを感じたり呼吸筋や心筋に影響が出る	数十 mA
	離脱電流	不随意運動が起きて自力で逃れられなくなる	10 mA
		電撃を強く感じるようになる	数 mA
	最小感知電流	ビリビリと感じはじめる	1 mA
ミクロショック	心室細動電流	心室細動を誘発する	0.1 mA

電撃の影響に年齢の差や性差が出る理由は諸説あるが，明確な理由はわかっていない．

$1mA = 10^{-3}A = 1,000 \mu A$

離脱電流：不随意電流ともよぶ．

心室細動：心室が不規則かつ無秩序に収縮する不整脈．P 波や QRS 波が判別できない心電図波形となる．

心室細動電流：心室細動誘発電流ということもある．

1kHz 以上の感知電流：たとえば 5kHz では 5 倍の約 5mA，10kHz では 10 倍の約 10mA が感知電流の値となる．

高周波数：500kHz 付近の高周波電流を用いている電気手術器（電気メス）で感電することなく切開や凝固が行えるのはそのためである．

化などの影響で発汗が起こると皮膚表面の抵抗値が大きく変化する．また，数秒以上の通電により水疱などが形成されると，さらに抵抗の低下を助長する．通電時間が 1 秒間という条件になっているのはそのためである．なお，電撃の影響は水分量や接触面積などに依存するとされており，小児の場合は電流値が 1/2，女性の場合は 2/3 程度になる．

　マクロショックの場合，ビリビリと感じる程度の電流を感知電流（sensation current）といい，その最小の電流をとくに最小感知電流（minimum sensation current）という．個人差はあるが，最小感知電流は 1mA 程度で，電流値が上がるにつれて強く感じるようになり，5mA 程度になると我慢の限界に達するとされている．体表面に流れる電流がさらに増加すると，筋肉が硬直しはじめて自由に動かせなくなる．この領域の電流は離脱電流（let-go current）とよばれる．電流値については個人差があり，5mA 付近から 20mA 程度であるが，10mA を代表値としている．数十 mA を超えると痛みを感じるようになり，呼吸筋や心筋にも影響が出はじめ，命の危険にかかわる．とくに 100mA 程度になると，心室細動（Vf：ventricular fibrillation）という心停止に陥る．このときの電流を心室細動電流という．また，数 A の領域になると大電流による熱傷が生じる．ミクロショックの場合，非常に微弱な電流で心室細動が起こってしまう．

　表 3-2 の値は，商用交流付近の電撃が加わった場合の反応であるが，周波数が高くなると最小感知電流，離脱電流，心室細動電流の値はそれぞれ大きくなる．図 3-1 に，C. F. Dalziel らが調べた感知電流と離脱電流の周波数依存性を示す．周波数を上げると 1kHz 付近からそれぞれの閾値が周波数に応じて大きくなっていることがわかる．つまり，家庭や病院内で一般的に使われている商用交流はもっとも電撃による影響を受けやすい．なお，感知電流については，1kHz 以上の高い周波数では，目安として周波数を 1kHz で割った値の倍数分程度，閾値が高くなる．また，C. F. Dalziel らの実験によると，100〜200kHz を超えると，ビリビリという刺激作用はなくなり，熱的な刺激を感じるようになることがわかっている．すなわち，高い周波数になると，刺

図3-1 感知電流の周波数依存性（左）と離脱電流の周波数依存性（右）

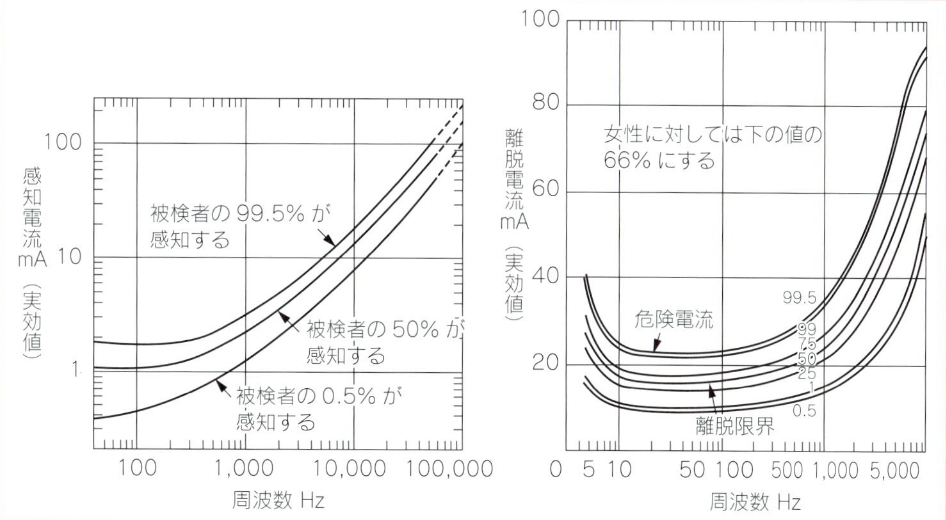

(Dalziel, C. F.：Electric shock hazard. IEEE spectrum, 9：41-50, 1972 より)

激作用よりも熱的作用の方が強くなる．

2─医用電気機器の安全に関する用語

医療現場において電撃事故が起こるのは，電気を使用しているためである．医療現場には単独のME機器だけでなく，ME機器どうしが接続されたものや，ME機器と一般の機器が接続されたもののように，少なくとも1つのME機器を含む機器の組み合わせで構成された医用電気システム（以下，MEシステム）が存在する．なお，MEシステムは機器どうしがマルチタップを介して接続されたものも含む．ME機器やMEシステムで電気を使用していても，外部に不必要な電流が漏れなければ電撃事故は起こらない．治療や検査などのためにやむなく流す電流以外に流れる不必要な電流を漏れ電流という．ここでは，ME機器やMEシステムの電気的安全に関係する用語について説明する．

マルチタップ：給電のために複数の電源ソケットをもつもの．一般的にはテーブルタップとよばれることもある．

▶1）電源

電源はいうまでもなく，ME機器を動作させるために必要な電力を供給するものである．電源には大きく分けて外部電源と内部電源がある．

外部電源は，壁面にあるコンセントなどから電力が供給されるものである．コンセントにプラグを差すことによって，機器の電源部と接続される．ほとんどのME機器の電源コードは，**図3-2**に示すように2本の電源導線と後述する1本の保護接地線から構成されている．

コンセント：壁面にあるのがコンセントで，機器の電源コードの先についているのはプラグである．日常ではどちらもコンセントと表現されることが多いが，正確には異なる．

図 3-2　3P プラグの導線

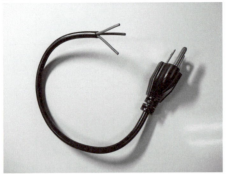

電源導線 2 本と保護接地線 1 本の計 3 本からなる．

図 3-3　医用接地極付き 2P プラグ（医用 3P プラグ）

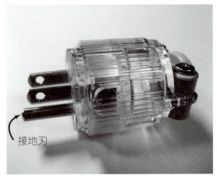

接地刃は電源供給用の 2 極よりも長くなっている．

内部電源は，機器に組み込まれている電源で，いわゆる電池やバッテリーのことをいう．

▶ 2）保護接地，機能接地

医用を問わず，電気機器を扱ううえでは接地は重要である．ME 機器に関係する接地には，電撃事故を防止するための保護接地と機器の安定動作のための機能接地がある．

保護接地は，ME 機器からの漏れ電流により操作者や患者が電撃を受けないようにするために設けられているものである．機器の保護接地端子と壁面の接地設備とを結ぶ導線を保護接地線という．ME 機器の電源プラグは，**図 3-3** のような医用接地極付き 2P プラグ（医用 3P プラグ）になっており，プラグをコンセントに差すと自動的に保護接地が確保できるようになっている．接地刃の部分が電源供給の 2 極よりも長くなっているのは，プラグを差し込む際には電源供給よりも先に接地を確保し，プラグを抜く際には電源供給がとぎれるまで接地を確保するためである．

機能接地は，機器を安定に動作させるために必要な接地で，たとえば，雑音（ノイズ）を軽減させるためのシールドに接続したりするものである．機能接地を施すための線を機能接地線という．機能接地は機器の安定動作を目的としているため，保安の機能はない．したがって，機能接地を保護接地として用いてはならない．

▶ 3）外装

外装とは，機器の外側の表面を指す．露出している金属部分やノブ（取っ手），グリップ，シャフト，樹脂製の表面など，機器の操作者や患者が接触可

接地： アース（earth）やグラウンド（ground）とよばれることもある．

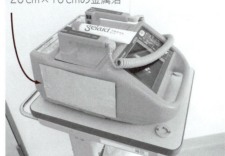

図 3-4 外装

電気的安全性試験の際に樹脂製の筐体に貼る金属箔（最大 20 cm × 10 cm）も外装とみなす．

図 3-5 装着部の例

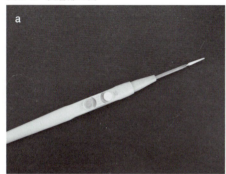
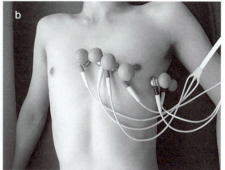

a：電気メスのメス先電極，b：心電計の胸部誘導電極．

能な部分（いわゆる筐体）はすべて外装である．樹脂など電気伝導性の低い外装の場合に，電気的な安全性試験を行う際には 20 cm × 10 cm の金属箔を樹脂の外装に密着させることがあるが，その場合の金属箔も外装とみなす（図 3-4 に除細動器の例を示す）．

金属箔：20 cm × 10 cm は手のひらの大きさ程度を想定している．

空間距離：2 つの導電性の部分の空間での最短距離．

沿面距離：2 つの導電性の部分の間にある絶縁物の表面に沿った最短距離．

患者接続部：電気的な接続が目的ではない場合でも電流が流れる可能性があれば患者接続部となる．

▶ 4）装着部と患者接続部

装着部とは，電気的な導通のあるなしを問わず，診療のために患者に接触させたり挿入したりする ME 機器の部分を指す．たとえば，心電計の誘導電極，電気手術器（電気メス）の対極板やメス先電極，人工心肺回路や人工透析用回路の送血・脱血カニューレ，パルスオキシメータのプローブ，人工呼吸の際の挿管チューブなどが装着部である（図 3-5）．

装着部のうち，患者に電流が流れる可能性のある導電性部分をとくに患者接続部という．この場合，直接接触していなくても，適切な空間距離あるいは沿面距離が保たれておらず電流が流れる可能性があれば，患者接続部とみ

図 3-6 耐除細動形装着部

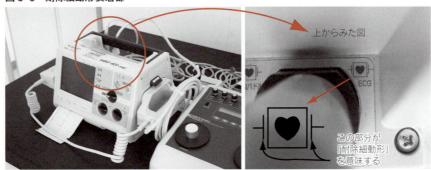

除細動器の心電図プローブ接続部には耐除細動形の図記号が記されていることがある（図記号については後述する．写真の場合は，耐除細動形 CF 形装着部を意味する図記号が記されている）．

図 3-7 タッチプルーフ機構

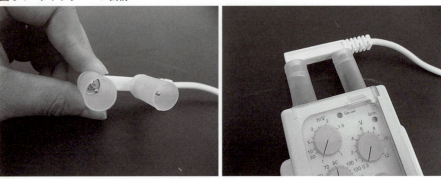

体外式ペースメーカの接続部例．DIN コネクタを接続すると金属部分に触れられなくなる．

なされる．
　装着部のなかには，耐除細動形装着部というものもある．これは，装着部をつけたままで除細動器を使用してもその装着部が破損しないというものである．たとえば，**図 3-6** のように，除細動器に付属している心電図の誘導電極は耐除細動形装着部になっている．

▶ 5) タッチプルーフ

　装着部が ME 機器に接続できるタイプの場合，接続部の金属部分がむき出しになっていると，大地や危険性のある電圧に触れてしまう可能性がある．このような危険を回避するためのコネクタの機構をタッチプルーフ（touch proof）という（**図 3-7**）．

図 3-8 信号入出力部（SIP/SOP）と装着部の接続部

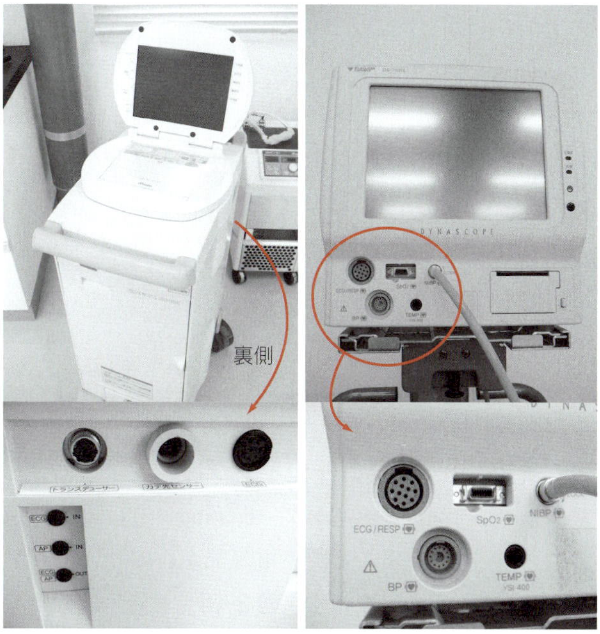

左：IABP にある信号入出力部．右：生体情報モニタにある装着部の接続部．一見すると同様な端子ではあるが，IABP のような外部への入出力端子が SIP/SOP にあたる．

▶ 6) 信号入出力部（SIP/SOP）

信号入出力部とは，信号入力部（SIP：signal input part）と信号出力部（SOP：signal output part）を総称したものである．信号入力部は，ME 機器の別の部分や他の機器から信号電流や信号電圧が入力される部分で，信号出力部は ME 機器の別の部分や他の機器へ信号電流や信号電圧を送り出す部分である．いずれも装着部以外である．図 3-8 に IABP（intraaortic balloon pumping；大動脈内バルーンパンピング）の SIP/SOP と，生体情報モニタの装着部の接続部を例示する．

AP 類機器と APG 類機器
―電気による火災防止―

麻酔ガスや酸素ガスのような可燃性や支燃性のガスを取り扱う医療現場では，発火による事故の危険性がある．そのような環境下で用いられる際に発火の原因とならない（点火源とならない）ということを保証した機器があり，ガスの種類によって次の2つに分けられる．

AP 類機器：空気と可燃性麻酔剤混合ガスの雰囲気中で点火源となることを防止した ME 機器．AP とは，anaesthetic-proof（可燃性麻酔剤への点火防止）を意味する．

APG 類機器：酸素または亜酸化窒素ガスと可燃性麻酔剤混合ガスの雰囲気中で点火源となることを防止した ME 機器．APG とは，AP を一層強化したという意味で，G は great からきている．

図 3-9　フローティングの概略図

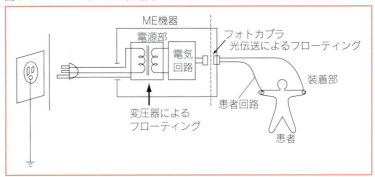

電源部を変圧器（トランス）や光伝送によって分離する．

▶ 7）フローティング

フローティング（floating）とは，電源回路と直接電気的な接続をしないようにすることで，電源部からの漏れ電流が患者側へ流れないように対策を施したものを指す（図 3-9）．電源回路からの分離は，トランス（変圧器）や光伝送などを用いて行う．

3　ME 機器の分類

ME 機器には非常に多くの種類があり，これらをまとめて一つの基準で評価することはむずかしい．ME 機器をいくつかの観点から分類し，それに応じて適切な基準を設けることで，安全評価も行いやすくなる．ここでは，ME 機器の電気的安全の観点からみた分類について解説する．

1 ― 電撃に対する保護の形式による分類（クラス別分類）

ME 機器による電撃事故を避けるためには，電源部からの漏れ電流が生じないような保護手段（MOP：means of protection）を設ける必要がある．電撃に対する保護手段の種類によって機器を分類したものがクラス別分類である．ME 機器は，外部の電源から電力を得るものと内部電源から電力を得るものに分けることができる．表 3-3 にその分類についてまとめ，その詳細について解説する．

保護手段： 患者の電撃リスクを減らすための保護手段を患者保護手段（MOPP：means of patient protection），患者以外への保護手段を操作者保護手段（MOOP：means of operator protection）という．

表 3-3　医用電気機器のクラス別分類

電源の種類	クラス別分類	保護手段	追加保護手段	備考
外部電源	クラスⅠの ME 機器	基礎絶縁	保護接地	医用 3P プラグが必要 保護接地設備が必要
	クラスⅡの ME 機器	基礎絶縁	補強絶縁	2P コンセントの設備でも使用可能
内部電源	内部電源 ME 機器	基礎絶縁		外部電源に接続する手段をもつ際はクラスⅠまたはクラスⅡの ME 機器として働く

図 3-10　壁面コンセントの外観例

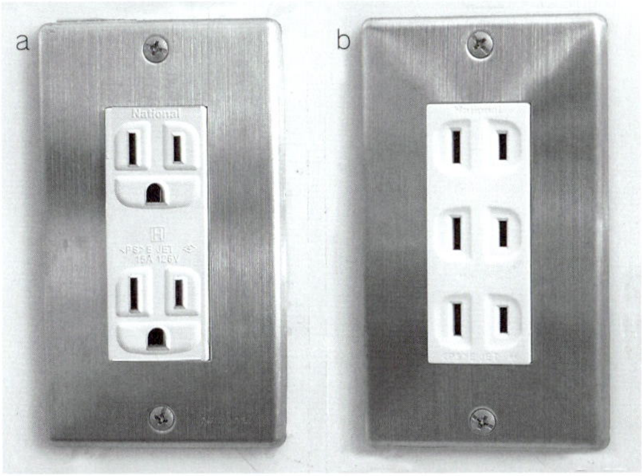

a：保護接地設備をもったコンセント．クラスⅠの ME 機器の使用時には必要．
b：2P コンセント．クラスⅡの ME 機器を使用する場合にはよいが，クラスⅠの ME 機器は使用できない．

▶ 1）外部の電源から電力を得る ME 機器

　外部の電源とは，商用交流電源や他の機器の電源を指す．外部の電源から電力を得る ME 機器は，電気的な安全確保のために，操作者や患者が触れることができる部分を電力供給部分から絶縁している．この基礎的な絶縁による保護手段のことを基礎絶縁という．万が一，基礎絶縁が何らかの原因で劣化したときにも安全を確保するために追加保護手段が設けられており，追加保護手段の種類によってクラスⅠの ME 機器とクラスⅡの ME 機器に分けられる．

(1) クラスⅠの ME 機器

　クラスⅠの ME 機器は，追加保護手段として保護接地を加えて安全を確保したものである．現在の ME 機器の多くがこれに該当する．この場合，基礎絶縁が破壊して過大な漏れ電流が発生する可能性が生じても，保護接地線を通して電流が逃げるので，機器の操作者や患者に影響を与えるのを防ぐことができる．

　保護接地は，医用接地極付き 2P プラグ（医用 3P プラグ）を介して行うた

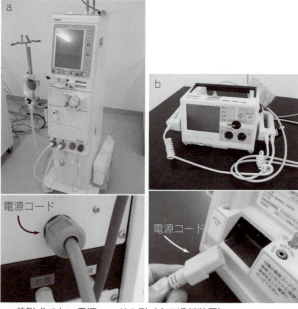

図3-11　電源コードの例

a：着脱式でない電源コードの例（人工透析装置）．
b：着脱可能な電源コードの例（除細動器）．

> 2P-3P変換プラグなどを用いてクラスIのME機器を2Pコンセントで使用している場合は危険である．
>
> **永久設置形ME機器**：据置型の放射線機器のように工具などを使わなければ接続が外せないような機器．
>
> **接触インピーダンス**：ハンダや溶接などによってしっかりと固定されているのではなく，接触のみで電気的に接続したときのインピーダンスのこと．

め，設備側は保護接地設備をもったコンセント（図3-10a）でなくてはならないという制限がある．家庭でみられるような2Pコンセントの設備（図3-10b）では，クラスIのME機器は使用できない．

漏れ電流を安全に大地に逃がすために，保護接地線のインピーダンスにも基準がある．永久設置形ME機器や図3-11aのような電源コードが着脱式でないME機器の場合は，電源プラグの保護接地刃と機器本体の保護接地されたあらゆる接触可能な金属部分の間のインピーダンスは200 mΩを超えてはならない．また，図3-11bのように電源コードが着脱式の場合は，そのインピーダンスが100 mΩを超えてはならない．着脱式の場合のインピーダンスが低く設定されているのは，機器本体と電源コードを接続したときの接触インピーダンスを考慮しているためである．

(2) クラスIIのME機器

クラスIIのME機器は，追加保護手段として補強絶縁を加えて安全を確保したものである．補強絶縁とは，基礎絶縁が破壊して機能を果たさなくなった際に，危険を防止するために追加で設ける絶縁のことである．基礎絶縁と補強絶縁の2つで構成された絶縁を二重絶縁という．金属の外装をもつME機器については，二重絶縁が必要である．一方，絶縁された外装をもつME機器については，二重絶縁に匹敵する能力をもつ単一の絶縁である強化絶縁

により電撃を受ける可能性のある部分が切り離されていれば，クラスⅡのME機器とみなされる．

クラスⅡのME機器は保護接地が不要なので，設備側に制限はなく，**図3-10b**に示したような2Pコンセントでも使用できる．

▶ 2) 内部電源ME機器

内部電源ME機器はその名前のとおり，内部電源（電池やバッテリー）で動作する機器である．内部電源はフローティングされているため，基礎絶縁だけでも安全が確保されている．しかし，外部の電源に接続した際には，クラスⅠまたはクラスⅡのME機器として動作しなくてはならない．

内部電源：「内部電源形体外式心臓ペースメーカ」のように，内部電源とは外部の電源にまったく接続できないものを指すということが個別のJISで定義し直されていることもある．JIS T 0601-1はあくまでも共通事項であり，個別のJIS規格がある場合はそちらの内容が優先される．

2 ― 電撃に対する保護の程度による装着部の分類

患者に対して電撃事故を発生する可能性がある直接の部位は装着部である．装着部には大別して，身体の表面に適用するもの（B形装着部，BF形装着部）と，心臓に直接適用あるいは間接的にその装着部から心臓に漏れ電流が流れる可能性のあるもの（CF形装着部）がある．

▶ 1) B形装着部

B形装着部は，身体の表面に装着したときに電撃事故が起きないように保護が施されている装着部である．B形のBはbody（身体）に由来している．

漏れ電流はマクロショック最小感知電流の1/10，すなわち0.1mA以内におさえられることが求められる．

▶ 2) BF形装着部

BF形装着部とは，B形装着部にフローティングの機能をもたせたF形絶縁装着部である．電撃事故は，漏れ電流がME機器→装着部→人体→大地と流れてしまうことによって起こる．しかし，複数のME機器を併用している場合，ME機器A→Aの装着部→人体→ME機器Bの装着部→ME機器B→保護接地→大地のような順で流れ，電撃事故が起こる場合がある．その場合，装着部がフローティングされていれば，感電事故を防ぐことができる．

B形と同様，漏れ電流はマクロショック最小感知電流の1/10，すなわち0.1mA以内におさえられることが求められる．

▶ 3) CF形装着部

CF形装着部は，心臓に直接あるいは間接的に漏れ電流が流れる可能性がある部分に用いるF形絶縁装着部である．Cはcardiac（心臓の）に由来し，F

CF形：心臓は微弱な電流で心室細動が起こるため，C形装着部というものは存在しない．

はフローティングを意味している．心臓に直接電流が流れ込んでしまう場合，体表面に電流が流れて心室細動が起こる場合のわずか 1/1,000 である 0.1 mA で心室細動が起きてしまう．したがって，心臓に適用する装着部の場合は，かならずフローティングが施されていなくてはならない．

漏れ電流はミクロショックの場合における心室細動電流の 1/10，すなわち 0.01 mA 以内におさえられることが求められる．

4 漏れ電流

電撃事故の原因となる漏れ電流には，その電流経路や ME 機器の状態（正常か故障状態か）によって，漏れ電流の許容値が決められている．ME 機器を安全に運用するためには，その許容値をもとにして安全点検を定期的に行う必要がある．ここでは，漏れ電流の種類や許容値について解説する．

1 ― 漏れ電流の種類

漏れ電流には電流の経路に応じて次の①〜③の3種類があるが，これに④の患者測定電流を加えてまとめる．

①接地漏れ電流

接地漏れ電流は，電源部から保護接地線を通って大地に流れるものである（図 3-12）．通常，機器の操作者や患者が触れることはない．

②接触電流

接触電流は，患者接続部以外で機器の操作者や患者が触れることができる部分（機器の外装）から，保護接地線以外の経路を通って大地に流れるものである（図 3-13）．機器の操作者や患者が電撃事故にあう可能性がある．

③患者漏れ電流

患者漏れ電流は，装着部から患者を通して大地に流れる電流である．ME 機器の電源部から装着部を介して漏れ電流が流れる場合（図 3-14），別の機器の電源電圧が信号入出力部（SIP/SOP）へ乗ることによって漏れ電流が装着部を介して流れる場合（図 3-15），F形絶縁装着部に患者を介して乗った電源電圧によって漏れ電流が ME 機器を介して流れる場合（図 3-16），保護接地されていない金属の接触可能部分へ乗った外部電圧によって漏れ電流が ME 機器を介して流れる場合（図 3-17）などがある．なお，複数の装着部がある場合，それらを流れる漏れ電流を合計した合計患者漏れ電流についても

図3-12 接地漏れ電流

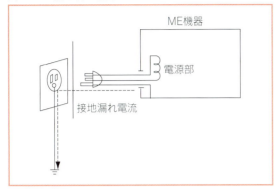

図3-13 接触電流

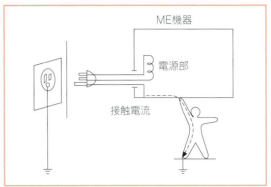

図3-14 ME機器の電源部から装着部を介して流れる患者漏れ電流

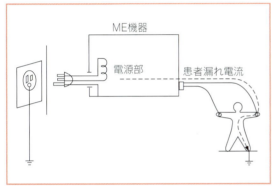

図3-15 別の機器の電源電圧がSIP/SOPに乗った場合の患者漏れ電流

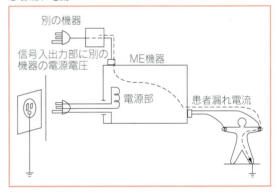

図3-16 患者に乗った別の機器の電源電圧からF形絶縁装着部を介して流れる患者漏れ電流

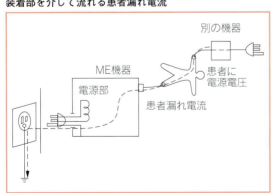

図3-17 保護接地されていない金属の接触可能部分（外装など）に乗った外部の電圧から装着部を介して流れる患者漏れ電流

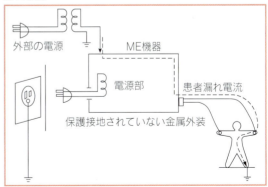

漏れ電流 45

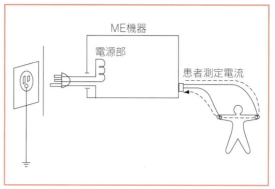

図 3-18 患者測定電流

考慮する必要がある．

④患者測定電流

患者測定電流は，同一機器の異なる装着部間で患者を介して流れる電流である（図 3-18）．ただし，検査や治療のために意図的に流す電流のうち，生理学的影響を与えるもの（患者機能電流）は除く．

2 ─ 単一故障状態と単一故障安全

患者測定電流：呼吸数計測に利用されているインピーダンスプレチスモグラフィの電流など．

NC：normal condition

SFC：single fault condition

電気的な単一故障状態：1999 年版の JIS に単一故障状態として記載されていた「信号入力部または信号出力部に外部の電圧が現れる」という状態は正常状態に，「F 形装着部に外部の電圧が現れる」状態は漏れ電流測定時の特別な試験条件と位置づけられた．

ME 機器は，正常に動作している「正常状態（NC）」にあることが重要であるが，治療中などに思わぬ故障が発生することも考えられる．故障のなかでも，ME 機器に施された危険に対する保護手段の 1 つが故障しているか，外部などに 1 つの故障が認められる状態を「単一故障状態（SFC）」という．JIS T 0601-1 では，ME 機器のうちどこか 1 つのリスクを減らす手段が故障したり，1 つの異常な状態が生じても安全性が確保されるという「単一故障安全」が要求されている．したがって，単一故障状態においても ME 機器は安全でなくてはならない．一方，単一故障状態が 2 つ以上重なると危険ということになる．電気的な単一故障状態としては以下の①〜⑧がある．ただし，ある単一故障状態が起きたときに必然的に別の単一故障状態を誘発する場合は，まとめて 1 つの単一故障状態とみなす．

なお，この JIS 規格のなかでは，単一故障状態が発生する確率を保守管理の状態が悪い部署で 0.1（10%）とみなしている．この値は，漏れ電流の許容値の根拠を解説する際に利用する．

①絶縁のいずれか 1 つの短絡

二重絶縁の一方の短絡などのように，1 つの保護手段として機能する絶縁が 1 つ短絡した状態．なお，強化絶縁は 2 つの保護手段をもつものと同等なので，これには含まれない．

②沿面距離または空間距離のいずれか1つの短絡

患者や操作者の電気的安全性を確保するために設けられている沿面距離または空間距離が1つ短絡した状態．

③絶縁，空間距離または沿面距離と並列に接続している高信頼性部品以外の部品の短絡および開路

絶縁，空間距離または沿面距離と並列に接続されている部品の短絡や開路によって電気的安全性を欠いてしまう状態．ただし，短絡が意図的なものである場合は除く．

④保護接地線またはME機器内部の保護接地接続の開路

保護接地線の断線やME機器内部の保護接地接続が外れてしまった状態．

⑤電源導線のいずれか1本の断線

電力を供給する導線の1本が断線してしまった状態．

⑥分離した外装をもつME機器の部分間の電源を供給する線のいずれかの断線

ME機器の外装が分離しており，その外装間を結んで電源を供給する導線の1本が断線してしまった状態．

⑦部品の意図しない移動

ME機器の部品の固定が外れて移動できるようになってしまった状態．

⑧危険状態に結びつく導線およびコネクタの偶然の外れによる破損

配線や導線などが外れて移動できるようになってしまった状態．

電気的な単一故障状態以外のものとしては，ME機器の変圧器の加熱，サーモスタットの故障，温度制御器の故障，液体の漏れ，危害な状態になる可能性がある冷却の障害，動く部分のロック，モータ用コンデンサの切離しおよび短絡，高酸素濃度雰囲気で使用するME機器の部品の故障，機械的ハザードを生じる可能性がある部分の故障などがある．

3 ─ 漏れ電流の許容値

漏れ電流はまったく流れないのが理想であるが，いくら強固な絶縁を施しても完全にゼロにすることはできない．したがって，電撃事故を防止するためには，漏れ電流をどれだけ低くおさえることができるかが重要になる．ただし，制限値が低すぎると，今度はその安全要求を満たせなくなってしまうため，安全な範囲内でできるだけ高い値を許容値とするのが望ましい．漏れ電流の測定は，最高定格電圧の110％の電源を供給した状態で，正常状態と単一故障状態について行う．また，ME機器を全負荷で作動させた状態および電源部にかかわるスイッチをあらゆる状態に変えながら行う．**表3-4**および**表3-5**に，ME機器における各種漏れ電流の許容値を示す．ME機器の漏

高信頼性部品：ME機器の正常な使用および想定される誤使用状態において，耐用期間（耐用寿命）の間，安全機能を保証している部品．

保護接地線：固定されて永久設置されたME機器の保護接地線は外れることがないとみなし，ここには含まれない．

電源導線：三相交流などの多相線で電源供給を受けるME機器や永久設置形ME機器の中性線は除く．

ハザード：このJISのなかでは，「危険状態」，「危害」，「受容できないリスク」という意味で用いられている．

全負荷：たとえば，人工心肺装置や透析装置などのポンプに用いられているモータは，負荷がかかると漏れ電流が大きくなる可能性がある．

表 3-4 漏れ電流の許容値（JIS T 0601-1：2023 より抜粋）　　　　　　　　　　　（単位 μA）

電流	説明		B 形装着部		BF 形装着部		CF 形装着部	
			NC	SFC	NC	SFC	NC	SFC
患者測定電流		直流	10	50	10	50	10	50
		交流	100	500	100	500	10	50
患者漏れ電流	患者接続部から大地への電流	直流	10	50	10	50	10	50
		交流	100	500	100	500	10	50
	SIP/SOP へ外部電圧を印加した場合の電流	直流	10	50	10	50	10	50
		交流	100	500	100	500	10	50
合計患者漏れ電流*	一緒に接続した同一形装着部からの電流	直流	50	100	50	100	50	100
		交流	500	1,000	500	1,000	50	100
	SIP/SOP へ外部電圧を印加した場合の電流	直流	50	100	50	100	50	100
		交流	500	1,000	500	1,000	50	100

NC：正常状態．SFC：単一故障状態．
接地漏れ電流については装着部によらず，NC で 5 mA，SFC で 10 mA とする．
接触電流については装着部によらず，NC で 100 μA，SFC で 500 μA とする．
＊　合計患者漏れ電流は，複数の装着部をもつ機器だけに適用できる．この場合，個々の装着部は，患者漏れ電流の許容値を超えることは許されない．

表 3-5 特別の試験条件下の患者漏れ電流の許容値（JIS T 0601-1：2023 より抜粋）　　　（単位 μA）

電流	説明*	B 形装着部	BF 形装着部	CF 形装着部
患者漏れ電流	F 形装着部の患者接続部へ外部電圧を印加した場合の電流	非該当	5,000	50
	保護接地していない金属の接触可能部分へ外部電圧を印加した場合の電流	500	500	—***
合計患者漏れ電流**	F 形装着部の患者接続部へ外部電圧を印加した場合の電流	非該当	5,000	100
	保護接地していない金属の接触可能部分へ外部電圧を印加した場合の電流	1,000	1,000	—***

＊　JIS T 0601-1：1999 では，"装着部に電源電圧が現れた"ことを単一故障状態として扱ってきたが，この規格では特別の試験条件として扱っている．さらに，保護接地していない接触可能部分に最高電源電圧を印加する試験も，特別の試験条件である．しかし，その許容値は，単一故障状態の許容値と同じである．
＊＊　合計患者漏れ電流は，複数の装着部をもつ機器だけに適用できる．この場合，個々の装着部は，患者漏れ電流の許容値を超えることは許されない．
＊＊＊　この条件は，装着部に最高電源電圧を印加する試験で扱っているので，CF 形装着部では試験しない．

れ電流が表の値よりも低ければ安全である．それぞれの値の根拠について以下に解説する．

▶ 1) 接地漏れ電流の許容値

　接地漏れ電流は通常，操作者や患者が触れることのない保護接地線のなかを流れる電流である．したがって，その値は正常状態で 5mA，単一故障状態で 10mA まで許容している．なお，単一故障状態における漏れ電流測定は電源導線が 1 本断線した状態を模擬的に作り出して行う（接地漏れ電流の唯一の単一故障状態は電源導線の 1 本の断線）．永久設置形の ME 機器については，さらに高い値としてもよいことになっている．ただし，過度の接地漏れ電流は設備側のサーキットブレーカを作動させてしまうため注意が必要である．なお，ME システムまたはその一部がマルチタップから給電される場合，マルチタップの保護接地線に流れる電流は 5mA を超えてはならない．

サーキットブレーカ： 配線の焼損防止のための過電流ブレーカや，感電防止のための漏電ブレーカがある．

▶ 2) 接触電流の許容値

　接触電流は装着部の種類を問わず，正常状態では 100μA，単一故障状態では 500μA である．装着部の形によらず同じ値が規定されているのは，B 形，BF 形，CF 形装着部をもつ複数の機器が同時に患者に装着されることを想定しているからである．正常状態の 100μA という値はマクロショックにおける最小感知電流 1mA の 1/10 であり，十分な安全を確保した値となっている．一方，単一故障状態では，2 つの単一故障状態が重なると危険であることから，最小感知電流の 1/2 が許容値となっている．

　CF 形装着部の場合，B 形，BF 形と同じ許容値では不安があるかもしれない．しかし，これまでの研究から，胸部表面に 1A の電流が流れたときに心臓に生じる電流密度は $50μA/mm^2$ といわれており，胸部に 500μA の電流が流れたとしても，心臓には $0.025μA/mm^2$ というきわめて低い電流しか流れないので，単一故障状態でも安全は確保されている．

　心臓カテーテル検査などを行っている場合，操作者を介して接触電流が心臓に流れ込む可能性も考えられる．この場合，JIS では心臓内に使用する器具と機器の外装が直接触れる確率は非常に低く，100 回の操作で 1 回程度，操作者を介して接触する確率はやや高くて 10 回の操作で 1 回（100％を 1 とするとき，0.1）となると想定している．一方，心室細動が発生する確率は電流値によって変化する（**図 3-19**）．ミクロショックの場合に心室細動が誘発される電流は 100μA なので，その確率はグラフから 5％である（100％を 1 とするとき，0.05）．したがって，正常状態の ME 機器を使用していて，操作者の不注意で心室細動が起こる確率は，0.1×0.05＝0.005，つまり 0.5％となる．この値は，器具を正しく利用していれば，0.1％程度まで下げることができるとされている．単一故障状態の場合に，心臓に接触電流が流れ込む確率は，単一故障状態が発生する確率が 0.1，不慮の接触が起こる確率が 0.1 なので，

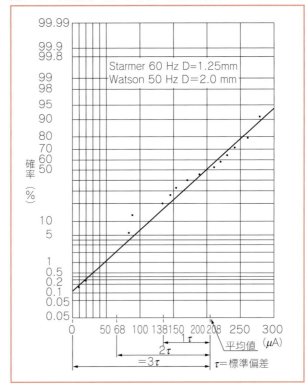

図3-19　心室細動が起こる確率の電流依存性（JIS T 0601-1より）

0.1×0.1＝0.01，つまり1％となる．この値も，適切操作により0.1％程度まで下げることができるとされている．

保護接地された外装をもつME機器の保護接地線が断線した場合，外装には接地漏れ電流であったものが接触電流として流れる危険性があるため注意が必要である．

なお，MEシステムの接触電流も，正常状態では患者環境において単独のME機器と同等の安全性が要求される．また，永久設置形でないMEシステムにおいて保護接地線が断線した場合，接触電流は500μAを超えてはならない．

保護接地線断線時の接触電流：接地漏れ電流の許容値は正常状態で5mAであるが，実際は500μAを超えるのは望ましくないということを暗黙のうちに示している．

患者環境：患者が直接あるいは他人を介してME機器やMEシステムと接触する可能性がある領域．この場合，JIS T 1022の等電位接地を施す患者環境（第4章）のような明確な寸法は定義されていない．

▶ 3）患者漏れ電流の許容値

患者漏れ電流の許容値は，装着部および試験条件によって異なる．単一の患者接続部から大地への患者漏れ電流およびSIP/SOPへ外部電圧を印加した場合の，患者漏れ電流の基本的な考え方は以下のとおりである．

B形およびBF形装着部をもつ機器は，心臓に直接適用できないため，ミクロショックを起こす危険がないといえる．したがって，交流の場合の許容値

直流の基準値：直流の場合，後述の通り，50 μA 程度以下であれば壊死を生じにくいとされているが，接触面積にも依存するため，例えば，ペースメーカなどのように小さな電極をもつ医療機器はより小さな許容値が規定されているものもある．

は接触電流と同じである．患者が接地されている場合，装着部を介して電流が長時間にわたり流れ続けることが考えられる．その場合，直流電流の影響が無視できなくなる．血液や電解質は電荷をもったイオンの流れであり，直流電流が長時間流れると細胞が壊死する可能性があるため，許容値は安全性を考えて交流の場合の 1/10 の値が設定されている．

CF 形装着部をもつ機器は，心臓に直接適用できるため，ミクロショックにより心室細動が誘発される可能性のある電流値 100 μA の 1/10 を正常状態の許容値としている．10 μA の電流が心臓に流れ込んだときに心室細動が誘発される確率は，図 3-19 から 0.2 % である．心臓に流れ込む電流がゼロであっても機械的な刺激により心室細動が誘発されることがあり，その確率は 0.1 % なので（図 3-19），0.2 % でも十分安全が確保できている．単一故障状態の場合は，2 つの単一故障状態が重なると危険であることから，100 μA の 1/2 の値が設定されている．心室細動が誘発される確率は，単一故障状態が発生する確率が 0.1，最大許容値の 50 μA の電流が流れたときに心室細動が起こる確率が 0.01（図 3-19）より，0.1×0.01＝0.001，つまり 0.1 % となる．これは，機械的刺激により心室細動が誘発される確率と同じ程度の低い確率である．また，この 50 μA という値は，神経筋肉組織を刺激したり，直流の場合は壊死を生じるのに十分な電流密度になる可能性は小さいと JIS では考えている．

複数の患者接続部がある場合，漏れ電流はその合計した（ベクトル和をとった）値である合計患者漏れ電流を考える必要がある．JIS では 1 人の患者に接続される装着部の数は決められていないが，B 形と BF 形装着部の数は 1 〜 5，心臓に直接接続する CF 形装着部の数は 3 を超えない範囲と想定している．したがって，合計患者漏れ電流の正常状態の許容値は単一の場合の 5 倍の値が設定されている．また，単一故障状態では，その 2 倍の値が設定されている．B 形および BF 形装着部の 1,000 μA が仮に胸部に流れたとしても，心臓に流れ込む電流は 0.05 μA 程度であり，懸念はないと考えられている．CF 形装着部における単一故障状態の許容値 100 μA は大きいと感じるかもしれないが，心室細動が誘発される確率は図 3-19 から 0.07 である．単一故障状態が起こる確率は 0.1 であるが，心臓に適用する ME 機器については，部品や材料の信頼性の向上により，少なくとも単一故障状態が起こる確率は 0.02 まで低くなっているため，0.07×0.02＝0.0014，つまり 0.14 % となり，安全は確保されると考えられている．

なお，ME システムの場合，正常状態では単独の ME 機器と同等の安全性が要求される．

ME システムの単一故障状態：単一故障状態の概念は ME システムには適用できないため，単独の ME 機器の安全性を適用している．

▶ 4）特別の試験条件下における患者漏れ電流の許容値

「F形装着部の患者接続部へ外部電圧を印加した場合」という条件は，患者に電源電圧が乗るという最悪の状況下において，患者と大地を分離しているフローティングの性能を評価するということを意味している．BF形の許容値 5,000 μA は大きな値であるが，胸部に 5,000 μA の電流が流れたときに心臓に流れ込む電流は 0.025 μA というきわめて低い電流であり，なおかつこのような状況が起こる確率も低いので安全であるといえる．CF形の許容値は，患者漏れ電流のCF形の単一故障状態より悪くならないように設定されている．なお，フローティングがないB形装着部には許容値がない．この場合の合計患者漏れ電流の許容値は，単独の場合と同じ 5,000 μA にとどめている．

「保護接地していない金属の接触可能部分へ外部電圧を印加した場合」という条件は，保護接地がないことによりB形装着部やBF形装着部に危険な電流が流れ込むことを想定している．許容値は，接触電流の単一故障状態と同様の考え方で，500 μA となっている．なお，CF形装着部については，F形装着部に電源電圧を印加する試験で 50 μA を上限値とする測定を行うため，あらためて測定の必要はないことから許容値がない．この場合の合計患者漏れ電流の許容値は，単独の場合の2倍となっている．

▶ 5）患者測定電流の許容値

患者測定電流は，患者を介して流れる電流であるので，患者漏れ電流と同じ考え方に基づいて許容値が設定されている．

▶ 6）高周波における漏れ電流の許容値

1 kHz を超える高周波領域の漏れ電流は，どのような場合でも 10 mA を超えてはならないとされている．これは，熱的な安全を考慮しているためである．

高周波漏れ電流： 電気メスのように高周波電流を使用するME機器では，個別のJISで高周波漏れ電流の許容値が設けられている．

Tips　安全係数

漏れ電流にかぎらず，何かの許容値を設定して安全を考える場合には安全係数を用いる．たとえば，CF形装着部をもつ機器における正常状態の患者漏れ電流を例にとると，安全上の許容値は 10 μA である．これは，ミクロショックで心室細動を誘発する電流値 100 μA の 1/10 となっており，許容値を 10 倍すると危険であるということになる．この場合，安全係数が 10 であるという表現をする．安全管理や品質管理がしっかりしていれば，安全係数を下げて許容値を設定することも可能であるが，安全管理にかかる費用や手間を考慮して適当な安全係数が選ばれる．

表 3-6　一般的な図記号（JIS T 0601-1：2023 附属書 D より）

図記号	意味	図記号	意味	図記号	意味
～	交流		操作指示に従う		CF 形装着部
3～	3 相交流		電源の"入"		AP 類機器
3N～	中性線をもつ 3 相交流		電源の"切"		APG 類機器
===	直流		電源の"入"／"切"（オルタネート形）入および切の各安定状態がある.		危険電圧*
≂	直流および交流の両方		電源の"入"／"切"（モメンタリ形）通常は切の状態で，ボタンを押している間だけ入の状態にある.		耐除細動形 B 形装着部
	保護接地（大地）		機器の一部だけの"入"		耐除細動形 BF 形装着部
	接地（大地）		機器の一部だけの"切"		耐除細動形 CF 形装着部
	等電位化		緊急停止		単回使用（再使用禁止）
	クラス II の機器		B 形装着部		待機
	注意　安全標識として使用する場合には ISO 3864-1 に従う規則を厳守する.		BF 形装着部		＊　危険電圧のうち「警告」を意図する場合は表 3-7 の安全標識を用いる．1999 版では上の図記号が警告と情報の両方の意味をもっていたが 2012 版以降から情報と警告に分けられた．
					（参考）JIS T 0601-1：1999 版には左の図記号「非電離放射線」も記載されていた．

表 3-7　安全標識（JIS T 0601-1：2023 附属書 D より）

安全標識	意味	安全標識	意味	安全標識	意味
	警告標識を作るためのテンプレート　背景色：黄　三角形の枠：黒　記号・文字：黒		一般的な禁止標識および禁止標識を作るためのテンプレート　背景色：白　円の枠および斜線：赤　記号・文字：黒		義務行為の標識を作るためのテンプレート　背景色：青　記号・文字：白
	一般的な警告標識		押すことの禁止		一般的な義務行為の標識
	警告，危険電圧		腰掛けの禁止		操作説明参照　ME 機器の場合，「取扱説明書にしたがうこと」を意味する
			足を掛けることの禁止		

5 図記号と安全標識

機器のクラス別分類や装着部の種類など，その機器をみたときにすぐに見分けがつくように，図記号や安全標識が規定されている．**表3-6**および**表3-7**にJIS T 0601-1：2023 附属書Dに示されているものをあげる．

図記号： JIS T 0307には医療機器のラベルに関する図記号が示されている．

6 アラーム

アラームとは，患者や機器の状態が悪くなったときに医療従事者に知らせること，またはその知らせ自体のことであり，その信号がアラーム信号である．アラーム信号は，視覚的なものを主体とし，必要に応じて音響，音声振動などの信号を追加する．アラームは医療事故を未然に防ぐという意味で非常に重要な役割を果たすが，正しく機能していなければ医療事故が多発することにもなる．実際，アラームについては，「OFFのまま放置していた」，「音が聞こえなかった」，「音が鳴らなかった」，「誤作動した」，「複数の音が同時に鳴り，どこからか一瞬わからなかった」などが原因で，ヒヤリハットや医療事故が起きている．したがって，アラーム信号の出し方についても基準が必要となる．ME機器およびMEシステムが備えていなければならないアラーム信号とその表示については，JIS T 60601-1-8：2023に記載されている．これは，医療機器の警報に関する国際規格であるIEC 60601-1-8の第2版がもとになっている．ここでは，JIS T 60601-1-8：2023から基本的なものを抜粋して解説する．

アラーム： 警報ともよぶ．

IEC 60601-1-8： 医療機器の通則 "General requirements for basic safety and essential performance - Collateral Standard : General requirements, tests and guidance for alarm systems in medical electrical equipment and medical electrical systems"

1 ─ アラームの分類

アラームは，操作者が即時に対応する必要がある「高優先度」，操作者が迅速に対応する必要がある「中優先度」，操作者に対して注意喚起の必要がある「低優先度」に分けられる．どのアラーム信号を割り当てるかについては，危害の発生時期による．**表3-8**にアラーム状態の割り当てを示す．ここで，「即発」とは数秒から数分以内に患者が損傷または死亡する可能性があるもの，「早発」とは数分から数十分以内に対処すれば患者の損傷や死亡が起こらない

即発： たとえば心停止，補助循環装置の停止，高い気道内圧の持続，極度の低酸素血症，電気メスによる火傷など．

早発： たとえば不整脈，高血圧，低血圧，短時間の無呼吸，軽度の低酸素血症など．

表 3-8 アラーム状態の優先度（JIS T 60601-1-8：2023 より）

アラーム状態の原因への対応が適切でない場合に起こりうる結果	潜在的危害の発生時期		
	即発	早発	遅発
死亡または不可逆的損傷	高優先度	高優先度	中優先度
可逆的損傷	高優先度	中優先度	低優先度
軽傷，または不快感	中優先度	低優先度	低優先度，またはアラームではない情報信号

表 3-9 ME 機器の表示光の色およびそれらの意味と操作者に求められる事項（JIS T 0601-1：2023 より改変抜粋）

表示光	意味と操作者に要求される事項
赤，点灯（非点滅）	警告：死亡又は重篤な傷害につながる可能性のある危険状態を避ける．
黄，点灯（非点滅）	注意：軽微な若しくは中程度の傷害又は機器の損傷につながる可能性のある危険状態を避ける．
緑	ME 機器の使用準備の完了
赤，黄，シアンまたは緑以外のあらゆる色	—

表 3-10 アラーム表示光の特性（JIS T 60601-1-8：2023 より）

アラーム分類	表示光の色	点滅周期	デューティサイクル
高優先度	赤	1.4～2.8 Hz	20～60％点灯
中優先度	黄	0.4～0.8 Hz	20～60％点灯
低優先度	シアンまたは黄	連続	100％点灯

遅発：たとえば輸液ポンプの故障，患者体重測定システムの故障など．

もの，「遅発」とは数十分から数時間が経過して患者の損傷が生じるものである．

2 ─視覚アラーム信号と聴覚アラーム信号

ME 機器の表示光の色については JIS T 0601-1 にも記載されているが（**表3-9**），視覚アラーム信号としての表示光については，JIS T 60601-1-8 に点滅周期およびデューティサイクルも含めて記載されている（**表3-10**）．ただし，ドットマトリックス表示や英数字表示は，それがアラームでないかぎり表示光とはみなされず，**表3-9**や**表3-10**の適応から外れる．視覚アラーム信号は，少なくとも 4m の距離からその存在と優先度が視認でき，1m 離れた位置または操作者の位置からアラームの優先度と状態を読み取ることができなければならない．

ドットマトリックス：電光掲示板のように点光源を集めた文字や情報の表示器のこと．

表 3-11　アラームシステムのための図記号（JIS T 60601-1-8：2023 附属書 C より一部抜粋）

図記号	意　味	図記号	意　味	図記号	意　味
△	アラーム（アラーム状態）	⊠	アラームの不活性化（アラーム停止）	⊠	ベルの取消し（アラーム音停止）
△	アラームシステムのリセット	⊠	アラームの不活性化（アラーム中断）	⊠	ベルの取消し（アラーム音中断）

聴覚信号の特性：詳細は JIS T 60601-1-8：2012 の 6.3.3 を参照．

視覚アラーム信号に加えて聴覚アラーム信号を発する場合は，優先度に応じて音の発生間隔や持続時間に細かな指定がなされている．さらにその音量（音圧レベル）については，高優先度≧中優先度≧低優先度としなくてはならない．また，アラーム以外の音による情報信号を発する場合は，聴覚アラーム信号と区別がつくようになっていなければならない．

3 ─ アラーム信号の停止と中断

アラームが中断したり停止している状態をアラーム信号不活性化状態とよぶ．アラームシステムは，アラーム信号を不活性化する手段をもたなくてはならない．なお，「アラーム停止（または中断）」は視覚と聴覚の両方のアラーム信号を停止（または中断）することを意味し，「アラーム音停止（または中断）」は聴覚アラーム信号のみを停止（または中断）することを意味する．また，より安全性を高めるために ME 機器がアラーム信号不活性化状態であることを知らせる信号（リマインダ信号とよぶ）を設けている場合がある．

中断時間：アラームの中断時間については規定はないが，人工呼吸器の場合のように厚生労働省の通知で消音後 2 分以内にアラーム音が復帰するように規定されているものもある．

4 ─ アラームに関する図記号

ME 機器には，アラームに関する**表 3-11** のような図記号などが使用されている．JIS T 60601-1-8：2023 には，その他に「確認」や「設定値」，「設定値上限」，「設定値下限」などの図記号も定められている．

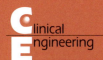

第4章 病院電気設備の安全基準

1 病院電気設備の安全基準の概要

　病院の電気設備は，医療に直接使用する医療機器を安全・確実に動作させるための設備である．設備と機器が接続されたシステムとして考えた場合，機器側にいくら万全の対策をとったとしても，設備側に問題があればそのシステムの安全性・信頼性は低下する．したがって，医療機器の原理・構造の知識と同じように設備の原理・構造の知識を得，機器の操作・保守の技術を学ぶと同様に設備の操作・保守の技術を学ぶ必要がある．

　そもそも，近代医療の発展を支えてきたのは，新薬と医療機器の開発と進歩であるといっても過言ではない．医療現場で働く医療従事者のニーズを満たすため，先端工学を応用して医療機器が次々と開発され，驚異ともいえる医療の進歩と発展に寄与している．この医療機器のほとんどは電気を主要なエネルギーとして動作する機器，つまり医用電気機器（以下，ME機器）で，性能はもとより安全性と信頼性が要求される．ME機器の安全に関して共通して問題となるのは電撃である．ME機器は，この電撃に対する安全対策として「医用電気機器—第1部：基礎安全及び基本性能に関する一般要求事項（JIS T 0601-1）」により基準が設けられた．そのなかで，クラスIのME機器の追加保護手段である保護接地に対応して，設備側には保護接地設備が必要となり，また，CF形装着部をもつME機器を取り扱う場合には，ミクロショック対策を万全にするために等電位接地設備が必要となった．

　一方，電源供給の安定と信頼性を確保するためには，停電時の電源確保のための非常電源や，漏電時にも電源供給を継続するための非接地配線設備の基準も求められている．

　このように，ME機器の安全を確保するには適切な電気設備が不可欠となり，医療施設の特殊性に配慮した電気設備の安全基準が求められた．そのため，IEC規格の病院電気設備の安全基準の原案を参考に，日本独自の「病院電気設備の安全基準（JIS T 1022）」が制定された．

　この章では，医療施設で取り扱うME機器の安全運用に欠かせない病院電気設備に関して，その安全基準について解説する．

JIS：Japanese Industrial Standard；日本産業規格．

1 ― 病院電気設備の安全基準（JIS T 1022）制定の歴史

2018年に改訂されたJIS T 1022の内容については，本文側注に注釈として簡潔に記述した．

「病院電気設備の安全基準（JIS T 1022）」は，1982年に日本工業規格（現：日本産業規格）の一つとして日本独自の国家規格として制定されてから，医療現場を取り巻く環境の変化を受けて，何回かの改正作業が行われている．1996年の改正版の発行の後，病院電気設備の高度な安全性に関する要求，配線技術の向上および医療機器の高度化などの環境の変化がさらに進んだため，また，接地設備と非常電源の適用方法などの内容が理解しづらくなったため，2006年にも改正されている．

日本産業規格にはこれらのほかに，医用差込接続器（JIS T 1021）と医用接地センタボディおよび医用接地端子（JIS C 2808）などが病院関係の設備規格として制定されている．

2 ― 適用される範囲

建築物の電気設備は，保安・防災のための「電気設備に関する技術基準」と「電気設備の技術基準の解釈について」によって技術基準が示されている．病院電気設備もこれらの基準に則っている．

病院電気設備の安全確保には，第一に安定した電源の供給がある．そのため病院では，非常電源設備ならびに非接地配線設備の充実が求められている．さらに，電撃のリスクを低減させるために確実な医用接地が要求され，保護接地設備ならびに等電位接地設備が求められている．

これらの要求によって，適切な医療を行ううえで必要な，電気設備のあり方に関する要求事項を規定した規格・基準が公表されることとなった．それが，日本産業規格「JIS T 1022　病院電気設備の安全基準（2006年版）」である．その適用範囲について「医用電気機器などの使用上の安全確保のため，病院，診療所などに設ける電気設備のうち，医用接地方式，非接地配線方式，非常電源及び医用室の電源回路に対する安全基準について規定する」と述べられている．医療の安全性と信頼性を確保する観点から遵守されるべき規格である．

ME機器・医療設備への電源供給の信頼性確保と，患者・操作者の電気的安全確保のために，一般の建物に比べ，より厳しい要求事項が盛り込まれている．この規格では，ME機器を使用する場合に必要な安全対策として，医用接地方式と非接地配線方式が規定されている．また，商用電源が停止した場合などの非常時に，病院の機能を維持するために必要なME機器に対する非常電源についても規定されている．この規格によって設備された病院電気設備は，ME機器や医療設備の安全かつ適正な運用上重要な役割を担っている（表4-1）．

表4-1 JIS T 1022（病院電気設備の安全基準）の概略

適用範囲		必要とする設備	備考
医用接地方式	保護接地	医用接地センタ 医用コンセント 医用接地端子 接地分岐線 接地幹線 接地極	
	等電位接地		
非接地配線方式		絶縁トランス 絶縁監視装置 電流監視装置	
非常電源	一般非常電源	自家発電設備	
	特別非常電源	自家発電設備	
	瞬時特別非常電源	蓄電池設備 交流無停電電源装置	自家発電設備と組み合わせる
医用室の電源回路		配電盤 分電盤 高速高感度型漏電遮断器 漏電警報器 識別した医用コンセント	

注）2018年の改訂に伴う内容については，本文側注を参照のこと．

2 医用接地方式

保護接地：電撃防止のために露出導電性部分に施すもので，患者や操作者を電撃の危険から保護するための接地．

等電位接地：露出導電性部分および系統外導電性部分を等電位とするために，1点へ電気的に接続し，これに施す接地．これにより，すべての金属表面間の電位差が 10 mV 以下におさえられている．

露出導電性部分：電源プラグや端子部といった電気がきている部分（充電部）ではないが，故障時に充電するおそれがあり，人が容易に触れることができる電気機械器具の導電性部分．

医療には多くのME機器が使用されている．これらの機器の故障が原因となり，患者または機器を操作する医療従事者の生命にかかわる感電事故になる場合がある．また患者は，医療行為によりME機器の電極などを体表につけていたり，体内に挿入されていたりするため，感電の可能性は操作者より増す．そのため，学校や商業ビルなどの一般的な建物に比べ，医療施設は感電による事故に対してより高い保護基準が求められている．

医用接地方式は，電撃対策として保護接地または等電位接地を施すための接地設備で，医用のため，とくに接地の信頼性を向上させた方式である．保護接地はクラスⅠのME機器に対応し，ME機器の露出導電性部分を接地するための設備である．等電位接地はミクロショックに対応し，露出導電性部分および系統外導電性部分を等電位にするため1点へ電気的に接続し，これを接地するシステムである．ME機器を使用する医用室には，医用接地としてかならず保護接地を設けることになっており，医用室の使用目的に応じて

図 4-1　医用接地方式の概念図

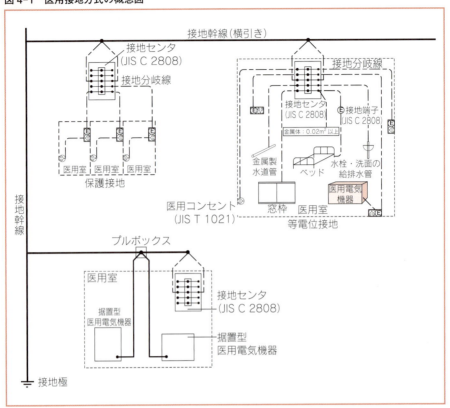

医用室：診察，検査，治療や監視などの医療を行うための室．事務室，患者受付，院長室などは除外される．

さらに等電位接地が施され，マクロショックやミクロショックの危険防止に役立っている．

確実な医用接地は，適切に ME 機器を使用しているときに患者および操作者の電気的安全性を確保するとともに，ME 機器の故障により漏電が発生した場合においても感電事故を防止する役割を担っている（**図 4-1**）．

1 ― 保護接地

保護接地とは，「電気的安全のための接地，電撃に対してヒトを保護するための接地」である．主としてマクロショックに対する安全対策で，ME 機器の金属製外箱など露出した導電性部分に施す接地である．ME 機器からの漏れ電流を保護接地線を通して大地に流し，患者や操作者の人体を通過する電流を抑制するとともに，ME 機器が漏電故障した場合，確実に電路を自動遮断させるためのものである．保護接地のため，各医用室には医用接地センタ，医用コンセント，医用接地端子が設備されている．

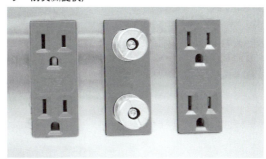

図 4-2　医用コンセントと医用接地端子（エア・ウォーター防災㈱提供）

医用コンセント：医用差込接続器のプラグの差し込み口（プラグ受け）で，刃受，配線接続端子，絶縁物の外郭などから構成され，壁，床などの造営材に固定できるものである．病院で設備されるコンセントのうち単相交流 100 V 用のものは，細長い差し込み口 2 つと丸い差し込み口 1 つで構成されている．細長い差し込み口のうち，左側は右側に比べ少し長い．丸い差し込み口は，保護接地用の特別な差し込み口である．

医用差込接続器：ME 機器の電源を接続するための接続器で，差込プラグとプラグ受け（コンセント）からなる．通常，差込プラグをプラグ受けに対して抜き差しすることで，給電の確立と遮断ができる．JIS T 1021 では，医用コンセントと医用差込プラグを規定している．

医用接地端子：接地分岐線を接地コードと接続するための端子セット．

医用接地：医用接地方式に基づく接地．

医用差込プラグ：刃およびコードの接続部を絶縁物で覆った外郭などから構成され，これを手にもってプラグ受けに抜き差しするものをいう．

▶ 1）医用コンセント

　医用室に設備されている医用コンセントは，ME 機器に使用されている医用電源プラグとともに日本産業規格「JIS T 1021：医用差込接続器」で規定されている．

　医療施設で用いられるコンセントは「接地形 2 極コンセント」である．「JIS T 1021　医用差込接続器」が制定される以前は，一般用の接地形 2 極（3P）コンセントであったため，医療施設の特殊性から接地は一般のものより安全で信頼性の高いものが求められていた．医療施設では，「JIS T 1021　医用差込接続器」の制定以降この規格に適合した医療専用の接地形 2 極コンセントが積極的に使用されるようになった．この医用コンセントの中央には Ⓗ（ホスピタルグレード）マークが刻印されている（**図 4-2**）．

　この規格により，接地線と電源線を一体とした 3 ピンのプラグ（接地形 2 極プラグ）とコンセント（接地形 2 極コンセント）を使い，安全で確実に，ME 機器への電源供給ができ，ME 機器からの漏れ電流を大地へ導くカギとカギ穴の構造と機能が決められた．

　医用コンセントは，ME 機器の医用差込プラグが接続された場合，その接続を確実に保持しなければならない．つまり，簡単にプラグが抜けないような性能をもっていなければならない．そのため，規格では，コンセントの刃受の保持力について，定格電流値が 15 A のコンセントの場合では 15〜60 N（約 1.53〜6.12 kgf），20 A の場合は 20〜100 N（約 2.04〜10.2 kgf）でなければならないと規定している．さらに，接地刃受に対しては単独で保持力を規定している．接地刃受にプラグの接地ピンを 20 回抜き差しした後，コンセント刃受穴を下向きにし，質量 115 g の標準接地ピンを差し込んだとき，落下してはならないことになっている．

　医用室において ME 機器に電源供給する場合，「JIS T 1022：病院電気設備の安全基準」では医用コンセントを使用することが規定され，電源供給され

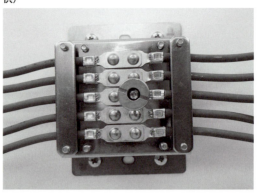

図4-3 接地センタボディ（エア・ウォーター防災㈱提供）

るME機器は「JIS T 0601-1：医用電気機器—第1部：基礎安全及び基本性能に関する一般要求事項」で医用電源プラグを使用することが規定されている．これらにより確実にME機器は保護接地されることが規定されている．

▶ 2）医用接地センタ

医用接地センタと医用接地端子は，JIS規格「JIS C 2808：医用接地センタボディおよび医用接地端子」で規定されている．医用接地センタは医用接地センタボディを収めたもので，表面パネルには「医用接地センタ」という文字が記載され，Ⓗマークをつけることになっている（**図4-3**）．

医用接地センタは医用室ごとに設けられている．ただし，医用室の床面積が小さく隣接する医用室の面積を合算しても $50m^2$ 以下の場合にかぎって，1つの医用接地センタで共用してもよいことになっている．

医用接地センタボディは，接地分岐線を集めて接地幹線に接続するためのもので，銅板でできた分岐用端子基板とそれに接続された10本の圧着端子とこれらに取り付けた接地リード線から構成されている．このうち2本は接地幹線に接続され，残る8本は医用接地端子や露出金属部と接地分岐線で接続されている．接地リード線と接地分岐線の絶縁被覆の色は「緑／黄のしま模

医用接地センタ：医用接地センタボディおよびそれを収納する外箱．

医用接地センタボディ：接地分岐線を集合して接地幹線へ接続するためのもので，分岐用端子基板，リード線，試験端子などで構成される．

接地分岐線：JIS T 1021に規定する医用コンセントもしくは医用接地端子の接地リード線，露出導電性部分または系統外導電性部分から医用接地センタへ接続する接地線．

接地幹線：接地極から医用接地センタの分岐用端子基板（分岐バーともよぶ）に至る接地線．

Tips　短絡と地絡

短絡は，電気回路の2点が接触や低いインピーダンスで電気的に接続される状態で，「ショート」ともいう．短絡は配電線の被覆の劣化や破損，または変圧器や他の電力設備の焼損，遮断器の爆発などによって，電路に定格を超える大電流が流れることで発生する．

地絡は，電気回路と大地が低いインピーダンスで電気的に接続される状態をいう．事故による異常電流の大きさは，短絡事故時に比べて小さいことが多い．地絡の一つが感電で，配線や電気機器の絶縁が低下した部分に人間が触れたことにより，電気が導体である人間を通って大地へ流れることをいう．

様」または「緑」である．

医用コンセントの接地極刃受，あるいは医用接地端子の端子部分と接地センタとを結ぶ接地分岐線の電気抵抗の基準は，電圧降下法で測定したとき0.1Ω以下と定められている．この電気抵抗値は，無負荷電圧が6V以下の交流電源によって約25Aの電流を流して測定される．

X線装置など据置型のME機器の保護接地は，その接地線を装置が設備された医用室の医用接地センタの近くに設けられたプルボックスに接続し，接地幹線へ漏れ電流を導く方法がとられている．これは，据置型装置の定格電力が大きく，保護接地線の断面積が接地センタの接地分岐線の断面積より大きくなる．これら2つを接続した状態で地絡事故が発生し，その漏えい電流が接地分岐線に流れ込んだ場合，その電流を十分に大地に流せない可能性がある．つまり，太い水道管に細い水道管を接続した場合，太い水道管に流すことが可能な単位時間あたりの最大水量を細い水道管では流せないことと同じである．そのため，据置型装置の保護接地線は，プルボックスを介して断面積の広い接地幹線に直接接続されている．

負荷：電源が供給される機器など．

▶ 3）医用接地端子

医用室用に特別に設計された接地のための端子で，医用室にはかならず設置されている．ME機器の保護接地は，3Pプラグの接地刃を介して行われる．しかし，古いME機器は電源プラグが2Pプラグで，別に用意した保護接地線を医用接地端子に接続して使用することになっている．また，3Pプラグの接地刃が脱落した場合，保護接地を確立させるためME機器の保護接地端子から保護接地線を使用して医用接地端子に接続することもある．ME機器に用いられる保護接地線の設備側への接続には，本来フック型圧着端子を接地端子で締め付けて固定する．しかし，一部のME機器の保護接地線端子部分には大型のワニグチクリップがつけられている．このクリップを利用する場合，ME機器を患者に使用中にクリップが脱落し，患者や操作者が漏れ電流の通過する経路になる危険性が，フック型圧着端子に比べ確率的に大きくなることがあるので注意が必要である．

2 ─ 等電位接地

医療施設では，1人の患者に複数の医療機器を用いることがある．それぞれを保護接地したとして，それらの接地点の電位が異なっていた場合，その電位差によって機器間に電流が流れることになる．この電流が患者の体内，とりわけ心臓付近を通過した場合，ミクロショックが生じる．これは，複数のME機器の間だけにかぎらず，患者の周囲にある金属ベッドやアルミ製窓枠

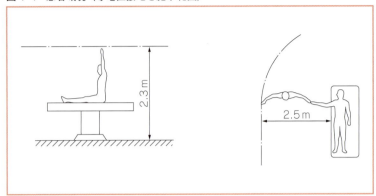

図 4-4　患者環境（等電位接地を施す範囲）

などの導電性部分と ME 機器との間でも生じる危険性があり，そのために電位差を生じない接地，すなわち等電位接地が行われている．等電位接地は EPR や EPR システムともよばれている．

等電位接地は，手術室など心臓に直接または近接部分に ME 機器を装着させる場合や，ICU・CCU などの重症病室での感電（ミクロショック）防止対策として施設される．患者が直接または間接的に触れる可能性がある範囲のすべての導電性部分を 1 点で接地し，電位を等しくすることによって感電を防止しようとするもので，そうすべき区域を JIS T 1022 ではベッド端部より水平 2.5 m，床上 2.3 m の範囲と定めている（図 4-4）．この区域を患者環境とよぶ．等電位接地を施す対象から除外してよいものは，ドアノブなど表面積が $0.02\,\mathrm{m}^2$ 以下の系統外導電性部分である．

1 人の患者に対し，この範囲内を等電位接地する場合に用いる接地センタは同一のものに限定され，導電性部分と接地センタの接続には接地分岐線が用いられ，それぞれ直接接続することとなっている．この接地分岐線は，それぞれ行き先が表示されている．また，この等電位接地のために用いられる接地分岐線を「等電位化導線」とよぶこともある．ME 機器を等電位接地するには，ME 機器の等電位化接地端子と医用室壁面の医用接地端子とを保護接地線あるいは接地分岐線を用いて接続する．この場合，クラス I の ME 機器は 3P プラグを介して保護接地されるため，等電位化されているとみなすことができる．しかし，クラス II の ME 機器と内部電源 ME 機器は保護接地線をもたないため，等電位化のために接地分岐線に接続する必要がある．

導電性部分と接地センタを結ぶ接地分岐線の電気抵抗の基準は，無負荷電圧が 6 V 以下の交流電源によって約 25 A の電流を流し，電圧降下法で測定したとき，$0.1\,\Omega$ 以下と定められている．

EPR：Equipotential Patient Reference

ICU：Intensive Care Unit；特定集中治療室．おもに重症の救急患者を対象とし，24 時間の治療体制を実施する病床．

CCU：Coronary Care Unit；冠動脈疾患集中治療室．おもに循環器系疾患（急性心筋梗塞，重症狭心症など）の重症患者を対象とし，集中治療室で 24 時間の監視体制を実施する病床．

系統外導電性部分：電気設備の部分を構成しない導電性部分で，大地の電位などを伝えるおそれがある部分．建物金属サッシ，給水管，ベッドの金属フレームなどがある．

等電位接地が設備されている場合，患者が直接または間接的に触れる可能性がある金属部位間の電位差は 10mV 以下になる．これは，CF 形装着部をもつクラス I の ME 機器の正常状態における患者漏れ電流（交流）の許容値，つまりミクロショック心室細動を起こす電流の 1/10 の電流 10μA が，ヒト体内の電気抵抗（人体等価抵抗）1kΩ を通過する場合，オームの法則により，

$$10\mu A \times 1k\Omega = 10mV$$

となることから，この値以下の電位差であれば安全といえるのである．

3 — 接地幹線

接地極から医用接地センタのリード線に至る接地線を接地幹線という．接地幹線は，建物が鉄骨造，鉄筋コンクリート造および鉄骨鉄筋コンクリート造の場合，建築構造体に用いられている鉄骨，鉄筋はメッシュ状に配置されているためきわめて低い抵抗の導体となることより，積極的に鉄骨または 2 条以上の主鉄筋を使用することになっている．鉄骨，鉄筋が利用できない場合は絶縁ビニル導線が使用されている．各医用室の医用接地センタから接地幹線への接続は，単独で鉄骨または鉄筋に接続されている．複数の医用室の接地センタが共用される場合は横方向（床方向）に接地幹線を設備し，それに接続してもよいことになっている．横方向に設備された接地幹線は，縦方向に設備された鉄骨または鉄筋の接地幹線と 2 カ所以上で接続されており，接地幹線の信頼性を向上させている．

接地センタのリード線の断面積は 5.5mm^2，絶縁ビニル導線の接地幹線の断面積は 14mm^2 で，両者を接続する場合，断面積に極端な差が生じないように，リード線 2 本が接地幹線と接続されている．これにより接地幹線と接地センタ間の電気抵抗ができるだけ小さくなるように配慮されている．

4 — 接地極

接地極：大地との電気的接続を行うため，埋設・打ち込みにより大地と密接に接触させた導電体．

接地とは地球（大地）に電気を通す端子を設置することである．この端子を接地極とよぶ．接地極は金属で作られているが，大地の土壌は土の粒子とその間を埋める水や空気からなる．したがって接地は，互いにまったく性質の異なる 2 者間に確実な電気的接続を設ける役割をもつ．電流が接地極を通して大地へ流入する際に少なからず電気抵抗が生じる．これを接地抵抗とよぶ．これが低ければ低いほど電流は大地に流れやすい．

接地抵抗には，次の 3 種類の抵抗が含まれる．
①接地極の導体の抵抗
②接地極表面とこれに接触する土壌との間の接触抵抗
③接地極周囲の土壌の抵抗

まず，①は電気をよく通す導体であるので抵抗は非常に小さい．②では，接地極の表面は滑らかであるのに対し土壌は微小物体の集合体であるため，この2つの接触は面接触というより点接触といえる．このため，両者の境界面では接触抵抗が生じる．③は，接地抵抗をもっとも大きく左右するもので，大地抵抗率という値で表現されている．

大地抵抗率は，大地がどれほど電流を流しにくいかを表した定数で，$1 m^3$の立方体の土壌のもつ抵抗値を抵抗率として表している．この単位は$\Omega \cdot m$である．

ほとんどの土壌は，完全に乾燥している場合は電気を通さない絶縁物である．しかし，水分を含むと急激に抵抗率が減少して電気を通すようになる．つまり導体となる．だが，金属と同じような良導体ではなく非常に悪い導体で，半導体ともいえる．コンクリートも同様で，完全に乾燥した状態では絶縁物であるが，水分を含むと絶縁物ではなくなる．ビルのような構造体の地下部分は常に水を含む土壌と接触しているため，コンクリートも湿潤状態となり電気を通すこととなる．

鉄骨造や鉄筋コンクリート造，鉄骨鉄筋コンクリート造の構造物が地下部分を積極的に接地極として利用するのはこの理由により，接地抵抗を十分に低くできるためである．

「病院電気設備の安全基準」では，構造物が鉄骨造や鉄筋コンクリート造，鉄骨鉄筋コンクリート造の場合，地下部分を接地極として使用することが明記されている．そのため構造体の地下部分の接地抵抗を推定する方法が付属書として加えられている．構造体が大地と接触している部分の全表面積をまず算定する．つまり，地下部分の底面積と側面積の総和を計算する．これには，基礎杭の表面積は加えない．基礎杭には十分に接地効果があるが，構成が複雑で，その接地抵抗の把握が困難なため，除かれている．算定した構造体地下部分の延べ表面積を$A(m^2)$とし，構造体がある地点の大地抵抗率をρ $(\Omega \cdot m)$とすると，構造体の接地抵抗$R(\Omega)$は，

$$R = 3 \times \frac{0.4 \rho}{\sqrt{A}}$$

となる．この公式の定数3は，この公式によって推定した構造体の接地抵抗値が過小評価されている可能性があり，安全性を考慮した安全係数である．

医療施設には，鉄骨造や鉄筋コンクリート造，鉄骨鉄筋コンクリート造の構造物でない建物，つまり木造やプレハブの施設もある．この場合，地下部分を接地極として利用することはむずかしく，別に接地極を埋設あるいは打ち込むこととなる．「病院電気設備の安全基準」では，接地極を設置する土壌の性質として，なるべく水気のあるところで，ガス，酸などによって腐食す

る可能性のない場所を，また接地極として適切なものとして，亜鉛めっき鋼棒，銅被覆鋼棒，銅棒，亜鉛めっき鋼管，ステンレス鋼鋼管，炭素被覆鋼棒や銅板などと規定している．

接地極の接地抵抗値はできるだけ小さくすることとされ，10Ω以下を基準に定められている．また，医療施設のすべての医用室に等電位接地が施されている場合には，電位が多少高くてもすべて同じ電位であることから危険が生じる可能性が少なく，この場合にかぎって接地抵抗値は100Ω以下でもよいことになっている．

3 非接地配線方式

わが国の配電方式は，配線の片側を接地した片側接地配線である．医療施設内にもこの方式が一般に施されている．電路の片側が接地されているため，地絡事故が発生した場合にはその回路の漏電遮断器が動作して電路が遮断され，電気の供給が停止する．たとえば，部屋の照明は点灯しているが，コンセントに接続された機器が停止している状態である．この状態では，医療施設に電力は供給されているため非常電源は起動しない．このような電路遮断による電源供給停止は，漏電による感電事故を防止するうえで重要な役割を担っている．しかしながら，同じ回路内に接続されたME機器のすべてが機能を停止することとなり，手術室やICUなど患者生命にかかわるME機器を多数取り扱う部門では大きなリスクを伴うこととなる．このような地絡事故が発生した場合においても電源供給を確保する目的で考えられた配電方式が，非接地配線方式である．非接地配線方式は，電路途中に絶縁トランスを

非接地配線方式：絶縁変圧器の二次側の中性点または電路の一端を接地しない配線方式．

Tips 電源電圧

医用コンセントの電源電圧は，片側接地配線と非接地配線とで異なる．適正に配電されている状態では，片側接地配線のコンセントの各刃受間の電圧はV1＝100V，V2≒100V，V3≒0V（0～5V）になる．他方，非接地配線では，V1＝100V，V2≒V3≒50Vとなる．停電であればすべての電圧が0Vとなる．

配線方式の違いによる電源電圧の違い

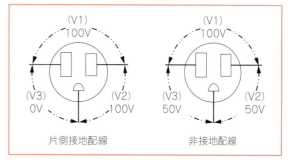

片側接地配線　　非接地配線

図 4-5 片側接地配線と非接地配線での漏電対策の違い

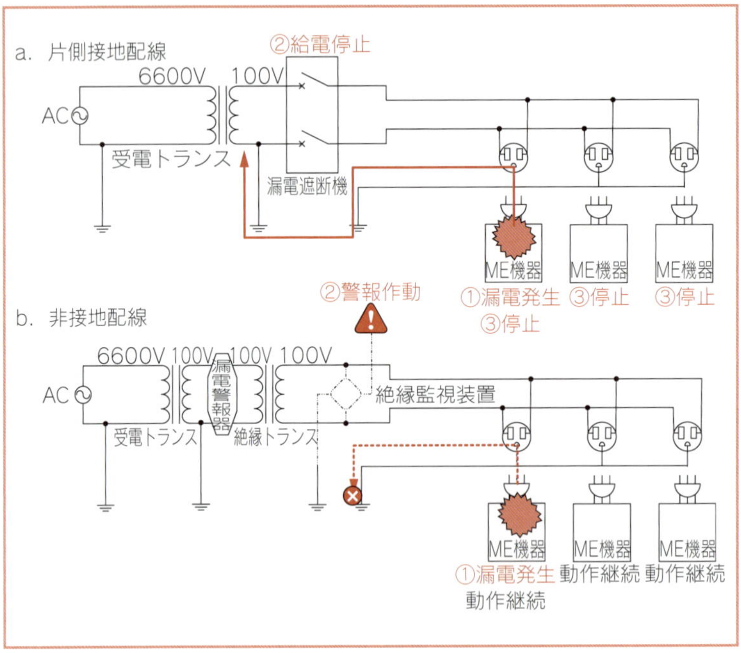

設置し，二次側配線のどの線も接地しない方式である．構造上漏電遮断器による電路の遮断が起こらないため，同じ電路から給電されている機器のすべてが突然に停止することはない．したがって，患者の生命にかかわる生命維持装置を使用している場合，突然の停電は起きず，一線地絡が生じても ME 機器へ電力を供給できる（図 4-5）．

このようなことから，電源の遮断が医療に重大な支障をきたすおそれのある ME 機器を使用する医用室のコンセント回路は，非接地配線方式とすることになっている．具体的には，手術室，ICU，CCU，NICU，心臓カテーテル室，GCU，SCU，RCU，HCU，リカバリー室，救急処置室，人工透析室（重症者対応），内視鏡室などが適用の対象である．

非接地配線の回路は，絶縁変圧器と絶縁監視装置のセットで基本構成をな

NICU：Neonatal Intensive Care Unit；新生児集中治療室．重症の新生児を対象に，24 時間の集中治療体制を実施する病床．

GCU：Growing Care Unit；継続保育室．NICU での集中治療を経て，回復期に入った低出生体重児や軽症あるいは中等症の新生児を対象とする病床．

Tips 定格

定格とは，機械類などの性能を表示するための概念の一種で，継続して発揮できる能力を表す．メーカーが製品を設計する際に，使用する範囲として設定した値である．器具の種類に応じて各種の定格があり，また器具の付属品には本体とは異なる定格がある．

①電圧：定格電圧，絶縁電圧，操作電圧，逆電圧など．
②電流：定格電流，使用電流，投入容量，遮断電流など．
③周波数：AC, DC, 50 Hz, 60 Hz 専用, 両用など．
④周囲温度：使用温度範囲など．
⑤時間：動作時間，復帰時間など．
⑥その他：漏れ電流，振動など．

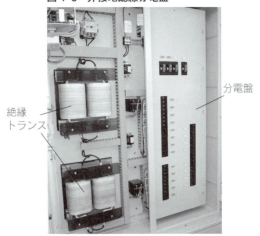

図 4-6　非接地配線分電盤

している．これに加えられる装置に電流監視装置がある．絶縁変圧器は非接地配線のための分電盤に収納され，また分電盤の扉前面には絶縁監視装置と電流監視装置が取り付けられていることが多い．このことから，この分電盤は非接地の電源を供給する医用室の室内に設けるのが基本となっている．あるいはその医用室の近くに設けられている（図 4-6）．

1 — 絶縁変圧器（絶縁トランス）

　定格容量は 7.5 kVA 以下で，二次側電路の定格電圧は 100 V，単相 2 線式で，電路の 2 線はともに接地されていない．また，一次側電路には漏電遮断器がない．このため，漏電を検知するための設備として漏電警報器を施設する場合がある．

　絶縁変圧器の一次巻線と二次巻線はそれぞれ別々に巻かれて絶縁されている．しかし，構造的に絶縁されていても，交流電源であるためそれぞれの巻線間には空気を介して容量性に漏れ電流が生じている．二次巻線から一次巻線および金属製外箱あるいは鉄心への漏れ電流値は 0.1 mA 以下と定められている．これは，マクロショック対策として電撃防止に有効であるが，ミクロショック対策とはならない．

2 — 絶縁監視装置

　二次側電路は接地されていない絶縁された状態，つまり，電路が電気的にフローティングされた状態である．しかしながら，病院電気設備には保護接地が設備されているため，ME 機器は接地された状態にある．この状況において ME 機器内部で一線の地絡が起こった場合，漏れ出た電流は保護接地線

SCU：Stroke Care Unit；脳卒中集中治療室．脳卒中疾患（とくに脳梗塞）の急性期患者を対象とし，24 時間の集中治療体制を実施する病床．

RCU：Respiratory Care Unit；呼吸器疾患集中治療室．重症の呼吸器疾患患者を対象に，24 時間の集中治療体制を実施する病床．

HCU：High Care Unit；高度治療室．集中治療室と一般病室の中間に位置づけられたもので，おもに集中治療を脱した重症患者を対象とする病床．

図 4-7　絶縁監視装置

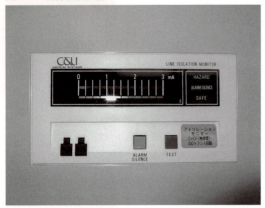

図 4-8　電流監視装置

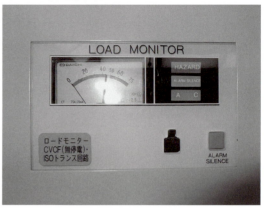

を通って大地へ下りようとする．そして，二次側電路のどこかに上がろうとする．この上がろうとする電流をみつけることで，地絡事故を起こした機器があることを確認できる．そのため電路が大地から絶縁されている状態にあることを連続的に監視し，地絡事故が発生した場合，危険な状態であることを医療従事者に警告する目的で「絶縁監視装置」が二次側電路に設置されている．絶縁状態は，電路の対地インピーダンスを計測し監視する方式になっている．その計測値が 2mA を超えたとき，警報装置が動作する．警報装置は，表示灯と音響の両方を備えている．音響による警報は止めることができるようになっているが，警報装置そのものを動作させないためのスイッチは設けられていない（図 4-7）．

改訂 2018 年版では，「電路 2 線のうちどちらか 1 線あるいは両方の対地インピーダンスが 50 kΩ 以下になった場合に警報装置が動作する．」に改められた．

3 ― 電流監視装置

非接地配線方式では，給電の容量に上限があるため，その回路からどのくらいの電流を使用しているかを医療従事者に示す装置が必要である．そのために電流監視装置が設置されている．定格電流値の 80％ を使用している状態

過電流と漏電

過電流とは，配線された電路に許容量以上の大電流が流れることをいう．電線には，電気を流せる最大量（許容電流）が定められており，許容量以上の電気が継続して流れると，電線が発熱し煙が出て，最後には発火する可能性がある．この原因には，短絡（ショート）と過負荷（電気の使い過ぎ）がある．

漏電とは，本来電気が流れない部分である配線や電気機器の外部に電気が流れることをいう．配線や電気機器は，電気が漏れないように「絶縁」されている．この絶縁が古くなったり傷ついたりすると，配線や電気機器の電気の流れる部分と大地間の絶縁が異常に低下して，両者が電気的につながる．漏電によって流れ出した電流が大地へ流れる場合，この電流を「地絡電流」という．

で警告，100％の直前で警報を発し，過電流による電源遮断を未然に防止する役割を担っている．電流監視装置の警報が発動したときは速やかに不要な機器の電源スイッチをオフにし，過電流を防ぐことが求められる．これは，過電流が継続されると火災を起こす原因となるため，それを防ぐとともに電源を遮断させる耐電用遮断器が設置されているからである（**図 4-8**）．

4 非常電源

> **非常電源：**商用電源が停止したとき，自動的に負荷に電力を供給するための電源の総称．

病院には手術室，ICU，NICU など，患者の生命に直結するさまざまな医用室があり，そこでは常に多くの ME 機器が使用されている．たとえば，手術室で何らかの原因で停電（電力会社から送電が停止した状態）が起こると，途端に照明は消え，ME 機器は動かなくなり，結果的に患者の生命を奪ってしまう可能性がある．そのため，すべてではないが医用室には停電時に自動的に電源供給ができる非常電源（自家発電設備および蓄電池設備）の設置が義務づけられている（**表 4-2**）．

> **商用電源：**ME 機器以外にも供給するための，恒久的に設置された電源のうち，電気事業者から供給される電源．

1 ― 非常電源の分類

非常電源は，電源電圧の立ち上がり（確立）時間と連続運転時間により，一般非常電源，特別非常電源と瞬時特別非常電源の3種類に分類されている．

> **一般非常電源：**商用電源の停止から，40 秒以内に電力を供給する非常電源．

▶ 1) 一般非常電源

一般非常電源は，自家発電設備から電力供給される．商用電源が停止した

表 4-2　病院の各種電源

	供給元	電源種別	停電から復旧までの時間	最小連続運転時間	備考
一般電源	電力会社からの供給電源	商用電源	商用電源の停電復旧まで		
非常電源	自家発電設備	一般非常電源	40 秒以内	10 時間以上	商用交流の停電で自動で切り替わり，商用交流が復帰したら自動で商用交流に切り替わる
		特別非常電源	10 秒以内	10 時間以上	
	蓄電池設備	瞬時特別非常電源	0.5 秒以内	10 分以上	長時間の停電に備え自家発電装置へ自動で切り替わる
	交流無停電電源装置				

注）2018 年の改訂に伴う内容については，本文側注を参照のこと．

とき，40秒以内に電力供給を回復するために電圧が確立され，自動的に商用交流回路から一般非常電源回路に切り替わる．商用電源が復旧した場合には，自動的に一般非常電源回路から商用交流回路に復帰できる．一般非常電源は，最小でも10時間以上連続して運転できる設備で，地震や水害などに耐えられるような有効な処置がされている．

一般非常電源から供給される対象には，次のようなものがある．
①生命維持装置のうち，40秒以内に電力供給の回復が必要なもの．
②病院機能を維持するための基本作業に必要な照明．
③その他病院機能を維持するために重要な機器または設備．
・医療用冷蔵庫，冷凍庫および恒温庫
・滅菌装置
・電話，ナースコールなど通信・情報機器
・火災警報設備などの警報装置
・医療ガス供給設備
・自動化装置（X線フィルム自動現像装置，自動化学分析装置など）
・エレベータなどの搬送装置，給排水装置，換気装置など非常時においても電力供給が最低限必要と思われる設備

▶ 2) 特別非常電源

特別非常電源は，自家発電設備から電力供給される．商用電源が停止したとき，10秒以内に電力供給を回復するために電圧が確立し，自動的に商用交流回路から特別非常電源回路に切り替わる．商用電源が復旧した場合には，自動的に特別非常電源回路から商用交流回路に復帰できる．特別非常電源は，最小でも10時間以上連続して運転できる設備で，地震や水害などに耐えられるような有効な処置がされている．

特別非常電源から供給される対象には，次のようなものがある．
①生命維持装置のうち，10秒以内に電力供給の回復が必要なもの．
②照明設備のうち，10秒以内に電力供給の回復が必要なもの．

▶ 3) 瞬時特別非常電源

瞬時特別非常電源は，自家発電設備と蓄電池設備との組み合わせ，または自家発電設備と交流無停電電源装置とを組み合わせたものから電力供給される．商用電源が停止したとき，0.5秒以内に自動的に商用交流回路から蓄電池設備に切り替わり，ついで電圧が確立した自家発電設備に自動的に切り替わる．商用電源が復旧した場合には，自動的に商用交流回路に復帰できる．蓄電池設備は，充電が行われなくても最小で10分以上連続して電力供給できる

特別非常電源：商用電源の停止から，10秒以内に電力を供給する非常電源．

瞬時特別非常電源：商用電源の停止から，0.5秒以内に電力を供給する非常電源．

無停電非常電源：改訂2018年版では瞬時特別非常電源が廃止された．これに代わる電源として「無停電非常電源」が加わった．これは，商用交流が停止した場合，無停電（交流電力の連続性が確実な電源）で電力を10分以上継続的に供給できる非常電源で，交流無停電電源装置（UPS）と自家発電設備とを組み合わせたものである．

無停電非常電源から供給される対象には次のようなものがある．
・医用電気機器のうち，無停電で電力供給が必要なもの
・手術灯

交流無停電電源装置：整流装置，逆変換装置，エネルギー蓄積装置（蓄電池など）などで構成され，この装置の入力電力が途絶えても，出力側の電力が途絶えることなく，連続的（無瞬断）に負荷へ電力の供給を行うことができる電源装置．

設備で，直流負荷に対しては直流で，交流負荷に対しては直流を交流に変換して電力供給される．交流無停電電源装置は，電源の瞬断が障害となる負荷に対して連続的に電源を供給する目的で設備されるものである．瞬時特別非常電源も，地震や水害などに耐えられるような有効な処置がされている．

瞬時特別非常電源から供給される対象には，次のようなものがある．
① 生命維持装置のうち，0.5秒以内に電力供給の回復が必要なもの
② 手術灯

2 — 非常電源の構成

非常電源の構成は，自家発電設備，自家発電設備と蓄電池設備との組み合わせ，または自家発電設備と交流無停電電源装置との組み合わせになっている．

▶ 1) 自家発電設備

自家発電設備の連続運転時間は10時間以上となっている．加えて，災害拠点病院では，国土交通省の規定により72時間の連続運転が求められている．電力会社から供給される商用電源は品質と信頼性が高く，長時間停電は一般的に考えにくいが，大地震などの甚大な災害が発生した場合には相当の時間停電する可能性があることが考慮されたものである．自家発電設備の運転には燃料や水が必要であるが，かならずしも10時間分以上を備えなくてもよいこととなっている（たとえば，3時間分の燃料タンクと貯水タンクを設備し，非常時に必要に応じて補給すればよい）．また，阪神淡路大震災以降，空冷式の自家発電設備も開発されている（図4-9）．

▶ 2) 蓄電池設備

蓄電池には，鉛蓄電池あるいは円筒密閉型ニッケル・カドミウム蓄電池がある．それぞれの寿命は，5〜14年，4〜6年である（図4-10）．

▶ 3) 交流無停電電源装置（UPS）

交流無停電電源装置には，医療用の装置と情報処理機器用の装置がある．瞬時特別非常電源に用いる場合は，医療用として適切なものが使用されている．交流無停電電源装置が電源を供給する機器は，ME機器および関連する検査設備，モニタや手術用照明設備などで，瞬間的な電圧低下または停電による影響が人命にかかわるもの，電源が復帰してもリカバリーに時間を要するもの，自動的に機能が回復しないものなどである．

交流無停電電源装置は，整流器，インバータと蓄電池から構成されている．

図4-9 自家発電設備

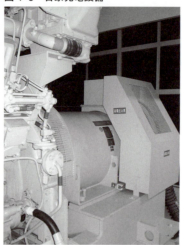

図4-10 蓄電池設備

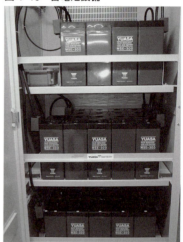

図4-11 交流無停電電源装置

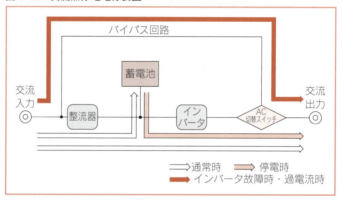

　定常時は，商用電力と同期しながらインバータを通して負荷に定電圧定周波数（CVCF）の安定した電力を供給し続ける．

　停電発生時には，蓄電池に蓄えた電力を直流-交流インバータを通して連続的に給電運転し，常に無瞬断の電力を供給する．また，負荷側に過電流が発生するとバイパス回路に切り替わり，負荷電流が正常に戻るとふたたびインバータから給電を続ける（図4-11）．

5 医用室

1—分類

「病院電気設備の安全基準」では，行われる医療処置の内容によって，医用室をAからDの4つのカテゴリーに区分けして，そこに適用されるべき医用接地方式，非接地配線方式および非常電源を例示している．すべてのカテゴリーの医用室ではME機器が使用されることを前提としており，保護接地がかならず設備されている（**表4-3**）．

表4-3 医用室への医用接地方式，非接地配線方式および非常電源の適用

カテゴリー	医療処置内容	医用接地方式		非接地配線方式	非常電源[1)]		医用室の例
		保護接地	等電位接地		一般/特別[2)]	瞬時特別[3)]	
A	心臓内処置，心臓外科手術および生命維持装置の適用にあたって，電極などを心臓区域内に挿入または接触し使用する医用室	○	○	○	○	○	手術室，ICU，CCU，NICU，心臓カテーテル室
B	電極などを体内に挿入または接触し使用するが，心臓には適用しない体内処理，外科処置などを行う医用室	○	+	○	○	+	GCU，SCU，RCU，MFICU，HCU
C	電極などを使用するが，体内に適用することのない医用室	○	+	+	○	+	LDR室，分娩室，未熟児室，陣痛室，観察室，病室，ESWL室，RI・PET室（核医学検査室），温熱療法室（ハイパーサーミア），超音波治療室，放射線治療室，MRI室（磁気共鳴画像診断室），X線検査室，理学療法室，人工透析室（一般），診察室，CT室（コンピュータ断層撮影室），検査室，処置室，リカバリー室（回復室），救急処置室，内視鏡室
D	患者に電極などを使用することのない医用室	○	+	+	+	+	病室，診察室，検査室，処置室

1：非常電源は，医用室以外の電気設備にも共用できる．
2：ME機器などに応じて，一般非常電源か特別非常電源のいずれかまたは両方を設けることを意味する．
3：ME機器などに応じて，瞬時特別非常電源を設けることを意味する．
　○：設けなければならない，　+：必要に応じて設ける．
注）2018年の改訂に伴う内容については，本文側注を参照のこと．

▶ 1）カテゴリー A

この区分では，直視下での心臓外科手術，心臓内にカテーテルを留置し血行動態を把握するための処置や観察，心臓ペースメーカの植え込みや冠動脈の閉塞や攣縮に対するカテーテル治療など，心臓に対して直接医療処置が行われる医用室に必要な設備を述べている．この医用室では，人工心肺装置，大動脈内バルーンパンピング（IABP），患者モニタなど生命維持管理装置や CF 形装着部をもつ ME 機器を使用する．このため，保護接地に加えて等電位接地を設備してミクロショック対策をし，非接地配線を施して漏電による電源供給遮断への対策，停電時にも無停電あるいは瞬時に電源が回復する瞬時特別非常電源とそのバックアップの一般あるいは特別非常電源を備えている．

▶ 2）カテゴリー B

この区分では，肺や消化器への内視鏡の挿入・観察と病変部の処置，腹腔内へのチューブの留置処置，気管切開処置など，心臓に関連しない医療処置が行われる医用室に必要な設備を述べている．この医用室では，多数の ME 機器を使用することが想定されるため，非接地配線を施して漏電による電源供給遮断への対策と，一般あるいは特別非常電源が備えられている．また，必要に応じて，等電位接地設備や瞬時特別非常電源が設けられている．

▶ 3）カテゴリー C

この区分では，心電図誘導電極の貼付や胸部の X 線撮影など，体表を対象とした ME 機器を使用する医用室に必要な設備を述べている．この医用室では，保護接地と一般あるいは特別非常電源が備えられている．また，必要に応じて，等電位接地設備，非接地配線方式や瞬時特別非常電源が設けられている．

▶ 4）カテゴリー D

この区分では，体表面に心電図誘導電極を貼付して経時的に観察するなどの処置を必要としない外来診察室や一般病室などに必要な設備を述べている．この医用室では，保護接地の設備が設けられている．なお，必要に応じて，等電位接地設備，非接地配線方式や一般あるいは特別非常電源，瞬時特別非常電源が設けられている．

2 ― 電源回路

▶ 1）漏電遮断器

漏電遮断器は，電源から接地への漏えい電流（漏電）を検出した際に回路

改訂 2018 年版では，非常電源の一つである瞬時特別非常電源が廃止された．これに代わり無停電非常電源が加えられ，医療処置内容に応じて設けられることとなった．無停電非常電源はカテゴリー A では「設けなければならない」とし，カテゴリー B，C および D では，「必要に応じて設ける」とされた．

を遮断する装置で，感電事故の防止のために有効である．

　医用室の電源回路には，通常，高速高感度型漏電遮断器が設けられている．漏電遮断器にはさまざまな感度といくつかの応答速度のものがあるが，感電の防止のためには高速高感度型のものが用いられる．これは，たとえば30mAの電流で0.1秒以内に遮断するように設計されているものがあり，感電の結果が致命的なものとなるリスクをかなりおさえることができ，事故の防止のためにきわめて有効に機能する．

　単相電源の場合，漏電遮断器は，基本的には2本の電源導線の電流の絶対値の差を監視し，その電流がある一定の値を超えた場合，異常が発生したものと判断して回路を遮断する．

　感電の危険が大きいのは，中性線以外の電源導体と接触可能な部分との間の絶縁が破損した場合である．その接触可能な部分が保護接地されていれば，漏えい電流は電源導体から保護接地へ流れ，これはその段階でほぼ確実に検出され，給電は停止される．

　漏電遮断器は非接地配線の一次側および二次側電路には設けられていない．また，電源が遮断された場合に重大な支障が生じる可能性があるME機器を接続する電源回路で，非接地配線方式の電源回路ではない場合には漏電警報器が取り付けられている．

中性線：配電の一般的な方式である片側接地配線では電路の片側が接地されている．この接地されている電源線を中性線という．

▶ 2) 電流監視装置（プレアラーム）

　非接地配線のための分電盤（アイソレーションユニット）には，それ全体の電力使用量を監視するために，メインブレーカーの定格電流値に合わせた電流監視装置を設けている．この電流監視装置は，電気の使い過ぎにより発生する停電を防ぐために，電気の使い過ぎにより電源が遮断されるおそれが生じた場合は警報（ランプとブザー）を出して知らせるものである．電流監視装置で表示される値は，実測の電流値や，主幹ブレーカーの容量を100としたときの割合で表示される．

▶ 3) コンセント

　医用室のコンセントは，そこで使用するME機器などの消費電力と数量を考慮して必要な数量が設けられている．コンセントの口数は，1分岐回路あたり通常10個以下となっており，コンセントの口数に応じて分岐回路が増設されている．分岐回路には電流監視装置が設けられており，過電流遮断装置が動作する前に警報が発せられる．

　定格電流が10AをこえるME機器を使用する場合には，専用の分岐回路とコンセントが設けられている．このコンセントにはその旨が表示されている．

表 4-4 医用室のコンセントの識別

外郭表面の色	電源種別表示の有無	電源種別	備考
白	×	一般電源	とくに表示は不要である.
赤	×	一般非常電源	とくに表示は不要である.
	○	特別非常電源	
	○	瞬時特別非常電源	
緑	×	瞬時特別非常電源	交流無停電電源装置からの場合は，赤でなく，緑でもよい.
規定なし	○	非接地配線方式	他の配線方式と識別できること.

○：必要であることを意味する.
注）2018年の改訂に伴う内容については，本文側注を参照のこと.

医用室のコンセントは，供給されている電源の種別により色分けされている（表 4-4）.
①商用電源のみから供給されているコンセントは，外郭表面の色が白である.
②一般非常電源から供給されているコンセントは，外郭表面の色が赤である.
③特別非常電源から供給されているコンセントは，外郭表面の色が赤で，みやすいところに「特別非常電源」であることが表示されている.
④瞬時特別非常電源から供給されているコンセントは，外郭表面の色が赤で，みやすいところに「瞬時特別非常電源」であることが表示されている．なお，交流無停電電源装置から供給されているコンセントは，外郭表面の色を緑としてもよいと認められている.
⑤非接地配線方式により電源が供給されているコンセントは，他の配線方式によるコンセントと識別できるようになっている.

▶ 4）配電盤および分電盤

医用室の電源回路用の配電盤と分電盤には，分岐回路ごとに，供給先の医用室名や ME 機器の名称，あるいはコンセント番号などがわかりやすく表示されている.

(1) 配電盤

配電盤はビル，集合住宅，工場などの建築物内に設備されるもので，送電線より高圧（6,600 V）または特別高圧（2.2 万 V）で受電した電力を変圧器により低圧に下げ，各種の電気設備系統へ配電する装置である．配電盤には，分

改訂 2018 年版では，瞬時特別非常電源が廃止された．これに代わる無停電非常電源から電力が供給されるコンセントは，外郭表面の色を緑とした．また，「無停電非常電源」であることが表示されている.

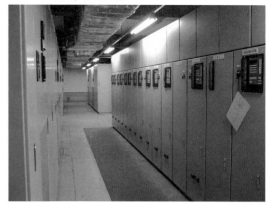

図 4-12　受電, 配電設備

配するための計器, スイッチ類が取り付けられており, 監視, 計測, 制御, 記録などの機能があり, 集中的に管理できるようになっている (**図 4-12**).

(2) 分電盤

　分電盤は配電盤に比べると小規模な機器で, ビルの各階や仕切られた区画内に設置される. 配電盤より給電された電力の流れる主幹線から区域内への分岐回路の分岐点に設けられ, コンセントや照明器具などの電灯設備への電源供給, 回路の分岐や電路の保護 (過電流や漏電の検出と回路遮断など) のためのスイッチ, ブレーカーなどが取り付けられている.

参考文献

1) JIS T 1021 (1997)　医用差込接続器. 日本規格協会.
2) JIS T 1022 (2006)　病院電気設備の安全基準. 日本規格協会.
3) 南任靖雄, 江澤　正：医用電子と安全技術. 工学図書株式会社, 1995.
4) 高橋健彦：図解　接地技術入門. オーム社, 1998.
5) 桜井靖久監：ME 早わかり Q & A　ME をめぐる安全. 南江堂, 1996.
6) (社) 日本エム・イー学会　ME 技術教育委員会監：第 1 種 ME 技術実力検定試験講習会テキスト. (財) 日本学会事務センター, 2000.
7) 野口　一, 他：設計・積算シリーズ 6　病院の電気設備. オーム社, 1995.
8) (社) 日本エム・イー学会　ME 技術教育委員会監：ME の基礎知識と安全管理 (改訂第 4 版). 南江堂, 2002.
9) 渡辺　敏編著：臨床工学 (CE) と ME 機器・システムの安全. コロナ社, 2006.
10) 渡辺　敏編：事例で学ぶ医療機器安全管理学. 真興交易医書出版部, 1999.

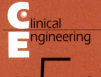

第5章 医療ガスに関する安全基準

　医療ガスとは，患者の治療，診断および予防，手術機器駆動用として使用するガスまたはその混合ガスのことをいい，酸素，亜酸化窒素（笑気），治療用空気，窒素などがある．これらの医療ガスは呼吸療法，麻酔や手術時などに用いられており，現代医療を支える不可欠な要素の一つである．この医療ガスはガス性医薬品として医薬品医療機器等法に定義されているが，一般の医薬品と異なり，医療ガス設備や高圧ガス容器（ボンベ）を介して患者へ投与されるという特異性をもっている．そのため，医療ガスの使用方法や医療ガス設備の保守管理が的確に行われない場合には患者に重篤な障害を与えることから，常に安定した医療ガスの供給と使用者による安全使用が求められる．臨床工学技士は，業務のなかで呼吸療法，人工心肺，医療機器の保守点検などで医療ガスや医療ガス設備にかかわる機会が多いことから，医療ガスに関連する法令や規格，医療ガス供給設備の構造と機能，また保守点検方法などに関する知識は不可欠である．

1 ガスの基礎

1 ─ 物質の三態（相の違い）

臨界点：物質の気相 - 液相間の相変化が起こりうる温度および圧力の範囲の限界を示す状態図（相図）上の点をいう．そのときの温度を臨界温度，圧力を臨界圧力という．

　物質は気体，液体，固体に分けられる．それぞれの物質は温度と圧力を変化させることで状態変化（相変化）が起こる（図5-1）．たとえば，大気中に存在する酸素や水蒸気は気相，水滴は液相，氷は固相の状態にあるが，温度や圧力の違いによって，固体から液体，液体から蒸気，蒸気からガスへと変化する．つまり，高圧ガス容器（ボンベ）に入っているガスが常温下で液体または気体で存在するかは，臨界温度と臨界圧力によって決まることになる．

2 ─ ガスと蒸気の一般的な使い分け

　ガスとは，常圧下の沸点が常温以下の物質の場合であって，加圧しても液

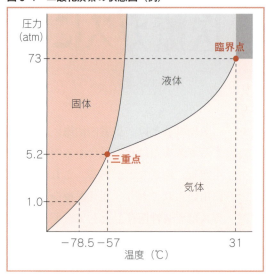

図 5-1　二酸化炭素の状態図（例）

化せず気相のみが存在する気体のことをいう．酸素や窒素は常温では大気圧下やボンベ内でもガスの状態である．これに対して蒸気とは，常圧下の沸点が常温以上の物質から出た気体で，加圧下では液相と共存するものをいう．二酸化炭素や亜酸化窒素は臨界温度が酸素や窒素に比べて非常に高く，ボンベ内で圧縮されているため常温で液体と気体が混在した蒸気の状態にある．

2 医療ガスの種類と用途，性質

1 — 医療ガスの種類と用途

　各種の医療ガスの用途は，直接治療に使用されるもの，検査や診断に使用されるもの，医療機器の駆動源として使用されるもの，検査機器の校正用として使用されるものなど，その用途はきわめて多い（**表 5-1**）．

2 — 医療ガスの性質

　日常の診療などに用いられるおもな医療ガスの種類とその性質を**表 5-2** に示す．

表 5-1　医療ガスの種類と用途の例

ガスの種類	用途	使用機器など
酸　　素	酸素療法 人工呼吸療法 麻酔 低出生体重児の保育と治療	酸素吸入器，ネブライザ，人工呼吸器，人工心肺装置，麻酔器，蘇生器，高気圧酸素治療装置，酸素ブレンダ，保育器など
亜酸化窒素	麻酔 冷凍手術	麻酔器 冷凍手術装置
治療用空気	酸素療法 人工呼吸療法	人工呼吸器，酸素ブレンダ，麻酔器，ネブライザなど
窒　　素	骨の切削・穿孔 冷凍手術	空圧ドリルの駆動ガスなど 冷凍手術装置
ヘリウム	補助循環法	大動脈内バルーンパンピング（IABP）の駆動ガス
二酸化炭素	内視鏡外科手術 呼吸機能検査 臨床検査（細菌検査） 冷凍手術 心臓手術時の空気塞栓予防	気腹装置 呼吸機能検査機器の校正用 培養装置 冷凍手術装置
酸化エチレン	滅菌	医療機器（材料，器材）
吸　引（参考）	手術野の浄化，汚物処理	各種吸引器，麻酔ガス排除

表 5-2　医療ガスの種類と性質

性質＼ガスの種類	酸素 (O_2)	亜酸化窒素 (N_2O)	空気	窒素 (N_2)	二酸化炭素 (CO_2)	ヘリウム (He)	酸化エチレン (C_2H_4O)
分子量	32	44	29	28	44	4	44.05
比重（対空気）	1.105	1.53	1	0.967	1.529	0.138	1.5
沸点（℃）	−183	−89.5	−191.4	−195.8	−78.2	−268.9	10.7
臨界温度（℃）	−118.8	36.5	−140.7	−147.2	31.0	−267.9	
臨界圧力（atm）	49.7	71.7	37.2	33.52	72.8	2.26	
臭気	無臭	甘臭	無臭	無臭	無臭	無臭	快臭（エーテル臭）
燃焼爆発性	支燃性	支燃性	支燃性	なし	なし	なし	あり，毒性
ボンベ充填時の状態	気体	液体	気体	気体	液体	気体	液体

▶ 1）酸素（oxygen）

　　酸素は気体の状態では無色，液体の状態では淡青色で，無臭である．化学的にきわめて活発な元素であり，強い支燃性ガスであって物質の燃焼には欠くことができない．酸素は低酸素症の治療に用いられるが，高濃度の酸素を長時間吸入させた場合には，酸素の毒性によって酸素中毒などを発症する危険性がある．通常使用している酸素ボンベには気体の状態で充填されているため，ガス残量はボンベの内圧から把握することができる（p.98を参照のこと）．

酸素中毒：高濃度酸素（＞80%）を12時間以上吸入すると，酸素由来のフリーラジカルが肺毛細管上皮に障害を与える．

▶ 2）亜酸化窒素（nitrous oxide）

　　無臭あるいはごくわずかな甘い臭いと味のする無色の気体で無刺激性である．支燃性はあるが引火性はない．ボンベ内には液体の状態で充填されており，ガス残量はボンベの重量から把握することが可能である．鎮痛効果に優

亜酸化窒素：化合物の体系名の命名法（IUPA命名法）では酸化二窒素と呼び，一酸化二窒素も使用される．

れ，調節性があることから吸入麻酔に広く使われている．また，十分な麻酔レベルを得るために，揮発性麻酔薬や静脈麻酔薬などと併用して用いられる．吸入すると顔が笑ったようになることから「笑気」ともよばれる．また，断熱膨張によるジュール-トムソン効果を利用した冷凍手術装置の触媒として使用される．

▶ 3) 治療用空気（medical air）

自然界の空気を圧縮装置にて圧縮し，除塵，除湿，除菌などを行い生成される．酸素と窒素を混合装置で混合（酸素22％，窒素78％）した合成空気を用いる施設もある．また，ボンベに充塡したものもある．

▶ 4) 窒素（nitrogen）

無色無臭の支燃性・可燃性のない不活発なガスで，引火，発火に対し安全性が高いことから手術用機器（エアードリルなど）の動力源として利用される．酸素と窒素を混合して供給する合成空気の生成にも使用される．また，蒸発する際の気化熱を利用して冷凍手術装置にも用いられる．

▶ 5) 二酸化炭素（carbon dioxide）

無色無臭で不燃性のガスで，毒性はないが空気中の濃度が高くなると酸欠による窒息のおそれがある．ボンベ内では大半が液体として存在しており，大気中に放出されると断熱膨張と気化熱で冷却するために亜酸化窒素同様に冷凍手術装置の触媒として，また内視鏡外科手術の気腹用ガスとしても使用されている．

▶ 6) ヘリウム（helium）

空気より軽く，無色無臭で非常に低い沸点の不活性なガスである．気体の密度が低いため流れの抵抗が少なく，拡散が速い．狭窄部位を通過しやすいため，気管狭窄を有する患者では酸素との混合ガスを吸入させることで呼吸仕事量を軽減することができる．また，大動脈内バルーンパンピング（IABP）の駆動用ガスとしても用いられている．

気体密度：温度0℃で1気圧下の酸素は1.43 kg/m³，空気は1.29 kg/m³，ヘリウムは0.18 kg/m³である．

Tips 断熱膨張と断熱圧縮

断熱膨張では，気体が外部へ作用をすると熱力学の法則により内部エネルギーは減少し，気体の温度低下を生じる．これをジュール-トムソン効果という．この逆の現象は断熱圧縮といい，気体が外部から作用を受けると内部エネルギーが増加し，気体の温度上昇が生じる．このため，ボンベのバルブを急激に開けた場合の発火事故の原因になる．

▶ 7) 酸化エチレン（ethylene oxide）

無色でエーテル臭のある毒性の気体である．ボンベに充填されているときは液体で，非常に反応性に富み，可燃性を有する．空気または酸素と混合して爆発を起こすことや，空気がなくても分解して爆発を起こすため，市販品は二酸化炭素などで希釈されている．生体の細胞を破壊するような急性の毒性をもつために，滅菌ガスとして用いられる．

3 医療ガスに関連する法令・通知・規格

医療ガスに関連した事故は患者の生命に対する影響が大きいことから，医療ガスの品質の保持，医療ガスの誤用防止，供給失調の防止，また医療ガスの安全管理などに関して法令や通知，規格などで厳しく規定されている．

1 ── 法令

▶ 1) 医療法による規定

おもに医療施設の構造や設備の保安基準，医療機器や設備の保守点検の外部委託の規定も定めている．医療ガスについては運営や施設の安全管理の規定（配管設備の項目）のなかに，酸素，麻酔ガス，吸引，治療用空気，窒素などが規定されている．

▶ 2) 医薬品医療機器等法による規定

医薬品，医薬部外品，化粧品および医療機器に関する事項を規制することにより，これらの品質や有効性および安全性を確保することを目的としている．医療ガスについてはガス性医薬品として酸素，窒素，亜酸化窒素，二酸化炭素，キセノン，以上の混合ガス，酸化エチレンが規定されている．純度については「日本薬局方」で酸素，窒素，二酸化炭素がそれぞれ99.5 vol％以上，亜酸化窒素が97 vol％以上と規定している．

吸引（参考）：吸引配管は陰圧を供給するガス配管で，人工呼吸管理中の気管内吸引や手術時の血液や洗浄液の除去などには不可欠なものである．陰圧は吸引ポンプによって作られ供給される．多くの医療施設では，酸素と吸引が一対となった配管端末器が一般病室に設置されている．

医薬品医療機器等法：2014年の薬事法改正によって，「医薬品，医療機器等の品質，有効性及び安全性の確保等に関する法律」（通称：医薬品医療機器等法）に改称された．

vol％：全体量を体積単位で計測し算出する濃度（体積濃度）のことで，基本単位がLの場合とm^3の場合がある．

> **Tips** 医療ガスを対象とした高圧ガスの定義（高圧ガス保安法第2条）
>
> 次のいずれかに該当するものをいう．
> ①常用の温度または35℃でゲージ圧が1 MPa以上の圧縮ガス
> ②常用の温度または35℃以下でゲージ圧が0.2 MPa以上の液化ガス
> ③温度35℃でゲージ圧が0 MPaを超える液化酸化エチレンなどの液化ガス
>
> なお，ゲージ圧とは，大気圧をゼロとする相対的な圧力のことをいう．

▶ 3）高圧ガス保安法による規定

　高圧ガスによる災害を防止するため，高圧ガスの製造・貯蔵・販売・移動・その他の取扱・消費・容器製造取扱を規制している．医療ガスについては酸素，窒素，二酸化炭素，亜酸化窒素，酸化エチレン，ヘリウム，ボンベ充塡の圧縮空気および各種混合ガスが適用を受ける．
　これらの法令の他に労働安全衛生法，消防法なども関連する．

2 — 厚生労働省医政局長通知

　医療ガス設備の安全管理を図り，患者の安全を確保することを目的に，昭和63（1988）年7月15日に「診療の用に供するガス設備の保安管理について」が旧厚生省健康政策局長通知（健政発第410号）として出されたが，平成29（2017）年9月6日に厚生労働省医政局長通知（医政発0906第3号）として，「医療ガスの安全管理について」が出され，令和2（2020）年8月17日には医療ガス設備のJISの改正に伴い改めて同省から同じ名称で通知が出された（医政発0817第6号）．この通知では，医療ガスに係る安全管理のための体制の確保のために，「医療ガス安全管理委員会」の設置と同委員会が行う業務，「医療ガス設備の保守点検指針」，「医療ガス設備の工事施工管理指針」，「医療ガスに係る安全管理のための職員研修指針」，および「医療ガスボンベの保安管理に関する留意点」について指導している（詳細はp.101を参照のこと）．

3 — 規格

▶ 1）JIS T 7101「医療ガス設備」

　医療ガスの適正な連続供給を確実にするために，医療ガス設備の設計，設置，据付け，表示，性能，記録および試験・検査について規定している．対象となる医療ガスや設備には，酸素，亜酸化窒素，空気（治療用，手術機器駆動用，非治療用），二酸化炭素，窒素，これらの混合ガス，吸引，麻酔ガス排除，および配管端末器に接続するアダプタプラグがある．

▶ 2）JIS T 7111「医療ガスホースアセンブリ」

　人工呼吸器や麻酔器などに医療ガスを供給するために使用する耐圧性のホース（ホースアセンブリ）の構造，機能，ガス別特定および試験について規定している．

▶ 3）JIS B 8246「高圧ガス容器用弁」

　内容積0.1 L以上120 L未満のボンベに使用する容器用弁（バルブ）の種類，性能，寸法および構造，外観，材料，検査，製品の呼び方，表示について

規定している（p.99 を参照のこと）.

4 医療ガスの供給方式

医療施設での医療ガスの供給方法には 2 通りある.

1 ―中央配管方式

医療施設内の決められた場所に医療ガスの供給装置を設置し，そこから医療ガス設備を介して院内の各部署にある配管端末器まで医療ガスを供給する方法をいう．JIS T 7101「医療ガス設備」で構造，設計，検査などを規定している（**図 5-2**）.

2 ―個別方式

患者または医療機器のそばに移動式の医療ガス供給源を置き，そこから医療ガスを供給する方式をいう．酸素などのボンベや移動用コンプレッサ（圧縮空気），電気吸引器などが用いられる.

図 5-2　医療ガス設備の全体図

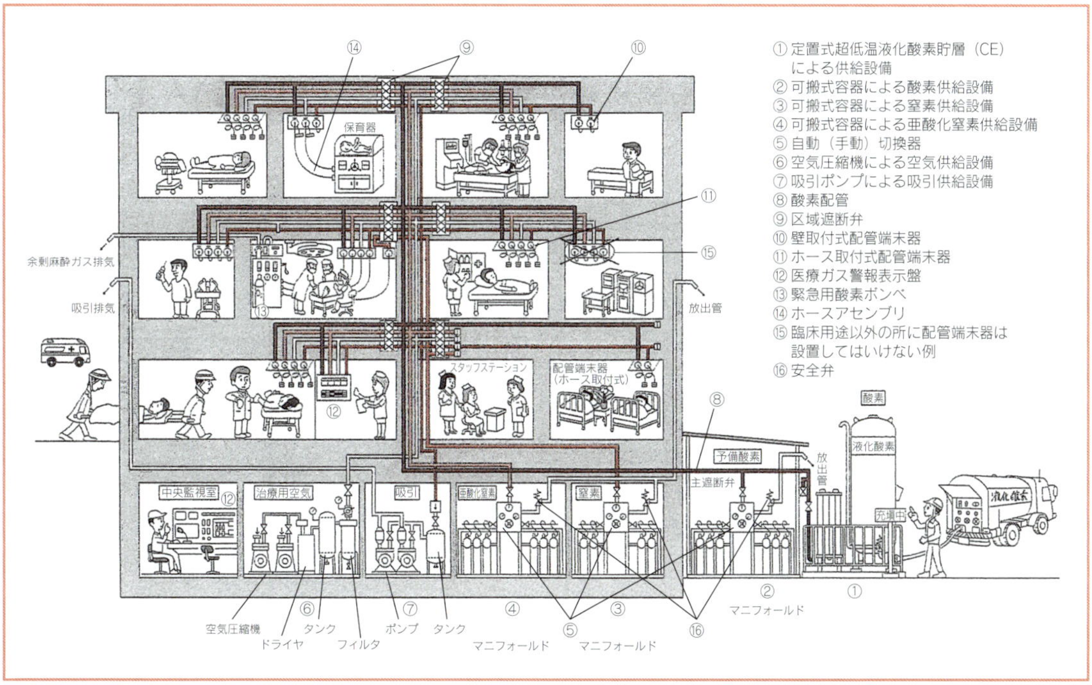

① 定置式超低温液化酸素貯層（CE）による供給設備
② 可搬式容器による酸素供給設備
③ 可搬式容器による窒素供給設備
④ 可搬式容器による亜酸化窒素供給設備
⑤ 自動（手動）切換器
⑥ 空気圧縮機による空気供給設備
⑦ 吸引ポンプによる吸引供給設備
⑧ 酸素配管
⑨ 区域遮断弁
⑩ 壁取付式配管端末器
⑪ ホース取付式配管端末器
⑫ 医療ガス警報表示盤
⑬ 緊急用酸素ボンベ
⑭ ホースアセンブリ
⑮ 臨床用途以外の所に配管端末器は設置してはいけない例
⑯ 安全弁
保育器
余剰麻酔ガス排気
吸引排気
放出管
スタッフステーション
配管端末器（ホース取付式）
酸素
液化酸素
予備酸素
放出管
主遮断弁
中央監視室
治療用空気
吸引
亜酸化窒素
窒素
空気圧縮機
ドライヤ
タンク
フィルタ
ポンプ
タンク
マニフォールド
マニフォールド
マニフォールド

（（財）医療機器センター編集：全訂版医療ガス保安管理ハンドブック．8，ぎょうせい，2007 より一部改変）

5 医療ガス設備 (JIS T 7101)

医療ガス設備：供給設備と送気配管設備に大別できる．

ホースアセンブリ：両端にガス別特定コネクタを恒久的に取り付けた可とう性ホースの接続用具のこと．

医療ガス設備とは，一般的には図5-3のような供給設備，監視・警報設備，送気配管，配管端末器（ホースアセンブリを用いたもの，ホースアセンブリがないもの）からなる系統的な配管設備のことである．

1 ― 供給設備

供給設備は，医療ガスを所定の圧力と流量で供給できるように，同一ガスは少なくとも2系統以上の独立した供給源装置（ガス供給源と制御機器をもった供給設備の部分）で構成されなければならない．また，供給源装置の電源は，商用電源と JIS T 1022「病院電気設備の安全基準」に規定する非常電源との両方が常に使用できなければならない．

▶ 1）供給源装置の種類と構造

(1) 可搬式容器による供給設備

1本以上の同一ガスの高圧ガス容器（ボンベ）や可搬式超低温液化ガス容器（LGC：liquid gas container）の集合装置（マニフォールド）のことで，ガスの供給が中断しないように複数の高圧ガス容器を左右のバンク（第一供給装置と第二供給装置）に分けて設置する．片方のバンクの内圧が一定の圧力以下になると中央に設けた切り替え装置が作動し，もう一方のバンクから自動的にガスを連続供給する設備である（図5-4）．

バンク：供給装置の一部で，供給源である高圧ガス容器が1本以上で構成される場合の総称のこと．

(2) 超低温液化ガス供給設備（cryogenic liquid system）

液化した酸素または窒素を液体（−150℃より低温）の状態で大量に貯蔵できる定置式の貯槽または可搬式の容器，それを気化させる送気用蒸発器，圧力調整器および制御装置から構成される（図5-5）．通常，医療機関で設置される定置式超低温液化ガス供給装置の構成は，1系統の貯槽および2つのバンクをもつマニフォールドにより連続供給を行う方式か，または2系統の貯槽および1つのバンクをもつマニフォールドを用いて連続供給を行う方式でなければならない．

(3) 空気供給設備

治療用空気は，空気圧縮機（エアーコンプレッサ）で空気を圧縮し清浄化し供給する方式（図5-6）と，酸素と窒素を混合装置で所定の割合に混合した後に供給する方式，高圧ガス容器から供給する方式がある．すべての圧縮

生成した圧縮空気は，露点が5℃未満，油分が $0.5\ mg/m^3$ 以下，一酸化炭素が $5\ mL/m^3$ 以下，二酸化炭素が $500\ mL/m^3$ 以下でなければならない．

図 5-3 一般的な医療ガス設備の全体図

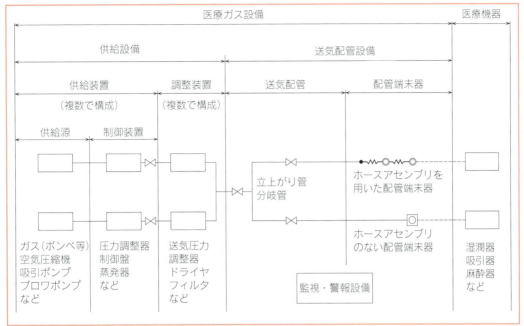

⋈：遮断弁（JIS T 7101：2020, p5, 日本規格協会より）

図 5-4 高圧ガス容器によるマニフォールドと設備の模式図

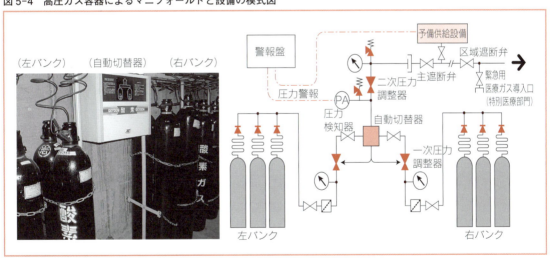

左の写真はマニフォールドの例．⋈：遮断弁，▶：圧力調整器

機および混合装置は一般非常電源に接続しなければならない．

①空気圧縮機を使用する供給設備

一般的に空気圧縮機を用いる方式が多く，次のような装置から構成される．

a) 空気圧縮機：大気中の空気を取り込み圧縮する装置

b) アフタークーラ：圧縮された空気を冷却して温度を下げるとともに除

図 5-5 超低温液化ガス供給設備と設備の模式図

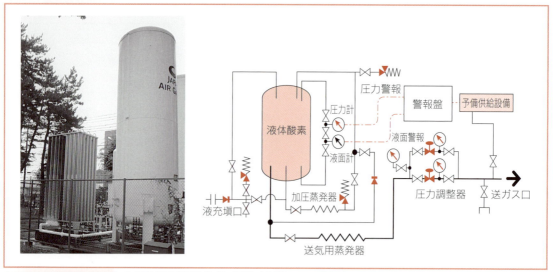

左の写真は蒸発器（左側）と定置式超低温液化ガス貯槽（右側）．⋈：遮断弁

図 5-6 空気供給設備と設備の模式図

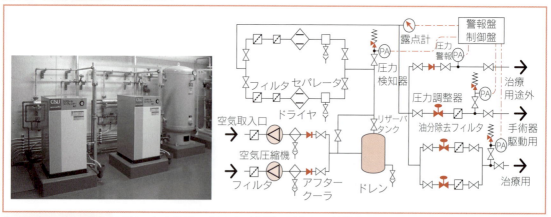

左の写真は空気圧縮機（左側2つ）とリザーバタンク（右側）の例．⋈：遮断弁

　　湿する機器
c) リザーバタンク：空気圧縮機による空気の振動をなくし，一時保存するタンク
d) エアードライヤ：さらに冷却することで除湿をし，配管内での水分の凝縮を防止する水分除去装置
e) 微粒子フィルタ：水分，油分，塵埃などを除去する装置

　この装置は少なくとも2基以上で構成し，そのうち少なくとも2基は空気圧縮機でなければならない．可能であれば3基にすることが望ましいが，3基目は1系列の高圧ガス容器を用いた装置でもよい．

図 5-7 混合空気供給設備の模式図

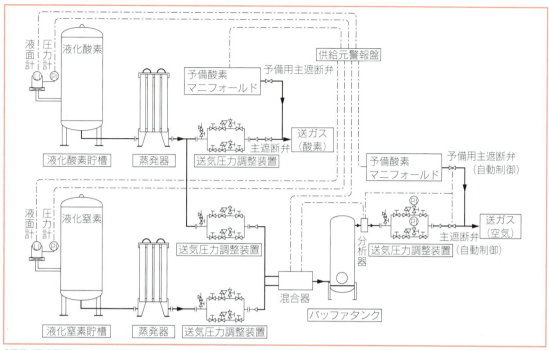

((財) 医療機器センター編集：全訂版医療ガス保安管理ハンドブック. 76, ぎょうせい, 2007 より)

<blockquote>混合空気供給設備から供給される混合ガスの酸素濃度は 21～23％，露点は 5℃以下でなければならない．</blockquote>

②混合空気供給設備

液化酸素と液化窒素の定置式の超低温液化ガス貯槽による供給装置で，それぞれを気化した後に空気とほぼ同じ組成（酸素 22％，窒素 78％）に混合したものをバッファタンクに貯留し，送気圧力調整装置（供給ユニット）で圧力を調整した後に配管端末器へ供給される（図 5-7）．空気圧縮機を使用した場合にみられる水分，臭い，有害ガス（NO_x, CO など）や空気圧縮機自体から発生する油やカーボンなどの粒子が含まれない．

(4) 吸引供給設備

複数の吸引ポンプ，リザーバタンク，制御盤などから構成され，吸引圧（陰圧）を供給する装置である（図 5-8）．一般に低騒音，保守が容易な水封式吸引ポンプが多用されているが，高真空を得るためには油回転式の吸引ポンプもある．2 基以上の吸引ポンプ，少なくとも 1 基のリザーバタンク，2 個の除菌フィルタなどで構成され，3 基以上の吸引ポンプを設置することが望ましい．なお，ポンプの排気は配管で屋外に排出しなければならない．また，すべての吸引ポンプは一般非常電源に接続しなければならない．

(5) 麻酔ガス排除設備

低濃度の亜酸化窒素などの麻酔ガスを長時間曝露すると，動物実験では流

図 5-8 吸引供給設備と設備の模式図

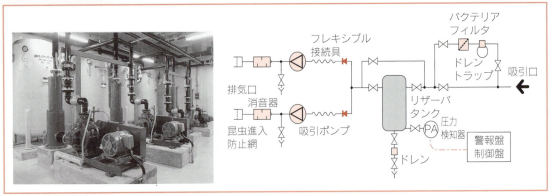

左の写真は水封式吸引装置の例. ⋈：遮断弁

図 5-9 麻酔ガス排除用配管端末器の例

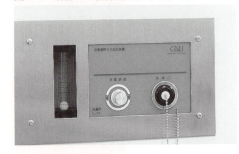

産や奇形発生のおそれが確認されているため，麻酔器の呼吸回路から排気される麻酔ガスを室外に放出する麻酔ガス排除設備（anaesthetic gas scavenging system：AGSS）を設けなければならない（図 5-9）．この装置の吸引排除の方式には，2 つ以上のファン，ブロアまたは吸引ポンプで構成された吸引方式と非治療用空気を用いたエジェクタ方式がある．

▶ 2）供給設備の供給能力

ガスの種類による供給源装置の供給能力（目安）を表 5-3 に示す．なお，予備供給設備からのガス供給は 1 日分以上の供給能力がなければならない．

▶ 3）標準圧力，標準流量

医療ガスの標準送気圧力，配管端末器での最低流量，最大変動圧力などが規定されている（表 5-4）．医療ガスの標準送気圧力は手術機器駆動用の窒素と空気を除いてすべて 400 ± 40 kPa でなければならない．ただし酸素は静止圧状態において，亜酸化窒素および二酸化炭素よりも 30 kPa 程度高くしてある．さらに治療用空気は，酸素と亜酸化窒素および二酸化炭素との中間の送気圧力とすることが望ましいと規定されている．このことで，ガス回路（流路）系に短絡（異常）をきたした医療機器（酸素ブレンダや人工呼吸器）を介して，酸素配管へ異種ガスが逆流混入することにより起こる低酸素の危険性を防止できる．

表 5-3 供給源装置と貯蔵量（目安）

供給源装置	貯蔵量または容量
高圧ガス容器供給装置	第一供給装置，第二供給装置とも推定使用量の7日分以上
超低温液化ガス供給装置（可搬式）	
超低温液化ガス供給装置（定置式）	貯槽満量の2/3が推定使用量の10日分以上
空気圧縮機を使用する供給設備	1基で推定使用量の全容量をまかなえること
混合ガス供給装置	貯槽の2/3が推定使用量の10日分以上
吸引供給装置	1基で推定使用量の全容量をまかなえること
麻酔ガス排除装置（ブロア式）	推定使用量の全容量をまかなえること

表 5-4 医療ガス設備諸元表（JIS T 7101：2020 より作成）

| | 酸素 | 亜酸化窒素 | 治療用空気 | 吸引（水封式） | 二酸化炭素 | 駆動用圧縮ガス | | 余剰麻酔ガス排除 |
						窒素	圧縮空気	
標準送気圧力（kPa）	400±40	400±40	400±40	−40〜−70	400±40	900±180	900±180	−4〜−5
配管端末器最低流量（NL/min）	60	40	60	40	40	350	350	30
最大変動圧力（kPa）	−40	−40	−40	+40	−40	−180	−180	+1

静止圧状態において酸素は亜酸化窒素，二酸化炭素よりも 30 kPa 程度高くしなければならない．さらに治療用空気は，酸素と亜酸化窒素および二酸化炭素との中間の送気圧力とすることが望ましい．
（NL/min：1 気圧 0℃でのガス量）

▶ 4）送気配管

　医療ガス供給源から遮断弁を経て，末端にある配管端末器まで医療ガスを供給する配管のことである．配管材料として金属管（おもに銅管）が使用される．この配管は，配管端末器で必要とする最大流量および最低供給圧が確保できる太さでなければならない．また，配管は誤接続を防止するために，ガス名および識別色で表示されている（**表 5-5**）．

▶ 5）遮断弁（シャットオフバルブ）

　遮断弁とは，医療ガスの供給設備から配管端末器までの配管の途中に設けられる手動で開閉する弁（バルブ）のことで，緊急時，保守点検または修理時などに送気配管の区画を分離するために設けられる．遮断弁には，主遮断

非治療用空気：非治療的目的に治療用空気配管から分岐して使用するもの．

VAC：vacuum

STA：air for driving surgical tools

LA：low air pressure

AGS：anesthetic gas scavenging

表 5-5 配管の識別色および表示

ガスの種類	識別色	ガス名	記号
酸素	緑	酸素	O_2
亜酸化窒素	青	笑気	N_2O
治療用空気	黄	空気	AIR
吸引	黒	吸引	VAC
二酸化炭素	だいだい	炭酸ガス	CO_2
窒素	灰	窒素	N_2
駆動用空気	褐	駆動空気	STA
非治療用空気	うす黄	非治療用空気	LA
麻酔ガス排除	マゼンタ	排ガス	AGS

弁，送気操作用遮断弁，区域別遮断弁がある（**図 5-10**）．主遮断弁は，医療ガスの供給源に近いところに設けられ，供給源からのガスを遮断するものである．送気操作用遮断弁は，主遮断弁の下流で送気配管の分岐部分に設置され，大きな区域のガスを遮断するものである．区域別遮断弁は，病棟または診療科などの小さな区域ごとのガスを遮断するもので，当該部門の医療ガス設備の保守時や災害時に医療ガスの供給の中断を最小限にするために用いられる．いずれの遮断弁も，「開」または「閉」の状態が目視によって確認できるようになっている．この遮断弁は許可された専任職員以外は操作をしてはならない．また，工事や点検などで遮断弁を閉じる場合は，当該部署との綿密な打ち合わせと，配管端末器へ「点検中につき使用禁止」などの表示をする必要がある．

▶ 6) 配管端末器（アウトレット）

医療ガス供給源から配管を通して供給される医療ガスの取り出し口のことで，壁取付式，天井吊り下げ式，シーリングコラム（**図 5-11**）などがある．

▶ 7) 誤接続防止対策（ガス別特定コネクタ）

この配管端末器のガス取り出し口や配管とソケットの接続部では，異なる種類のガス，異なる圧力または異なる用途の間での誤接続を防止し，意図した利用目的に合致するアダプタプラグだけを受け入れるために，ガス別特定コネクタ（一対のソケットとアダプタプラグ）が使用されている（**表 5-6**）．

①ピン方式

医療ガスは配管端末器（ソケット）の中央の口から供給されるが，その周

図 5-10 遮断弁の例

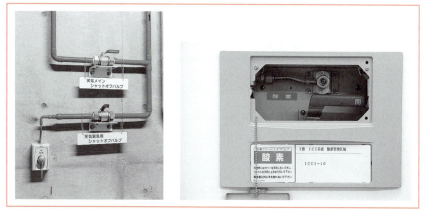

左：送気操作用遮断弁，右：区域別遮断弁．

図 5-11 配管端末器の種類（例）

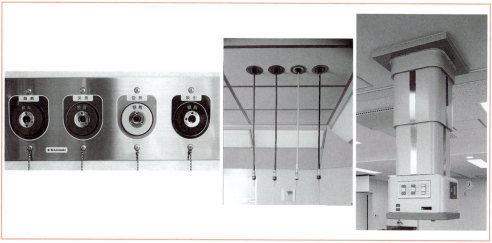

左より，壁取付式，天井吊り下げ式，シーリングコラム．

りに 2 ないしは 3 の小さな孔があいている．医療ガスの種類により小さな孔の数と配置角度を定めているため異なったアダプタプラグの誤接続を防止することができるもので，工具を使用しないで迅速に着脱できる（**図 5-12 上段**）．

②シュレーダ方式

ピン方式同様に医療ガスは配管端末器の中央の口から供給されるが，配管端末器にあるリング溝およびアダプタプラグのリング部の外径，内径が医療ガスの種類によって異なっているため，異なったアダプタプラグの誤接続を防止することができる方式で，工具を使用しないで迅速に着脱できる（**図 5-12 下段**）．

表 5-6 配管端末器に用いられるガス別特定コネクタの方式一覧（JIS T 7101：2020．p37 表 5 より作成）

形式＼ガスの種類	酸素	亜酸化窒素	治療用空気	吸引	二酸化炭素	駆動用空気	駆動用窒素	AGSS
ピン方式	○	○	○	○	○			
シュレーダ方式	○	○	○	○	○			
DISS						○	○	
NIST						○		
カプラ K 方式								○
カプラ C 方式								○

図 5-12 配管端末器

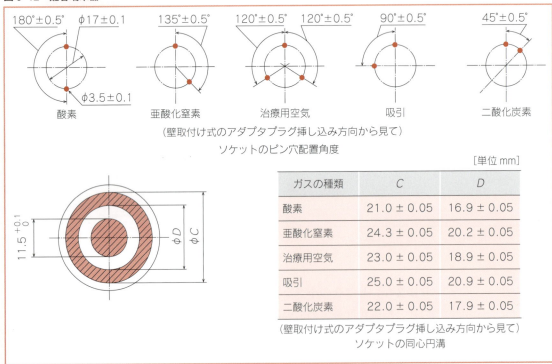

ピン方式（上）とシュレーダ方式（下）．

③ DISS（diameter-index safety connector system）

ガス種別ごとに異なる直径のはめ合いを用いて，ガス別特定を維持することを目的とした「おす・めす」一対のねじ式接続具のことである．また，ホース取付式配管端末器のソケットと配管の接続部にも使用されている（図5-13左）．

図 5-13　DISS とカプラ K 方式の例

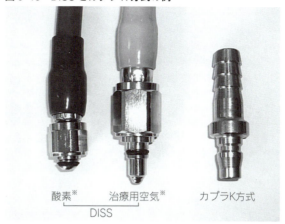

酸素※　治療用空気※　カプラK方式
　　DISS

※配管とソケット間に用いられている．

④ NIST（non-interchangeable screw-threaded）

　ガス種別ごとに異なる直径および左ねじ，または右ねじのはめ合いを用いて，ガス別特定を維持することを目的とした「おす・めす」一対の接続具のことである．

⑤カプラ方式

　麻酔ガス排除に用いる配管端末器のガス別特定コネクタには，カプラ K 方式（**図 5-13 右**）とカプラ C 方式がある．

▶ 8）ホースアセンブリ

　配管端末器や高圧ガスボンベから人工呼吸器や麻酔器などへ医療ガスを供給するために用いるフレキシブルの耐圧性（1,400 kPa 未満の圧力）のホースのことで，ホースの両端にはガス別特定のコネクタ（**表 5-6**）が取り付けられ誤接続を防止している（**図 5-14**）．なお，ホースの識別色は送気配管と同じ色でなければならない（**表 5-5**）．

▶ 9）監視・警報設備

　医療ガスを常に安定して供給するためには，ガス供給源の補充や配管内の圧力異常を適切に知らせるための監視・警報設備は重要である．この設備は 4 つの異なる警報区分をもつ．

①運転警報

　第一供給がなくなり第二供給から流れ始めたときや，超低温液化ガス貯槽の液面が最低値より低くなったときなどに，処置を講じる必要があることを設備関係者に知らせるものである．警報は可視信号で，色は黄で点滅表示で

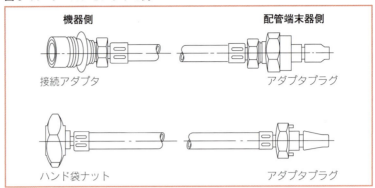
図 5-14 ホースアセンブリの例

ある．

②緊急運転警報

主遮断弁から下流で，標準送気圧力からのずれが±20％を超えたときや，主遮断弁から上流の吸引配管圧力が−34 kPa 以上に上昇したときなどを示し，設備関係者の即座の対応が必要な場合に発生する．警報は可視可聴信号で，色は赤で点滅表示である．

③緊急臨床警報

区域別遮断弁で制御されている配管内の圧力において標準送気圧力からのずれが±20％を超えたときや，また吸引では送気圧力が−34 kPa 以上に上昇したときを示し，医療関係者および設備関係者の緊急対応が必要な場合に発生する．警報は可視可聴信号で，色は赤で点滅表示である．

なお，正常時の情報信号は，可視信号のみで赤および黄以外の色で点灯により示す．

6 高圧ガス容器（ボンベ）

医療ガスの個別方式として多用されるのが，高圧ガス容器（ボンベ）による医療ガスの供給である．ボンベの中には医療ガスが気体または液体の状態で，かつ高い圧力で充塡されており，使用の際には容器内の圧力を圧力調整器（図 5-15）で 0.35〜0.5 MPa に減圧して使用する．

1 ─ ボンベの大きさと材質，検査

ボンベの大きさは，満充塡時の圧力（14.7 MPa）を常圧（1 気圧）に戻した

ボンベ内のガス残量：
下記の式よりおおよその量が求められる．
〈気体で充塡されている場合〉
　ガス残量（L）＝ボンベの内容積（L）×ゲージ圧（MPa）× 10
　（※ 1 MPa = 10.2 kgf/cm^2）
〈液体で充塡されている場合〉
　ガス残量(L)＝(ボンベ内の液体の重量(g) /気体の分子量(g/mol))×22.4(L/mol)

図 5-15 圧力調整器（一次圧表示タイプ）の例

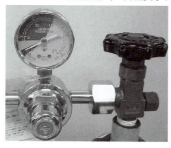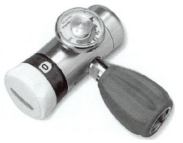

表 5-7 高圧容器の大きさの例

容　量		寸　法		
容器内のガス容量 (L)	容器の内容積 (L)	外径 (mm)	長さ (mm)	重量 (kg)
500	3.4	102	575	6
1,500	10	140	850	15
6,000	40	232	1,200	50
7,000	47	232	1,380	57

ときのガス容量で表される（表5-7）．材質はマンガン鋼やクロムモリブデン鋼が使われるが，小型ボンベにはアルミニウム合金あるいは強化プラスチック複合容器もある．複合容器は3年，その他の容器は5年ごとに容器検査（耐圧試験，気密性試験など）を受けなければならない．

2 ― ボンベの塗色区分と刻印

ボンベには，充塡する高圧ガスの種類に応じて，ボンベ外面のみやすい箇所でボンベの表面積の1/2以上について塗色が行われている（図5-16左）（高圧ガス保安法の関連法規の容器保安規則）．しかし，ボンベの塗色区分は国によって異なるので，取り扱う際には十分注意が必要である．可燃性ガスまたは毒性ガスの場合は，その性質を示す文字（「燃」または「毒」）が明示されている．なお，容器検査に合格したボンベには，検査実施者（符号），ガスの種類，内容積などが刻印されている（図5-16右）（高圧ガス保安法第45～46条：刻印・表示）．

> ボンベの充塡口（接続口）の形状："おねじ"と"ヨーク形"がある．"おねじ"は充塡口がねじ式になっているもので，"ヨーク形"はボンベ側にピンホール，機器側にピンがあり，異なるボンベの接続を防止している．

3 ― ボンベのガス別特定化

ボンベの誤使用や誤接続による事故を防止するために，ボンベのバルブ（充塡口の部分）の形状（外径，内径，奥行き）はJIS B 8246「高圧ガス容器用弁」によりガス別特定化が規定されている．二酸化炭素のバルブは図5-17に示すように，内容量40 L未満（小・中型）のボンベは"ヨーク形"が，内容量40 L（大型）のボンベは"おねじ"のガス別特定弁（A_2弁：W27P2）が

図 5-16 ボンベ塗色区分と刻印の意味

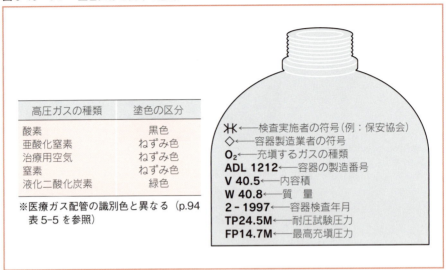

高圧ガスの種類	塗色の区分
酸素	黒色
亜酸化窒素	ねずみ色
治療用空気	ねずみ色
窒素	ねずみ色
液化二酸化炭素	緑色

※医療ガス配管の識別色と異なる（p.94 表 5-5 を参照）

図 5-17 二酸化炭素ボンベのガス別特定

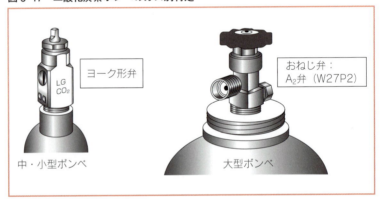

使用されている．なお，亜酸化窒素は1996年に，二酸化炭素は2002年にガス別特定化が行われた．

4 — ボンベの保管場所

ボンベを一定の場所に保管する場合は，貯蔵状態での災害の発生を未然に防止しなければならない．そのためボンベは以下のような場所に保管しなければならない（高圧ガス保安法第15条：貯蔵）．

①風通しのよい場所であること
②充填容器と残ガス容器などが区別できること
③周囲2m以内に引火性物がないこと
④常に温度が40℃以下であること
⑤転倒を防止する措置があること

7 医療ガスに関連するトラブル

医療ガスは，医療ガス供給設備と医療機器を介して直接患者へ投与されるという特異性をもつため，患者までの全経路のなかの1カ所でも異常が発生すると，ただちに患者の生命に影響を及ぼす危険性をもっている．異常のなかでとくに注意をしなければならないものは酸素ガスの供給停止または酸素濃度低下であり，もしそれらが起こると患者は低酸素状態に陥り，患者に致命的な障害を与えることになる．表5-8には日本医療ガス学会が2001年に行った医療ガス設備の事故の発生に関するアンケート調査の結果を示す．

8 医療ガスの安全管理

通知： 令和2（2020）年8月17日に医療ガス設備のJIS改正に伴い「医療ガスの安全管理について」が出された．これに伴い平成29（2017）年9月6日に出された「医療ガスの安全管理について」は廃止された．

医療機関での医療ガスの安全管理については，令和2（2020）年8月17日に厚生労働省医政局長通知（医政発0817第6号）として，「医療ガスの安全管理について」が出され，以下のように指導している．

1 ─ 医療ガス安全管理委員会

委員会の設置は，病院および有床の診療所では必須である．無床の診療所については委員会の設置は要しないとしているが，診療所の管理者等の医療

表5-8 医療ガス設備に関する異常発生件数（日本医療ガス学会）（回答施設：779施設）

異常項目	異常発生施設数	発生率(%)	異常項目	異常発生施設数	発生率(%)	異常項目	異常発生施設数	発生率(%)
【医療ガス供給設備】			【送気配管】			【臨床の消費現場】		
供給ガスの異常消耗	32	4.1	ホースアセンブリの破損	6	0.7	プラグピンの異常	144	18.5
警報装置の異常	42	5.4	配管の閉塞（吸引を含む）	5	0.6	補助ボンベ使用	16	2.1
ボンベ室での切り換えミス	19	2.4	自然腐食	31	3.9	供給酸素圧の低下または上昇	29	3.7
供給ガス圧力異常	155	19.8	シャットオフバルブの誤操作	11	1.4	急激なガスの途絶	52	6.7
安全弁の異常作動	8	1	工事等による破損	19	2.4	ホースアセンブリの閉塞	22	2.8
酸素元栓の誤操作	14	1.8	供給量の不足	14	1.8	供給酸素濃度の低下または上昇	8	1
業者のガス供給ミス	5	0.6	誤配管	25	3.2	引火爆発	4	0.5
引火爆発	5	0.6	地震災害	1	0.1	ホースアセンブリの誤接続	2	0.3
その他（ガス漏れ等）	124	15.9	その他	13	1.7	ボンベの誤操作	100	12.8
						その他（ガス漏れ）	221	28.4
						空気の水分トラブル	68	8.7
小計	404	51.6	小計	125	15.8	小計	666	85.5

（（公財）医療機器センター編集：医療ガス保安管理ハンドブック．103〜104, 2013より改変）

ガスに関する知識と技術を有する者が実施責任者として工事の施工管理業務や点検業務（記録の保存を含む）等の安全管理を行うことが規定されている．

▶ 1）委員会の目的と構成員

医療ガスに係る安全管理を図り，患者の安全を確保することを目的としている．委員会は，原則として，医師または歯科医師，薬剤師，看護師，臨床工学技士および医療ガスに関する医療ガス設備の管理業務に従事する職員から構成される．麻酔，集中治療等を担当する麻酔科医が常時勤務している場合は，原則として委員に含めなければならない．この委員会の委員長（医療ガス安全管理委員長）は，病院等における医療安全管理についての知識を有し，かつ，医療ガスに関する知識と技術を有する者のなかから選任される．

▶ 2）実施責任者の選任

医療ガス設備の保守点検業務や新設および増設工事などの施工監理業務を行う実施責任者を定め，委員会の委員に含めなければならない．実施責任者は，病院等の職員のうち医療ガス設備の正しい施工・取扱い方法および高圧ガスの誤接続の危険性について熟知し，医療ガスに関する専門知識と技術を有する者（特定高圧ガス取扱主任者等）でなければならない．

▶ 3）委員会の開催

委員長は年1回定期的に委員会を開催するとともに，必要に応じて適宜開催しなければならない．

▶ 4）委員会の業務

①保守点検業務の実施

医療ガス設備の保守点検指針に基づいて，実施責任者に保守点検業務を行わせる．また，委員長は，実施責任者による業務を指導および監督しなければならない．

②記録の保管

帳簿を備え，行われた日常点検および定期点検についての記録を保存しなければならない（保存期間は2年間）．

③工事時の周知

医療ガス設備の工事にあたり，病院等内の各臨床部門の職員に工事を実施する旨を周知徹底しなければならない．

④医療ガスに関連する職員研修の開催（年1回程度）

病院等内の各臨床部門の職員に，医療ガスの安全管理に関する研修を実施

することにより，医療ガスの安全管理に関する知識の普及および啓発に努めなければならない．また，研修の実施内容（開催日時，出席者，研修項目等）について記録し保存しなければならない．なお，当該研修は，他の医療安全に係る研修と併せて実施しても差し支えない．

2 ― 医療ガス設備の保守点検指針

ここでは「医療ガス設備の保守点検指針」のなかで臨床工学技士がとくにかかわる配管端末器とホースアセンブリの点検を示す．

▶ 1）配管端末器
(1) 始業点検
患者に使用する医療機器を配管端末器に接続する前および接続した際に，次の点を確認する．
①外観上の異常がないこと
②ロック機能に異常がないこと
③ガス漏れの音がしないこと
④医療ガスの種別の表示（記号，名称，識別色等）が明瞭であること
⑤配管端末器に使用していない医療機器が接続されていないこと

(2) 日常点検
①日常点検は1日1回以上実施すること

(3) 定期点検
＜3カ月点検＞
①ダストキャップ等の付属品があること
②リングカバーの作動に異常がないこと
③ロック機構に異常がないこと
④リール式ホース巻上げ機能の作動に異常がないこと
⑤ソケット取付け部のゆるみがないこと
⑥医療ガスの種類ごとに定められた配管端末器最大流量での圧力が標準圧力範囲内であること（**表5-4**を参照）

＜1年点検＞
①配管および配管端末器の接続部でガス漏れの音がしないこと
②ソケットの取付け部でガス漏れの音がしないこと

▶ 2）ホースアセンブリ（6カ月点検）
①天吊り式，リール式等の配管端末器の一部を構成するホースアセンブリに劣化，変形および亀裂がないことを確認すること．この場合，加圧されて

いない状態でホース内径の10倍の内半径に曲げて確認すること

3 ─ 医療ガスに係る安全管理のための職員研修指針

委員会は医療ガスに係る安全管理のための基本的考え方および事故防止の具体的方策などについての研修を開催し，職員の医療ガスに係る安全に対する認識，安全に業務を遂行するための技能，病院等における医療チームの一員としての意識の向上などを図らなければならない．また，この研修では，医学管理を行っている患者の居宅その他病院等以外の場所で使用される医療ガスの安全管理についても規定されている．

(1) 研修の実施

研修は，年1回程度定期的に開催するとともに，医療ガスに係る重大な事故等が発生した場合などに必要に応じて開催しなければならない．また，開催日時，出席者，研修項目等について記録し保存しなければならない．

(2) 研修内容（下記の事項が含まれなければならない）

①医療ガス設備の整備状況と使用している医療ガスの種類，性質および用途

②医療ガスに係る事故およびヒヤリ・ハット事例とその防止策

③医療ガスに係る事故またはヒヤリ・ハット事例が発生した場合の対応（病院等内での委員会等への報告等）

④医療ガスを使用するにあたって安全に業務を遂行するための留意事項

　　a. 単独で医療機器に接続して使用するボンベ，ボンベバルブおよび圧力調整器の正しい取扱い

　　b. 始業点検の方法および配管端末器の正しい取扱い

　　c. 区域別遮断弁および主遮断弁の操作マニュアルの周知

⑤その他医療ガスに係る安全管理上必要な事項

参考文献

1) (公財) 医療機器センター編集：全訂版医療ガス保安管理ハンドブック．ぎょうせい，2007．
2) 医療ガス"いのち"をつなぐ酸素　(株)エバ（『医療ガス』編集委員会）．PHPエディターズ・グループ，2006．
3) 診療の用に供するガス設備の保安管理について．厚生省健康政策局長通知（健政発第650号，平成5年10月5日）
4) イラストで学ぶ高圧ガス保安法入門．KHKサービス，2002．
5) JIS T7101：2020「医療ガス設備」，日本規格協会．
6) 廣瀬　稔：医療ガスの安全管理．臨床工学（CE）とME機器・システムの安全．123～144，コロナ社，2006．
7) 医療ガスの安全管理について．厚生労働省医政局長通知（医政発0817第6号，令和2年8月17日）
8) (公財) 医療機器センター編集：医療ガス保安管理ハンドブック．ぎょうせい，2013．

第6章 電磁環境

1 電磁波

1 ─ 電磁波とは何か

電磁波とは，電界と磁界を総称した言葉である．下敷きをセーターなどでこすって頭に近づけると，静電気によって髪の毛を逆立てるような力が働く．空間でこのような電気の力が働いている状態のことを電界または電場という．導体に電圧がかかるとそのまわりに電界が発生し，その強さを電界強度（V/m）という単位で表す．一方，磁気のある場所を磁界といい，磁石の周囲のことを磁界または磁場という（図6-1）．磁界の強さを表すものとしては，磁界強度（A/m）や磁束密度（磁力線の束の数）T（テスラ）やG（ガウス）などの単位も用いられる．

1T = 10,000G

たとえば，方位磁石の上においた銅線に電池で電流を流すと方位磁石の針が振れる（図6-2）．銅線で作ったコイルの中で棒磁石を素早く動かすと，コイルに接続した検流計の針が振れる（図6-3）．前者は電界の変化で磁界が発生し，後者は磁界の変化で電界が発生したことになる．

つまり，電磁波とは，電界と磁界が相互に作用して組み合わさり，空間を伝達する波である．電流が流れたり，電波の飛び交うところにはかならず電磁波が存在している．電波と電磁波とは混同されがちであるが，電波法では周波数が3THz以下の電磁波を電波と規定している．

図6-1 磁界

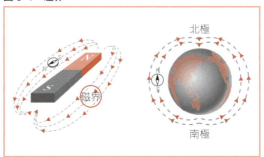

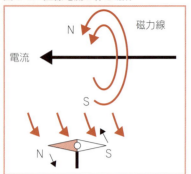

図6-2 直線電流が作る磁界

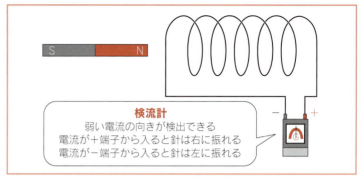

図6-3 電磁誘導

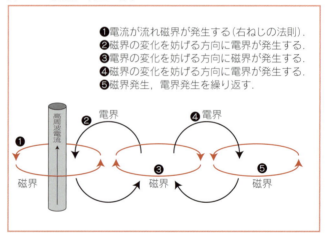

図6-4 電磁波の発生の様子

アンテナに流れる電流を変化させると，まわりに変化する磁場が発生する．その磁場の変化が電場を発生させ，さらに電場の変化が磁界を発生させる．このようにして空間に電場と磁場の変化が伝わっていく．これが電磁波の本態である（図6-4）．

電線に交流を流すと，その周囲に交流磁界が発生する．しかし，通常の電線は往復2本を束ねて使うため，磁力線が相殺されて周囲に影響することはない．それに対してアンテナは，2本の電線が空中に開いている形が基本なので，アンテナに高周波電流を流すと電波として飛ぶこととなる．

もっとも効率よく電波が飛ぶのは，波長の半分の長さのアンテナである．50 Hzの交流は波長が6,000 kmにも及び，日本列島の2倍の長さに相当する．コンセントに開いたアンテナをつないでも，交流回路の長さはごく一部にすぎないので，交流回路の配線の中だけを電流として流れ，電波はほとんど出ない．

2 ─ 電磁波の種類

電磁波は電離放射線と非電離放射線に大別される．X線やγ線といわれる電磁波は電離放射線とよばれ，周波数が非常に高く，高いエネルギーをもつことから，原子や分子から電子をはぎとる作用，すなわち電離作用を引き起こす．生物が一度に大量の電離放射線に曝露されたり，少量でも長時間曝露されたりすると，電離作用によって遺伝子が傷つけられ，癌化する．このため，電離放射線に対する国際的な安全基準が，「電離放射線に対する防護と放射線源の安全の為の国際基本安全基準」(IAEA SS115)などに制定されている．

一方，電離放射線よりも周波数が低く，電離作用を起こさない電磁波は非電離放射線とよばれており，これには可視光線，赤外線，通信や放送に用いられる電波が含まれる．生体への影響は電離放射線のような直接的作用は認められていないが，健康への影響について研究が行われている．紫外線は電離放射線と非電離放射線の境界で，高周波のものは電離作用を引き起こす（図6-5）．

さらに電磁波は，周波数の高いものから順に，放射線（γ線，X線など），光（紫外線，可視光線，赤外線），そして電波（携帯電話，テレビ放送，ラジオ放送など）に分けられる．電波はさらに波長域によってマイクロ波，超短波，短波，中波，長波，超長波などに細分化される．また，家庭電化製品や電力設

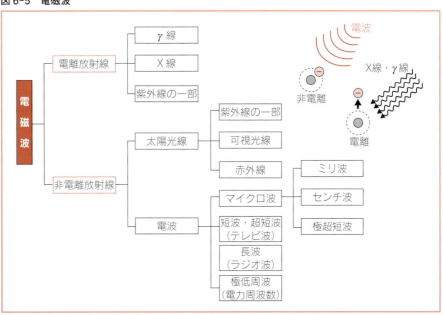

図6-5 電磁波

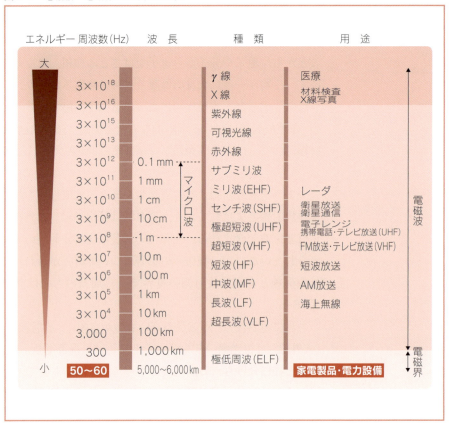

図6-6 電磁波・電磁界の周波数と波長

　備のまわりに発生する50～60Hzの極低周波は，あまりにも波長が長く周波数が低いため電界と磁界が相互に作用することはほとんどなく，別々に取り扱うことができる．これらは電磁界とよばれ，電磁波とは区別して扱われる（図6-6）．

　ここでは，すでに有害とされている放射線や光は除き，とくに電磁波として電波を取り上げる．

3 ─ 電波の利用

　今日では，テレビ・ラジオだけでなく携帯電話やカーナビゲーションシステムなどが普及し，屋外でもさまざまな情報を入手したり，会話ができるようになった．これらのほとんどに電波が使われ，電波は生活には不可欠なものとなった．

　電波は1831年のマイケル・ファラデーによる電磁誘導の発見を端緒として，1837年にサミュエル・フィンレイ・ブリース・モールスによりモールス

符号が開発されるとともにモールス電信が発明された．1864年にジェームズ・クラーク・マクスウェルが電磁波の存在を理論的に証明し，1888年にはハインリヒ・ヘルツが電波の存在を証明した．その後，1895年にグリエルモ・マルコーニが無線通信に成功してから電波を利用し始めたといわれている．

わが国では，1915年に無線電信法が施行され，その後1925年にラジオ放送が，1953年にはテレビ放送が開始され，電波は文化の発展に貢献してきた．また，1968年にはポケットベルサービスが開始され，通信分野での電波利用のパーソナル化が進んだ．さらに，1979年に自動車電話が供用開始され，携帯電話サービスへとつながった．

ここで，電波利用の一例をあげる．

①積極的利用

電波を積極的に利用しているものとして，災害時の非常緊急連絡用通信（防災無線・消防無線，警察無線など），携帯電話，タクシー無線，位置情報システム（GPS：global positioning system）電波，高速道路交通システム（ITS：intelligent transport system）電波，テレビ放送・ラジオ放送・BS放送・CS放送，アマチュア無線，無線LANなどがある．

②意図しない電波

意図しない形で電波を発するものとしては，医療機器，パソコン，送電線，IH調理器，電子レンジ，自動車などがある．

このように，電波を用いることで，生活の質の向上，災害対策，経済の発展，地域の活性化などが期待できるが，同時に電波による弊害も考慮する必要性が出てきた．

2 電波の影響

今や，電波は生活に欠かすことができない存在ではあるが，同時に電波による影響も考えなければならない．電波による影響においては，人体や機器への影響を考える必要がある．

1 ― 人体への影響

電波が人体に及ぼす影響については，これまで50年以上にわたり世界各国で研究が行われ，その膨大な研究成果から，刺激作用や熱作用が生じること

が明らかとなっている．

▶ 1) 作用

(1) 刺激作用

導体が電波に当たると，その導体に誘導電流が生じる．人体も，電波に当たるとわずかながら電波の影響により電流が生じる．また，電波による誘導電流が生じている導体に人体が触れると，その部分に接触電流が流れる．人体に流れる電流がある一定量を超えると，ビリビリと感じる．これを最小感知電流といい，10～100Hzでは約1mA程度であるが，1kHz～100kHz程度になると弱いものとなり，100kHz以上ではほとんど感じない．すなわち，電波周波数が高くなるほど影響が薄れてくる．携帯電話や放送などで用いられている電波は100kHzより高いので，刺激作用はない．

(2) 熱作用

電波が人体に当たると，一部は体内に吸収されてそのエネルギーが熱となる．熱作用は，体温上昇によるストレスから行動パターンを変化させることが，動物実験から知られている．生体に対する電波の影響は，周波数が10MHz以上になると熱作用が支配的となる．携帯電話や放送などで用いられる電波の周波数は，熱作用が支配的となる周波数帯に属している．熱作用の評価には，比吸収率（SAR）で表される体内への電力の吸収量が指標として用いられる．

(3) 非熱作用

遺伝子への影響，癌の発症，頭痛などを危惧するものであるが，電波が非熱作用を引き起こすという確固たる証拠は今のところ示されていない．

▶ 2) 電波防護

電波が人体に与える影響への不安に対し，わが国では1990年と1997年に，旧郵政省電気通信技術審議会（現総務省情報通信審議会）が，10kHzから300GHzまでの電波を対象に「電波利用における人体の防護指針」（通称，「電波防護指針」）をまとめた．

(1) 電波防護指針（図6-7）

電波防護指針は，その根拠となる基礎指針と，実際の評価に用いる管理指針に分けられる．基礎指針は，人体が電波に曝されるとき，人体に生じる各種の生体作用に基づいて，人体の安全性を評価するための指針である．具体的には，安全率を考慮し，全身平均SARの任意の6分間平均値が0.4W/kg以下であることなどが定められている．一方，管理指針は，基礎指針を満たすための実測できる物理量である．電界強度（V/m），磁界強度（A/m），電

比吸収率（SAR：specific absorption rate）： SARには全身平均SARと局所SARとがある．全身平均SARとは，身体が電磁波に曝露されることで，単位質量の組織へ単位時間に吸収されるエネルギー量のことである．局所SARとは，人体が任意の10gあたりの組織に6分間に吸収されるエネルギー量の平均値である．単位はともにW/kgで表される．

熱ストレスによる動物の行動パターン変化が現れる閾値は，動物の種類によらず全身平均SARが約4W/kgであることが明らかになっている．

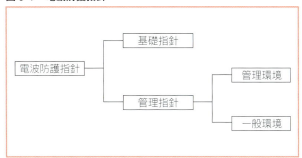

図 6-7　電波防護指針

表 6-1　電波の強さ（平均時間 6 分間）の基準値（一般環境）

周波数 f	電界強度 E[V/m]	磁界強度 H[A/m]	電力密度 S[mW/cm²]
10 kHz 〜 30 kHz	275	72.8	
30 kHz 〜 3 MHz	275	$2.18\,f^{-1}$	
3 MHz 〜 30 MHz	$824\,f^{-1}$	$2.18\,f^{-1}$	
30 MHz 〜 300 MHz	27.5	0.0728	0.2
300 MHz 〜 1.5 GHz	$1.585\,f^{1/2}$	$f^{1/2}/237.8$	$f/1{,}500$
1.5 GHz 〜 300 GHz	61.4	0.163	1

f は MHz を単位とする周波数．

力密度（mW/cm²）などで示した，実際の評価に用いる指針のことをいう．なお，電波の強さは，周波数などにより人体に障害を与えることから，指針の値は周波数などによって異なる（**表 6-1**）．

さらに管理指針は，これを適用する環境を管理環境と一般環境に分けて規定している．管理環境は電波について専門的な知識を有する人のみが入る環境で，一般環境は電波について知識のない一般の人も入れる環境である．このため，一般環境の指針値は，管理環境から 5 倍の安全率をとって 0.08 W/kg 以下と決められている．

(2) 携帯電話基地局や放送用タワーなどについての規則

電波防護指針に基づき，電波法施行規則が改正され，1999 年に施行された．これにより，電波の強さが一定値以上となる範囲内には一般の人が容易に立ち入れないようにするため，無線局の開設者が柵などを設けることが義務づけられた．

(3) 携帯電話機などについての規則

人体側頭部のそばで使用する携帯電話機などに対して，電磁防護指針に基づき，局所 SAR が 2 W/kg を超えないようにすることが 2002 年から義務づけられた．

PHS 端末はその設計上，局所 SAR が 2 W/kg を超えることはないので，こ

電波の影響

の規則の対象とはなっていない．

なお，前述の基準値は国際的な指針と同等のものとなっている．

▶3）公的機関の見解

(1) 世界保健機関（WHO）の見解

①RF（radio frequency：高周波）曝露による健康障害ではっきりしているものは熱作用である．

②RFエネルギーは，国際的なガイドライン以下の曝露レベルで健康への悪影響を示さない．

③癌については，誘発したり促進したりするとは考えにくい．

(2) 総務省の見解

①電波防護指針が策定された．

②電波防護指針値を下回る強さの電波では健康に問題はない．

③携帯電話基地局および携帯電話からの電波は人体に影響を及ぼさない．

以上のように，WHO，総務省からそれぞれの見解が出されるなか，電波については過度の不安感や逆にまったく無関心などのさまざまな反応がみられる．WHOも「なお究明すべき課題が多く残されている」という見解を発表していることより，今後も科学的データの信頼性の向上を図り，電波の安全性評価に関する研究を進めていくことが重要である．

2 ─ 機器への影響

▶1）状況

電波が人体以外に及ぼす重要な影響として，医療機器への影響があげられる．医療機関では多数の医療機器が使用されており，そのなかには強力な電

Tips　環境保健基準

WHOが初の国際基準案として，電磁波対策の必要性や具体策を明記した「環境保健基準」の原案を2007年にまとめた．原案では，電磁波による健康被害の有無は「現時点では断定できない」としている．しかし，発癌性について「（30 cm離れたテレビから受ける最大電磁波の5分の1程度にあたる）0.3～0.4 μT以上の電磁波に常時さらされ続ける環境にいると，小児白血病の発生率が2倍になる」とする米国や日本などの研究者の調査結果を引用．科学的証明を待たず被害防止策を進める「予防原則」の考え方に立ち，対策先行への転換を促している．具体的な数値基準については，各国の専門家で作る「国際非電離放射線防護委員会」が1998年に策定した指針（制限値＝周波数50 Hzで100 μT以下，同60 Hzで83 μT以下）を「採用すべき」とし，強制力はないものの，日本などのように制限値を設けていない国にこの指針を採用するように勧告している．また，各国の事情に応じ，送電線などを建設する際の産業界，市民との協議を求める．対策例として，送配電線の地下化や遮蔽設備の設置などをあげている．

表 6-2 医療機関で発生しうる電波現象

電波現象	要因
静電気	医療機器（ローラポンプ，搬送ユニットなど）および医療従事者の帯電，患者の使用する毛布・シーツ，トロリー・ワゴン類のキャスターからの帯電など
磁界	医療機器（MRI，照明器具など）および電気毛布，受変電設備，エレベータなど
電界	医療機器（電気メス，マイクロ波治療器など）および各種インバータノイズ，放送波，無線機器，携帯電話，PHS，テレメータ，無線 LAN，周辺 IT 機器など
電源ラインノイズ	医療機器（電気メスなど），インバータノイズ，高周波接地不良，配電盤切替ノイズ，放送波
雷サージ	送電線への落雷（誘導雷）

波を発生するものや，逆に電波の影響を受けやすいものが多く存在する．電子機器が発する電波が周辺の他の電子機器の動作に影響を及ぼす現象のことを EMI（電磁干渉，電磁妨害：electromagnetic interference）といい，EMI による被害が報告されている．

表 6-2 には，医療機関で発生しうる電波現象をあげた．

▶ 2) 医療現場における電波障害

現在の医薬品医療機器等法において，医療機器に分類されるものは，鋼製小物なども含めると約 4,000 機種であるが，そのうち，人工呼吸器，人工心肺装置，人工透析装置，輸液ポンプ，電気メスなどの臨床工学技士とかかわりの深い高度管理医療機器として約 1,000 機種が存在する．医療機関ではその他に，電気毛布や放送波などの非医療機器も医療機器と一緒に使用されており，これらの機器間で相互に電磁障害が発生しうる状況にある．以下に，電波障害によるトラブル事例をあげる．

(1) 心電図モニタへの影響

①ハム雑音：ハム雑音とは，周波数 50 Hz または 60 Hz の商用交流が心電図波形に混入したものをいう．

＜原因＞

進入経路には抵抗性結合，電磁性結合，静電性結合などがある．抵抗性結合は，電灯線のコンセントや併用機器などから壁や床の湿気などを通りベッドから人に乗る場合などをいう．電磁性結合とは，導体の中を電流が流れるとそのまわりに磁界が発生するので，心電図モニタの誘導コードが磁界を横切るように置かれていると，誘導コードに交流電圧が発生することをいう．

静電性結合とは，導体と導体が近接しているところで，一方の導体に電流を流すともう一方の導体に電流が乗り移ることをいう．

<対策>
- 抵抗性結合：ベッドを壁から離す，本体やベッドをアースする．
- 電磁性結合：周囲の電源コードを誘導コードから離す，誘導コードを束ねる．
- 静電性結合：蛍光灯の真下に患者を配置しない．

②電気メス：心電図モニタの扱う信号は 100 Hz 前後であるが，電気メスの約 500 kHz という高い周波数が雑音として混入する．

<原因>
電気メスの雑音が混入する原因は，変調高周波→入力回路での検波→低周波成分発生によるといわれている．

<対策>
- 高周波除去フィルタ内蔵の心電図モニタを使用するなどの対策が考えられるが，完全に除去するのはむずかしい．

(2) 心臓ペースメーカへの影響

①電気メスによる雑音障害

<原因>
最近の植込み式ペースメーカのほとんどがデマンド型ペースメーカであるため，電気メス雑音を R 波と誤認することにより動作停止や誤作動のおそれがある．

<対策>
- 植込み式ペースメーカの植込部直上に強力な磁石を置いて，固定レート状態で使用する．
- 電気メスはなるべく離して使用する．
- 電気メスの出力は必要最小限度にする．

②その他影響を与える機器：植込み式ペースメーカは心臓を刺激する機能のみならず，自己心拍を検出する機能ももっている．このため，何らかの電磁波が混入してくると，これを自己心拍と誤認する可能性がある．表 6-3 に，危険を及ぼす可能性のある機器ならびに使用可能な機器などを示す．

(3) 輸液ポンプへの影響

①電気メス

<原因>
電気メスのアクティブ電極コードや対極板コードが輸液ポンプに接近していると，高周波雑音により誤作動や動作停止のおそれがある．

<対策>

表6-3 心臓ペースメーカに影響を与える機器

危険を及ぼす可能性のある機器など	
医療環境	磁気共鳴画像診断装置（MRI），電気利用の鍼治療器，高周波／低周波治療器，ジアテルミー，電気メス，結石破砕装置，放射線照射治療装置，X線CT（PET-CT装置を含む），など
一般環境	空港などの金属探知機，小型無線機，各種溶接機，発電施設，レーダ基地，全自動麻雀卓，体脂肪測定装置（通電式），自動車のエンジン部分，IH調理器※，電子商品監視機器（EAS）※，RFID（電子タグ）読取機器※，自動車のスマートキーシステム※，ICOCA/SUICAなどのワイヤレスカードシステム※，貼付用磁気治療器※，磁気ネックレス※，携帯電話※，電気カミソリ※，電動ハブラシ※など ※は近づけない，立ち止まらないで速やかに通過するなどの条件つきを示す．
使用可能な機器など	
医療環境	超音波診断機器，心電計，レーザメス，除細動器など
一般環境	電気毛布，電子レンジ，電気カーペット，テレビ，ラジオ，ビデオ，コンピュータ，無線LAN，ファックス，補聴器，ホットプレート，電気コタツ，電気洗濯機，電気掃除機，リモートコントローラ（テレビ，エアコンなど），レーザディスク，電気ストーブ，ステレオ，など

電子商品監視機器（EAS）： レジカウンターで清算されずに機器のセンサーを通過した場合に警告音を発する機器で，商品の店外への不正持ち出しを防止する．

RFID（電子タグ）読取機器： 電子タグとリーダライタとの間で非接触の通信を行い，電子タグのデータを読み書きすることができる機器である．

・電気メスとの併用はなるべく避ける．
・電気メスのコード類ならびに本体との距離を十分にとって使用する．
　②携帯電話：携帯電話使用により誤作動や動作停止のおそれがあることから，携帯電話の電源を切るか，十分に距離をとることが求められる．

3 主な規定

1 ― 電波法（1950年）

　別々の場所から発射された同一周波数の電波を同時に受信すると，それぞれの電波にとっては他の電波は雑音として入ることになる．そのため，ある周波数の電波はその到達範囲内では，その時間にその場所からしか出ないようにしなければならない．有限の資源である電波を，効率よく利用目的に添うかたちで振り分け，電波の発信により他人に迷惑をかけないために制定されたのが電波法である．
　電波は極力出さないようにし，例外的に認められたもの（テレビ放送，携帯電話，警察無線，微弱無線など）は用途にかぎって，条件に従って出して

よいことになっている．電波法は，3 THz 以下の周波数を電波と定義し，1950年に施行された．

2 ― 電波法改正（1989 年）

医用テレメータは，それまで使用チャネルを自由に選択でき，使用されてきた．しかしながら，医療現場での医用テレメータの普及につれて，受信途切れや混信などの重大な問題が出てきた．そこで，電波法改正により，テレメータは"微弱無線局"から"特定小電力無線局"へと取り扱いが変更され，名称も「小電力医用テレメータ」と変更した．これにより，ルールに則った運用で，医療現場での円滑な利用が期待されている．

以下に，電波法改正に伴ったおおまかな運用方法を示す．

①周波数：小電力医用テレメータには 420～450 MHz の周波数が割り当てられ，離れた 6 つのバンドが約 1 MHz の周波数帯域で振り分けられている（表 6-4）．

②送信機：また，この周波数帯を有効利用するために送信機が占有帯域別

微弱無線：ラジコンやワイヤレスマイクなどで用いられ，周波数や変調方式を問わず自由に電波を発射できるものをいう．

特定小電力無線局：有料道路自動料金収受システム（ETC）や車両追突防止のミリ波レーダなどに用いられていて，指定された目的，周波数帯，電波形式，送信出力（10 mW 以内）を用いる．

表 6-4　小電力医用テレメータ周波数割当

バンド名	周波数帯域（MHz）	帯域幅（MHz）
バンド 1	420.0500～421.0375	0.9875
バンド 2	424.4875～425.9750	1.4875
バンド 3	429.2500～429.7375	0.4875
バンド 4	440.5625～441.5500	0.9875
バンド 5	444.5125～445.5000	0.9875
バンド 6	448.6750～449.6625	0.9875

Tips ISM 周波数

国際電気通信連合（ITU：International Telecommunication Union）によって，もっぱら通信以外の目的で電波を利用する用途のために設定されている周波数帯をいう．2.4 GHz 近辺の電波周波数帯で，日本では，10 mW 以下の出力であれば免許不要で利用できるよう開放されている．産業・科学・医学用の機器に用いられている周波数帯なので，Industry Science Medical の頭文字をとって「ISM バンド」ともよばれる．

無線の周波数帯の多くは，通信・放送用に割り当てられ，免許がなければ利用することができない．しかし，電子レンジなど多くの電子機器は微弱な出力の電磁波を発生したり利用したりしている．このような機器が自由に使える帯域として，2.4 GHz 帯が開放されている．近年では，この周波数帯を用いた無線 LAN や各種の無線インターネット技術が実用化されてきている．2.4 GHz 帯を使う通信規格としてはコードレス電話や Bluetooth などがある．諸外国では 5 GHz 帯を用いて無線 LAN を実現する動きが活発だが，日本国内では 5 GHz 帯はすでに気象レーダなどで利用されているため，免許不要で利用できる帯域が諸外国と比べて大幅に制限されている．このため，2.4 GHz 帯の高速化に注目が集まっている．

表 6-5　送信機の型別分類

分類	帯域幅（kHz）	送信出力（mW）	占有チャネル数
A 型	12.5	1	1
B 型	25.0	1	2
C 型	50.0	1	4
D 型	100.0	1	8
E 型	500.0	10	40

表 6-6　ゾーンの表示色

ゾーン番号	1	2	3	4	5	6	7	8	9	10
色	茶	赤	橙	黄	緑	青	紫	灰	白	黒

に5つの種別に分類され，それぞれについて周波数の利用に関する規格が定められている（表6-5）．

③ゾーン配置：さらに，相性の良いチャネルを同じグループにし，相性の悪いグループと別々のグループに振り分けた．このグループをゾーンといい，10のゾーンを10色に色分けしている（表6-6）．

3 ―「医療機関における携帯電話等の使用に関する指針」（電波環境協議会）（2014年）

http://www.emcc-info.net/info/pubcom2/2608_1.pdf を参照．

1）指針の目的・背景

医療機関における携帯電話などの使用については，1997年に不要電波問題対策協議会（現：電波環境協議会）より公表された指針などを参考に，各医療機関ごとに独自に対応されてきた．

一方，携帯電話などの通信技術は日進月歩であり，第二世代の携帯電話サービスの廃止や医療機器の電磁的耐性の向上など，状況は著しく変化し続けている．また，医療機関における携帯電話など通信技術の応用は医療の発展に寄与する可能性があり，患者のQOLの向上においても期待される．

そのため，正しい認識と確かな情報に基づき，医療機関における携帯電話などの安全性と信頼性を礎とした使用方法などの新たな指針が必要となった．

2）指針の対象

①対象は医療機関であるが，医療機関にかかわる，患者，面会者，医療従

電波環境協議会： 2004年に不要電波問題対策協議会から電波環境協議会へと名称が変更された．

事者，関係業者などに幅広く認知されることが望ましい．

②在宅医療で使用される医用電気機器などへの影響については，引き続き検討することが必要である．

③ペースメーカなどの植込み型医療機器への影響については，「各種電波利用機器の電波が植込み型医療機器へ及ぼす影響を防止するための指針」http://www.tele.soumu.go.jp/j/sys/ele/medical/chis/index.htm を参照．

▶ 3）医療機関利用者向けの携帯電話端末使用ルールの設定

医療機関によって医用電気機器の種類，環境などの状況が異なるため，具体的なルールは本指針を参考に，各医療機関が適切に設定する必要がある．

(1) 一般的な注意事項

①離隔距離の設定

医用電気機器の電磁両立性に関する国際規格で用いられている推奨分離距離などを参考とし，影響が懸念される医用電気機器から1m程度離すことを目安とする．

②マナーの観点

他の患者の静養を妨げないような心遣いより，各医療機関が適切に設定する．

③個人情報，医療情報の保護

携帯電話端末には録音，カメラ機能を備えるものも多く，個人情報の保護および医療情報漏洩の防止の観点より，医療機関でのそれらの機能の使用は原則として控えることが望ましい．

④EMCに関する体制の充実

EMC管理者を配置することが望ましい．

(2) エリアごとの使用ルールの設定

表6-7を参照のこと．

▶ 4）医療従事者向けの携帯電話端末使用ルールの設定

①医療業務用として，低出力電力の医療用PHSなどの有効活用を考慮する．

②医療業務用携帯電話端末などには，専用ストラップの装着による識別も考慮する．

▶ 5）医療機関での携帯電話端末の使用ルールの周知

医療機関における携帯電話端末などの使用時のルールやマナーについては，掲示物などにより広く周知することが望ましく，その一例を図6-8に示した．

EMC（電磁両立性）： EMCとは，electromagnetic compatibility の略で，機器がその動作によって他のものに妨害を与えず，またその動作が他のものによって妨害されないことを意味する．

EMC
IEC 60601-1-2：1993

表 6-7　エリアごとの携帯電話端末使用ルール設定の例[13]

場所	通話など	メール・web など	エリアごとの留意点
（1）食堂，待合室，廊下，エレベータホールなど	○	○	・医用電気機器からは設定された離隔距離以上離すこと． ・使用制限のあるエリアに隣接する際は必要に応じて使用制限される． ・歩きながらの使用は危険なので控えること．
（2）病室など	△※	○	・医用電気機器からは設定された離隔距離以上離すこと． ・多人数病室では，通話などの制限により，マナーの観点より配慮すること．
（3）診察室	×	△（電源を切る必要はない）	・電源を切る必要はない（ただし，医用電気機器からは設定された離隔距離以上離すこと）． ・診察の妨げ，他の患者の迷惑にならないように配慮すること．
（4）手術室，集中治療室（ICUなど），検査室，治療室など	×	×	・使用しないだけでなく，電源を切る（または電波を発射しないモードとする）．
（5）携帯電話使用コーナーなど	○	○	

○，△，×：図 6-8 参照．※マナーの観点より配慮すべき事項は，一律に決められるべきものではないため，具体的には各医療機関で判断されることが重要である．

図 6-8　医療機関での掲示の一例[13]

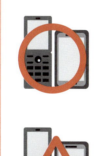

使用可能エリア
・医用電気機器からは 1 m 以上離してください．
・通話もメール・Web 等も可能です．

通話禁止
メール・Web 等可

通話禁止エリア
・医用電気機器からは 1 m 以上離してください．
・メール・Web 等は可能ですが通話はご遠慮ください．

携帯電源
OFFエリア

上記掲示図はあくまで想定される掲示の例であり，各医療機関においてこれを参考に，ルールをわかりやすく表示する適切な掲示がなされることが望ましい．

▶6）携帯電話端末以外の無線通信機器の使用

⑴ PHS

　原則として医療機関での使用は可能であるが，手術室，集中治療室（ICUなど）での使用は，各医療機関が医用電気機器への影響を確認する．

　端末を医用電気機器の上に置くことは禁止する．

⑵ 無線LAN

　PHSに準ずる．ただし，無線LANを搭載するスマートフォンなどには注意が必要である．

　無線LANの導入にあたっては，日本の無線設備の技術基準に対応していることを技術基準適合証明のマーク（**図6-9**）により確認することが必要である．

⑶ フェムトセルの設置

　本指針に即した具体的な設置については専門業者に相談する．

図6-9　技術基準適合証明のマーク

フェムトセル：半径数m〜数十mの小さな無線通信エリア，または通信エリアを構築するモバイル基地局のこと．

4 ─「医療機器の電磁両立性に関する日本工業規格の改正に伴う薬事法上の取扱いについて」（2014年）

https://www.pmda.go.jp/files/000223180.pdf

　JIS T 0601-1-2：2002（以下，旧規格）が改正され，JIS T 0601-1-2：2012（以下，新規格）が施行されたことを受け，厚生労働省医薬食品局審査管理課医療機器審査管理室長通知「医療機器の電磁両立性に関する日本工業規格の改正に伴う薬事法上の取扱いについて」薬食機発0328第1号が2012年3月28日付で発出された．

　これは，新規格の適用が2017年4月1日であることより，2012年3月28日〜2017年3月31日を経過措置期間とし，旧規格に基づいて製造された医療機器への対応を定めたものである（**表6-8**）．

（旧）「日本工業規格」
（現）「日本産業規格」

表6-8　「医療機器の電磁両立性に関する日本工業規格の改正に伴う薬事法上の取扱いについて」

基本的要件	管理医療機器または高度管理医療機器の要件	一般医療機器の要件
①2017年3月31日までは新旧どちらかの規格に適合すればよい． ②2017年4月1日以降は新規格に適合すること． ③体内植込み型医用電気機器などのように，新規格の他に国際的に用いられている規格などがある場合は，それを確認すること．	①2017年4月1日以降に承認または認証を申請をする場合は，新規格への適合性を確認のうえ，根拠資料を添付する． ②2012年3月28日よりも前に承認もしくは認証を申請していた場合などにおいては，旧規格によることができる． ③既承認品または既認証品を2017年4月1日以降も製造販売する場合は，リスク分析を実施し，規定の対応を2017年3月31日までに完了する．	①2017年4月1日以降に製造販売の届出を行う場合は，新規格への適合を確認する． ②経過措置期間中に製造販売の届出を行う場合には，旧規格によることができる． ③管理医療機器または高度管理医療機器の要件③と同じ．

5 — JIS T 0601-1-2（2012年）

医療機器で要求されるEMC規格として，1993年にIEC 60601-1-2が制定された．その後，2001年に第2版規格が発行された．

一方，JIS T 0601-1-2は，1993年に第1版として発行されたIEC 60601-1-2を翻訳して2002年に制定された．その後，2012年に改正された．

▶ 1) エミッション

機器からの妨害の放射をいい，EMIとよばれることもある．以下のものが規定されている．

① 空中を飛ぶ電磁妨害波
② ケーブルに漏洩した電源端子妨害波

▶ 2) イミュニティ

妨害に対する耐性，すなわち妨害の受けにくさをいう．以下のものが規定されている．

① 静電気放電に対する耐性
② 無線波に対する耐性
③ 火花放電に対する耐性
④ 雷誘導電圧に対する耐性

JIS T 0601-1-2：2012において要求される電磁イミュニティを**表6-9**に示す．

電気的ファストトランジェント/バースト： 普通のAC主電源スイッチやリレー接点が開く際の「シャワリング・アーク」によって生じる妨害をシミュレートする．

サージ： 雷や電力のスイッチングなどに伴う電力線や長距離信号線（電話線など）上の比較的低周波で高エネルギーの妨害をシミュレートする．

表6-9　要求される電磁イミュニティ

対象	イミュニティ試験	JIS T 0601 試験レベル
すべての機器およびシステム	静電気放電	±6 kV（接触） ±8 kV（気中）
	電気的ファストトランジェント/バースト	±2 kV（電源ライン） ±1 kV（入出力ライン）
	サージ	±1 kV（ラインーライン間） ±2 kV（ラインー接地間）
	電源周波数 (50/60 Hz) 磁界	3 A/m
生命維持機器およびシステム	伝導 RF	3 Vrms（150 kHz～80 MHz ISM帯域外） 10 Vrms（150 kHz～80 MHz ISM帯域内）
	放射 RF	10 V/m（80 MHz～2.5 GHz）
非生命維持機器およびシステム	伝導 RF	3 Vrms（150 kHz～80 MHz）
	放射 RF	3 V/m（80 MHz～2.5 GHz）

（JIS T 0601-1-2：2012より抜粋）

4 EMC 管理

　2002 年に，医用電子機器標準化委員会より「小電力医用テレメータ運用の手引き」が改正された．そのなかで無線チャネル管理者とは，病院内で使用されるテレメータシステムについて，その無線チャネル管理，ゾーン配置，受信アンテナシステム敷設，設置環境調査，電波障害調査と対策などを統括し，電波環境の安全性，信頼性を確保する者とし，医用テレメータを使用する病院への配置の必要性を説いている．無線チャネル管理者の資質としては，工学知識をもつ臨床工学技士が最適任としている．小電力医用テレメータのみならず，EMC 管理には，臨床工学技士が中心的役割を担うことが望まれる．

　EMC 管理としては，① EMC 障害発生のリスクを考える，②医療機関の機器・設備などの環境を把握しておく，③医療機器メーカとの打ち合わせをきちんと行っておく，④障害が発生した場合の対処方法を検討する，⑤ EMC 適合機器の選択，などが考えられるが，臨床工学技士自らが率先して，EMC 管理へ積極的に働きかける姿勢が必要となる．

参考文献
1) 国立天文台編：理科年表．丸善，2007．
2) WHO ファクトシート No.193：携帯電話とその無線基地局．2000．
3) 総務省：生体電磁環境研究推進委員会最終会合における報告について．2007．
4) 電気通信技術審議会答申（諮問第 89 号）：電波利用における人体防護の在り方．1997．
5) 不要電波問題対策協議会：携帯電話端末等の使用に関する調査報告書．電波産業会，1997．
6) 日本医療機器関係団体協議会：医用電気機器 EMC 規格適合化基準（ガイドライン）．1997．
7) 厚生労働省医薬局審査管理課長：医療用具の電磁両立性に関する規格適合確認の取扱いについて．医薬審発第 0830006 号，2002．
8) JIS T 0601-1-2：2002「医用電気機器—第 1 部：安全に関する一般的要求事項—第 2 節：副通則—電磁両立性—要求事項及び試験」
9) 総務省：電波の医療機器等への影響に関する調査研究報告書．2012．
10) http://www.soumu.go.jp/menu_news/s-news/02kiban16_03000192.html
11) JIS T 0601-1-2：2012「医用電気機器—第 1-2 部：安全に関する一般的要求事項—電磁両立性—要求事項及び試験」
12) 厚生労働省医薬食品局審査管理課医療機器審査管理室長：医療機器の電磁両立性に関する日本工業規格の改正に伴う薬事法上の取扱いについて．薬食機発 0328 第 1 号，

2012.
13) 電波環境協議会:医療機関における携帯電話等の使用に関する指針—医療機関でのより安心・安全な無線通信機器の活用のために—. 2014.

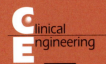

第7章 システム安全

1 システム安全とは

今日の医療現場では，メーカーや製造時期も異なる数多くの医療機器が，診療行為の種類に応じてそのつど集合と離散を繰り返す形で使用されている．給電・給水・空調などの建築設備やITシステムにも，施設ごとの差異が存在する．さらに，在宅医療や遠隔医療の範囲の拡大とともに，医療機器を操作する人間も，医療専門職だけでなく患者やその家族も含まれるようになった．

このような医療現場で安全な医療行為を遂行するためには，個々の医療機器やそれを構成する部品の安全性が保障されるだけでは不十分であり，医療機器，使用環境，患者と医療スタッフ全体を一つの「システム」としてとらえ，「システム」としての安全対策をとることが必要である．

JISではシステムを「所定の任務を達成するために，選定され，配列され，互いに連係して動作する一連のアイテム（ハードウエア・ソフトウエア・人間要素を含む）の組合せ」と定義している．「システム安全」とは，さまざまなアイテムの複合体としてのシステムの安全を確保するために，安全技術とマネージメント技術を統合的に活用して，設計から製造，使用までの全段階におけるリスク要因を抽出し，評価と対策を行うことである．

本章では，システム安全の基礎となる信頼性工学，分析と対策の手法，さらに先進技術システムにおける安全の課題について概説する．

> JISでは，アイテム（item）を「信頼性の対象となるシステム・サブシステム・機器・装置・構成品・部品・素子・要素などの総称またはいずれか」と定義している．
>
> 小野は，MEシステム安全を「ME機器・システムにかかわるあらゆる安全問題を，それらのライフサイクルの全段階を通じて，機器・システム・設備・環境・人および経済性の制約条件のもとで，最も安全な状態を実現する対策をたてること」と定義している[1]．

2 信頼性工学の概要

1 ─ 信頼性工学とは

信頼性工学とは，システムや製品の信頼性を向上させるための技術を体系化した学問で，信頼性確保のために必要な基本的設計手法，信頼性に関する

データ処理法，製品の信頼性の予測手法，信頼性管理の手法などを含むものである．

　第二次世界大戦中に，レーダなどの電子兵器で多発した故障を調査する過程で，科学的信頼性管理の必要性が判明した．戦後アメリカで発足した電子機器信頼性諮問委員会（AGREE：Advisory Group on Reliability of Electronic Equipment）の報告書において，信頼性工学の基礎が確立したとされる．1950年代に指数分布が製品寿命の分布解析に有効であることが着目され，1960年代にはアポロ計画を支えた宇宙航空産業において，FMEAやFTA（後述）などの信頼性分析手法の有用性が示された．

　信頼性工学は日本にも，製造誤差の統計的調査管理から始まった品質管理（quality control）とともに導入され，電気製品，自動車，原子力，鉄道など多くの産業分野において不可欠なものとして活用されている．

　信頼性工学とは，信頼性の観点から人間を含めたさまざまなシステムを対象とする「総合工学」であり，システム工学・品質管理・人間工学などの関連科学や，物理学・化学・電気工学・機械工学などの「固有技術」と切り離して論じることができないものである[2]．

2 — 信頼性の基礎

1）信頼度，アベイラビリティ，保全度

　機器やシステムの信頼性の尺度として，信頼度，アベイラビリティ，保全度などがあり，JISでは以下のように定義している．

(1) 信頼度（reliability）

　信頼度とは，アイテム（システム，機器，部品など）が，与えられた条件で規定の期間中に要求された機能を果たす確率と定義され，R と示される．また信頼性とは，要求された機能を果たす性質と定義されており，信頼度と信頼性とは区別して用いられている．一方，信頼性工学では故障（failure）を「アイテムが要求された機能を失うこと」と定義している．故障率（failure rate）を F とすると $R = 1 - F$ の関係となる．

(2) アベイラビリティ（availability）

　修理可能な系・機器・部品などが規定の時点で機能を維持している確率，またはある期間中に機能を維持している時間の割合をいう．アベイラビリティを A とするとき，$1 - A$ をアンアベイラビリティという．

(3) 保全度（maintainability）

　アイテムの保全（修理）が規定の条件下で規定の時間内に終了する確率をいう．

保全（maintenance）：「アイテムを使用及び運用可能状態に維持し，又は故障，欠点などを回復するためのすべての処置及び活動」と定義されている．保全は，故障発生後に実施する事後保全（corrective maintenance：CM）と，故障予防のために実施する予防保全（preventive maintenance：PM）に分けられる．予防保全には，一定期間ごとに行う時間計画保全（scheduled maintenance）と，必要な状態に行う状態監視保全（condition-based maintenance）がある．

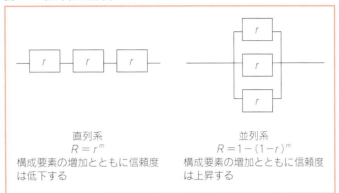

図7-1 直列系と並列系

直列系
$R = r^m$
構成要素の増加とともに信頼度は低下する

並列系
$R = 1 - (1-r)^m$
構成要素の増加とともに信頼度は上昇する

▶ 2）冗長性，直列系，並列系

冗長性（redundancy）とは，構成要素（アイテム）や手段を余分に設けることにより，一部が故障してもシステムとしての機能を保つことができる性質をいう．

並列系とは，アイテムを並列（parallel）に結合することによって，どれか一つが健全であればシステムとしての機能が保たれているものをいう．

個々の信頼度がrのアイテムをm個の並列系とした場合，システム全体の信頼度Rは$R = 1 - (1-r)^m$となる．

一方，直列（series）に複数のアイテムを接続した場合には，アイテムが一つでも故障するとシステムとしての機能は損なわれてしまう．このように，冗長性のない複数個の構成要素からなるシステムを直列系という．

信頼度rのアイテムをm個の直列系とした場合，システム全体の信頼度Rは$R = r^m$となる．

個々の信頼度が0.6であっても，アイテムをm個の並列系とした場合には，$m = 2$で$R = 0.84$，$m = 4$で$R = 0.9744$，$m = 8$では$R = 0.9993$とシステム全体の信頼度が向上する．

これに対し直列系では，信頼度0.99のアイテムであっても構成要素が増えるにつれて，$m = 2$で$R = 0.9801$，$m = 4$で0.9606，$m = 8$では0.9227とシステム全体の信頼度が低下していくのである（図7-1）．

3 ─ 時間と信頼性

▶ 1）平均故障間隔と平均修理時間

時間経過からみた信頼性の尺度として，次のようなものがある．

①平均故障間隔（MTBF：mean time between failures）：故障と故障の間の動作時間の平均値をいう．平均動作可能時間に相当する．

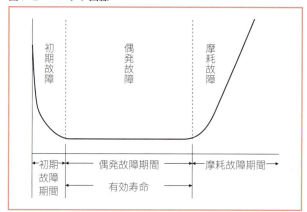

図7-2 バスタブ曲線

②平均修復時間（MTTR：mean time to repair）：修理を開始した時点からアイテムが運用可能状態に回復するまでの時間の平均値である．平均動作不能時間（MDT：mean down time）ともいう．

③固有アベイラビリティ（inherent availability）：MTBFとMTTRを用いて機能が維持されている時間の割合Aを求めることができる．すなわち

$$A = \frac{\text{MTBF}}{\text{MTBF} + \text{MTTR}}$$

となる．JISではこれを固有アベイラビリティ（inherent availability）とよんでいる．

▶ 2) バスタブ曲線と故障期間

システムや製品の故障率を運用開始時からの時間経過とともにみると，**図7-2**のような曲線を描く．この曲線は形が浴槽に似ているのでバスタブ（bathtub）曲線といい，初期故障期間，偶発故障期間，摩耗故障期間に区分される．

第1の期間は，運用初期に故障率が急速に減少していく期間で，初期故障期間（early failure period）といい，この時期の故障を初期故障という．初期故障とは，設計や製造時に取り除くことができなかった設計・製造上の欠点や，想定されていなかった使用法の不具合などによって発生するものである．初期故障への対策としては，出荷や運用前に十分な「ならし運転」を行うことによって，設計開発時に発見できなかった欠陥を発見することが有用である．これをデバッギング（debugging）という．

第2の期間は，故障率がほぼ一定とみなせる期間で，偶発故障期間（random failure period）という．この時期の故障を偶発故障（random failure）という．

第3の期間は，偶発故障期間を過ぎて故障率が急速に増大する期間で，摩

耗故障期間（wear-out failure period）という．この時期の故障が摩耗故障（wear-out failure）で，アイテムの疲労・摩耗などが原因で発生する故障である．摩耗故障に対してはオーバーホールによるアイテムの予防的交換やシステムの廃棄という対応がなされる．一般的に製品として有効に使用できるのは偶発故障期間なので，偶発故障期間の長さを有効寿命とよぶこともある．

3 システムの分析評価手法

さまざまな構成要素からなるシステムに潜む問題点を分析し，システム全体としての安全と信頼性を検証する代表的な手法として，FTA（fault tree analysis）とFMEA（failure mode and effect analysis）がある．

FTAとは，故障や事故の原因について，発生までの経過と原因を順次遡って解析する手法である．まず不具合事象をトップ事象として取り上げ，発生原因と発生経路についてANDゲートとORゲートの論理記号を用いた樹形図（tree diagram）によって，おおもととなる原因に至るまで分析するものである．個別の不具合事象に関する統計データを入れることで発生確率を算出することも可能である（図7-3）．

図7-3　FTAの例

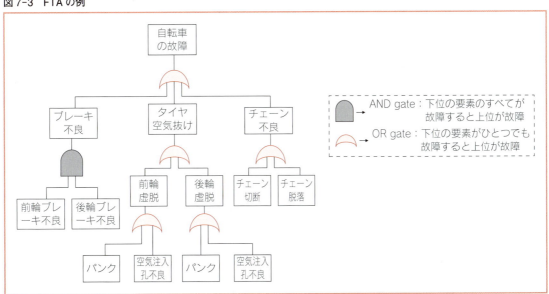

大村　平：信頼性工学のはなし．日科技連，1988より．

表7-1　FMEAの実施例と頻度・重篤度分類

段階	作業名	想定される誤操作・故障	原因	異常検出の契機と方法	結果	重篤度	頻度	対策
呼吸回路の組立	加湿器準備	消毒不備	使用済加湿器との混在	患者感染・加湿液の培養	患者感染	Ⅰ～Ⅱ		消毒済器材の表示・整理徹底
		加湿液誤注入	薬品類の整理・表示の不備	患者の異常・加湿液の分析	気道・肺損傷，加湿器破損	Ⅰ～Ⅱ		薬剤等整理・相互確認
	回路支持アーム取付	脱落	クランプ磨耗・締付不良	回路点検・アラーム発令	呼吸回路脱落・挿管チューブ抜管	Ⅰ～Ⅲ		整備点検・固定機構改良
	呼吸回路接続	消毒不備	使用済呼吸回路との混在	患者感染・培養	患者感染	Ⅰ～Ⅱ		消毒済器材の表示・整理徹底
		回路接続不良	接続部劣化・誤操作	回路点検，アラーム発令	呼吸回路破断	Ⅰ		整備点検・接続部改良
装着前準備	電源接続	停電による停止	自家発電装置故障	点検・アラーム	人工呼吸器停止	Ⅰ		整備点検・自家発電の多重化
		電源コード逸脱	コンセントのロック不良・位置不良	点検・アラーム	人工呼吸器停止	Ⅰ		整備点検・配線やコンセントの改良
	医療ガス圧確認	ガス圧低下	中央タンク貯蔵量不足	点検・アラーム	人工呼吸器不作動	Ⅰ		整備点検・ガス供給管理体制徹底
			ボンベの誤接続，中央配管の不良	点検・アラーム	不作動，異種類のガス供給			整備点検・機器改良・ガス供給管理体制徹底
	アラームチェック	アラーム故障見落とし	故障・整備不良	監視・点検・患者モニタ	モニタ不良	Ⅱ～Ⅰ		整備点検・教育訓練・人間工学的設計
		通常値への復帰ミス		監視・点検・患者モニタ	モニタ不良・換気条件異常	Ⅱ～Ⅰ		教育訓練・人間工学的設計
患者への装着	呼吸条件設定	誤設定	誤操作	アラーム・点検・患者モニタ	換気条件不良もしくは無換気	Ⅰ		教育訓練・人間工学的設計・モニタ機能改良
	アラーム条件設定	誤設定	誤操作	監視・点検・患者モニタ	モニタ不良	Ⅰ～Ⅱ		教育訓練・人間工学的設計・モニタ機能改良
	患者への接続	接続不良	接続部劣化・誤操作	アラーム・点検・患者モニタ	無換気，低換気	Ⅰ		監視・点検・接続部改良・教育訓練

故障等級	程度	基準
Ⅰ	致命的	人命やシステムに重篤な損害（死亡など）
Ⅱ	重大	人に障害，システムに損害
Ⅲ	軽微	損害は軽微
Ⅳ	微小	無視できる程度の損害

頻度等級	基準
①	いつも発生
②	しばしば発生
③	ときに発生
④	起こりそうもない

人工呼吸器の回路組立てから患者接続までの工程について実施したFMEAの例（抜粋）．

　一方FMEAとは，システムを構成する個々のアイテムについて，それぞれに発生しうる故障，頻度，故障がシステム全体に及ぼす影響などを検討し，対策を立てる手法である．FMEAは個々の機器やシステムなどのハードウエア

を対象とするだけでなく，さまざまな作業やプロジェクトの工程も対象とすることができる（**表7-1**）．

FTA が発生しうる事故や故障をまずトップに取り上げ，おおもとの原因にまで遡っていくトップダウン的手法であるのに対し，FMEA はシステムの構成要素の故障からシステム全体への影響を解析するボトムアップ的手法ということができる．

4 システム安全の手法

システム安全には，機器と操作する人間双方についての対策が必要である．機器側には，次のような対策が存在する．①本質的に故障しない設計，②故障の予防，③故障と予兆の検知・警報，④故障状態の増悪因子の排除，⑤故障による影響の最小化，⑥正常状態への復帰，⑦故障時の代替機能である．

また，操作者の負担軽減と操作ミスの予防には，機器と作業環境双方における人間工学的配慮が必要である．さらに，機器の操作性だけでなく取り扱い説明書の使いやすさ（読みやすさ，通常使用時と緊急時，検査時の使い分けなど）や教育訓練方法も重要である．次項からはシステム安全の主要な手法を説明する．

1 ─ フェイルセイフ，フールプルーフ，多重系

▶ 1）フェイルセイフ（fail safe）

「失敗時も安全」を意味するフェイルセイフとは，事故や故障あるいはその前兆を検知しシステムを自動的に安全側へ向かわせることで影響を最小化する安全機構である．

赤信号を無視した列車を自動的に停止させる自動列車停止装置（ATS）や，ストーブの転倒時に燃料供給を自動的に遮断する機構がフェイルセイフの代表である．医療機器におけるフェイルセイフの代表例として，対極板コード断線時の電気メス出力遮断装置がある．

▶ 2）フールプルーフ（fool proof）

「無知でも保障」を意味するフールプルーフとは，危険な操作をシステムの側で阻止する安全機構である．ガス配管端末器とガスホースのピンの配置を，医療ガスの種類ごとに異なったものとすることで物理的に誤接続を不可能と

しているのが代表例である．

▶ 3）多重系（dual system）

多重系とは，複数のシステムを備えることによって，一つのシステムが故障しても予備のシステムが稼動し機能を維持するシステムをいう．複数の油圧系統や航法用コンピュータで故障に備える航空機の操縦システムが多重系の代表である．IABPや除細動器は商用交流電源だけでなく内蔵電池による駆動も可能としている．これも電源に関する「多重系」といえる．

> **冗長**：信頼性工学では，「冗長」も多重系と同様の意味で用いられている．常用冗長（active redundancy）とは，常に複数のシステムが同時に機能を果たしている冗長をいう．複数のコンピュータでデータ処理を行う航空機の航法用コンピュータは常用冗長の代表である．
>
> 一方，待機冗長（stand-by redundancy）とは，システムが規定の機能を遂行している間は予備として待機している冗長をいう．医療施設の一般非常電源装置が待機冗長の一例である．

2 ─ モジュール化

アベイラビリティ向上のためには，定期点検や故障時の修理・交換を容易にすることが重要である．故障した部位への到達しやすさをaccessibility（接近性）という．accessibility向上のためには，故障した部位の取り外しと修理交換後の取り付けを容易にするモジュール（module）化が有効である．

サブシステムごとにひとかたまりとしたモジュール構造では，他のサブシステムに影響なく目的のモジュールのみを脱着することが可能である．コネクタやラッチを活用することで，迅速で容易なモジュールの脱着操作が可能となる．モジュール化は故障や点検のための修復時間を短縮するだけでなく，取り付け時の損傷や接続ミスの減少によってシステムの安全性向上にも寄与するものである．

> **モジュール**：システム工学においてモジュールとは，「交換可能な構成要素」と定義されている．

3 ─ 人間工学的設計

▶ 1）人間工学とは

これまでに述べたシステム安全の技術を種々の機器や道具に駆使したとしても，使用する人間にとって使い勝手が悪い場合には，誤操作を誘発したり使用者に過大な負担を課すこととなる．たとえば，機械的には最高の性能や安全システムであったとしても，操作者の手指の大きさと比べて大きさや配置が不適切な入力装置や視認性の悪い表示装置であると，誤入力を誘発するだけでなく誤操作自体に気づかないこととなる．このような機器設計の不備を，使用者への注意喚起で補完させることは不適切である．

人間工学とは，「人間が取り扱う機械や器具あるいは作業環境などを，人間にとって使いやすいものとなるように設計，改良する科学」と定義されている．人間工学に配慮した設計によって，機器や道具の操作，使用時に人間に与える負荷や有害な影響を軽減し，操作ミスを減少させることができる．

人間工学的設計には次のようなものがある．①体格，年齢，性差，人種など使用者の背景や人間の生理・認知能力に配慮した設計，②入力装置や表示

計器における操作法や表示法への配慮，さらに使用頻度や重要度による配置の差別化，③情報提示の整理・統合化，④マン・マシンインターフェイスの標準化・規格化などである．

このような人間工学的研究と配慮がもっとも行われているのが，航空機や鉄道，原子力発電所などである．入力装置の大きさや配置には，業務内容の詳細な調査とともに，操作者（パイロット，運転手，操作員）のさまざまな身体計測データを活用することで，操作に際する身体的・精神的負荷や誤操作を減少させるとともに，労働効率の向上をはかっている．

医療機器でも，IEC や JIS によって，言語の相違を克服し表示の理解を容易にするため，種々の表示用記号が定められている．また，医用電気機器の表示光について，「赤：警告―操作者による即時の対処が必要」，「黄：注意―操作者による速やかな対処が必要」，「緑：使用の準備が完了」，「その他の色：赤，黄，又は緑の意味以外の意味」と定めている（JIS T0601-1）．

最近では，点滴バッグを準備する際の労力測定や薬剤表示の視認性（色彩，文字の大きさ，表示法など）など，人間工学的調査に基づいた製品の改良も行われている．また，輸液ポンプでも誤入力防止のための配慮がなされるようになった．

しかし残念ながら，医療現場の機器操作や医療行為に関する人間工学的調査研究は，他の産業領域ほどは進んでいない．たとえば，人工呼吸器のマン・マシンインターフェイスや電子カルテの入力方法もメーカーごとに異なるのが現状である．次項では，一般産業領域における人間工学的工夫を紹介する．

▶ 2）人間工学的設計の例

(1) 計器の工夫

人間工学的研究により計器の視認性を向上させたものの代表が航空機の高度計である．最初に採用された三針式高度計では，誤読による事故が多かった．二針式，一針式と進むにつれ，読み取り精度が向上するとともに，初心者でも正確に読み取ることが可能となった．

また，パイロットの視線の動きを解析することにより，飛行に不可欠な主要計器の配置はメーカーや機種を問わず T 型に統一された．これも，人間工学の成果を応用した成功例である（図 7-4）．

複数の計器を配置する際の人間工学的配慮として「表示の斉一性」がある．図 7-5 の 9 個の計器において，正常範囲の位置が不統一な場合は個々の計器を一つずつ確認する必要がある．これに対し，正常範囲が 12 時の位置となるように統一した場合には，異常値を示す計器の存在と種類に直感的に気づくことができる．これを「表示の斉一性」という．

システム安全の手法

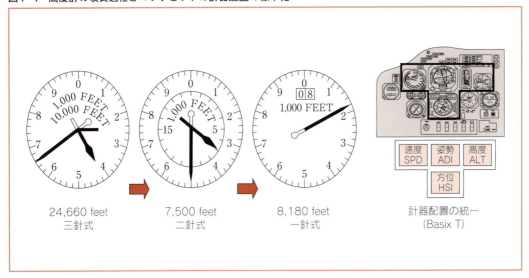

図7-4 高度計の改良過程とコックピットの計器配置の標準化

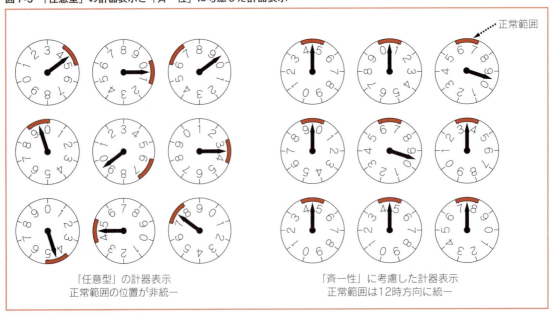

図7-5 「任意型」の計器表示と「斉一性」に考慮した計器表示

(2) ポピュレーション・ステレオタイプ

図7-6のような入力装置において出力を上げようとする場合，表示側の左にノブがある場合は反時計回りにノブを回すことが自然である．逆に右側にノブがある場合は時計回りにノブを回すのが自然である．この操作方向が逆方向の場合には，不親切な設計であると苦情が出るだけでなく，生命に関与

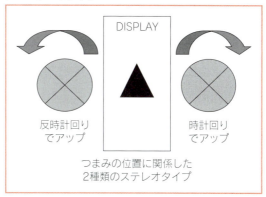

図7-6 つまみの位置に関する2種類のポピュレーション・ステレオタイプ

する機器では致命的な誤操作を誘発することとなる．

　このように，日常生活のなかで無意識に行っている機械や道具の操作方法には，集団のなかで一定の規則性が存在する．これをポピュレーション・ステレオタイプ（population stereotype）という．心理学的には「ある刺激に対して高度に習慣化（スキルベース化）された紋切り型の行動パターン」と定義されている．

　ポピュレーション・ステレオタイプには，民族や文化・風土によって相違が存在することもある．たとえば，家庭の照明スイッチはアメリカでは古くから「上がオン」が主流であったが，ヨーロッパには「下がオン」が主流であった国もある．

　ポピュレーション・ステレオタイプに反した入力装置は，緊急時に誤操作を誘発する危険が大きい．医療機器にもポピュレーション・ステレオタイプに反する操作インターフェイスを採用した製品（とくに輸入品）が存在する．機器の選択と運用にあたっては，このような人間工学的観点からの配慮も重要である．

(3) 警報システムと情報提示の手段

　医療機器をはじめ，さまざまなシステムには警報装置が採用されている．警報システムが検知し発令すべき異常には，測定対象の異常（医療機器では患者の生体情報）とともに機器自体に発生する異常がある．たとえば，心電図，血圧，呼吸などのバイタルサインをモニタする生体情報モニタ装置では，患者の状態異常を発令する警報機能とともに，センサコード断線や患者側テレメータの電池消耗などを伝える警報機能も有している．このような警報システムでは，内容の種類と緊急度に応じて音声警報の周波数やパターン，表示メッセージや警報色などが変化するようになっている．その際，音声情報

と視覚情報のもつ特性を活かすことが重要である．

　聴覚を利用した情報伝達は，「単純で短い」内容を「動いている」人間に伝達する場合に有用で，周辺環境が眩しかったり暗い際にも有利である．逆に視覚を用いた情報伝達は，「複雑で長い」内容を一定の位置に「留まっている」人間に伝達する場合に有用で，騒がしい環境下にも有利である．伝達内容を相手が了解したか否かを確認するためには，聴覚情報ではその場で確認応答させることが必要である．視覚情報の場合はかならずしも即時応答の必要はないが，伝達結果の確認自体は必要である．警報システムの設計と運用にも，このような伝達手段の特性に留意することが重要である．

　最近のコックピットでは，パイロットにワークロードが集中する離着陸時には，緊急性の高い異常だけを音声警報として発令し，それ以外は視覚情報としてモニタ上に表示するといった配慮もなされている．これは，システム全体が置かれている状況と警報の重要度を機械の側で天秤にかけることによって，人間に無用の負荷を与えて混乱させることを防ぐ人間工学的配慮の一つである．

　数多くの患者モニタのアラームが鳴り響く集中治療室などで，本当に緊急性のある警報が認識されず患者状態の急変を把握できなかった事例もある．医療機器・医療システムの警報伝達システムに対する人間工学的改善が求められているゆえんでもある．

Tips　モードコンフュージョン

　モードコンフュージョンとは，複数の入力項目を1つの入力スイッチで兼用する入力装置において，入力項目を誤選択していることに気づかぬまま入力してしまう行為をいう．コンピュータによる自動化の普及とともに，さまざまな領域でモードコンフュージョンによる重大事故が発生している．

　代表的な事故として，航空機で降下角度と降下速度の入力切替を失念し，3.3°の進入角度を3,300フィート/minの降下速度として自動操縦装置に誤入力した事例が有名である（Air Inter148便，エアバス320型機，1992年）．同機の乗員は誤入力による急降下に最後まで気づくことなく，地上に墜落したのであった．

　医療機器でも，シリンジポンプのモードコンフュージョンが問題となっている．多くの機種はモード切替スイッチを切替えて，同じ入力ボタンから総輸液量と輸液速度を入力するようになっている．このため，総輸液量を輸液速度の入力モードのまま入力した場合には，大量の薬剤が高速で注入されてしまう．

　シリンジポンプを使用する薬剤は劇薬であることが多いので，誤入力によって致命的な副作用が惹起される．平成16年度の厚生労働省通達以降の製品には一定の対策がなされているが，それ以前の製品においては医療従事者自身の注意喚起に委ねられているのが現状である．

5 先端技術とヒューマンファクタ科学

1 ─ ヒューマンファクタ科学とは

　先端技術システムでは，高度な自動化により人間の生理機能をこえた速度や精度で作動するものがある．このようなシステムにおける安全対策には，個別の機器における安全技術と人間工学的な配慮だけでなく，ヒトとシステム全体についての総合的な取り組みがきわめて重要である．

　ヒューマンファクタ科学とは，「人間と機械が協調的に働く必要のあるシステムに，人間に関するさまざまな学問（行動科学，社会科学，工学，生理学など）の成果を学際的に応用することで，エラーの減少，人間能力の最適化と健康の向上，生産性と安全性の向上を目指す応用科学」である．本項では，まずヒューマンファクタ科学の重要性を示す契機となった事故を紹介する．

▶ 1）イースタン航空401便

　10ドルの表示ランプの不具合を発端とし，複数の不幸な要因が重なって多くの死者を出した航空事故がある．事例は1972年のアメリカ・イースタン航空401便，旅客機として最初に完全自動着陸を実用化したトライスター機である．着陸体勢に入り車輪を下ろしたところ，脚下げ完了を示す表示ランプが前輪のみ点灯しなかった．3人の乗員は着陸進入を中断し一定高度で旋回する自動操縦に切替えた．全員がランプ交換や車輪収納庫の点検に没頭し，高度の監視を怠っているうちに，機体は降下を始めていた．

　監視レーダで異常な降下を疑った管制官も「そっちはどうなっているのだ」というあいまいな質問の後は，レーダ表示の初期故障だと思い込んでしまった．このため乗員は異常な低空飛行に墜落寸前まで気づかなかったのである．

　自動操縦が解除されたのは機器故障ではなく，操縦桿に一定以上の力が加わった際に自動操縦が自動的に解除される設計だったからである．乗員の誰かが不用意に操縦桿を押し込んでいたことが事故調査で判明したのであった（図7-7）．

　この事故には，自動化を過信し誰も高度をモニタしていなかった乗員，あいまいな管制官とのコミュニケーション，突発時の解除を容易とした自動操縦装置の盲点と乗員の不注意，緊急時の役割分担の不備，高度の異常表示をレーダの初期故障と判断した管制官など多くの要因が重なっている．ヒューマンファクタ科学とは，このような事故の分析と対策に重要なものである．

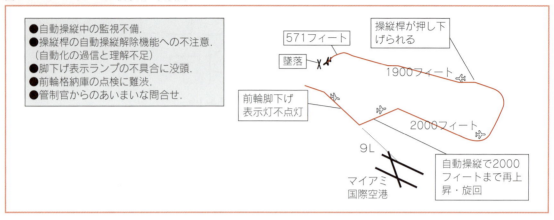

図7-7 イースタン401便事故の概要図

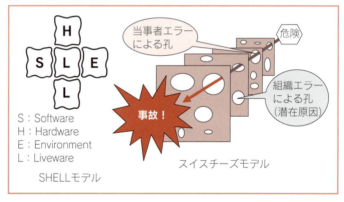

図7-8 SHELLモデルとスイスチーズモデル

2 — SHELLモデルとスイスチーズモデル

　前項で紹介したような先端技術システムと人間が関わる事故を分析するために，ヒューマンファクタ科学で用いられる重要な概念を紹介する．

1) SHELLモデル

　SHELLモデルとは，心理学者でもあったKLM航空のHawkins機長が提唱したものである．SHELLとは事故の背景にある次の5つの要因を示している（図7-8）．Sは作業の手順，規則，教育訓練方式などの要因を示すSoftwareのSである．Hは機械，設備，施設などの要因を示すHardwareのH．Eは照明，温度，湿度，騒音など作業環境の要因を示すEnvironmentのE．そしてLは人間（Liveware）のLである．図の中央におかれたLは事故の当事者のL，もう一つのLは同僚や上司など周囲の人間を示している．人間と機械が関わるさまざまな作業の問題点や事故を解析するには，この5つの要素と

相互の関連について分析することが重要である.

▶ 2) スイスチーズモデル

　イギリスの心理学者リーズンが提唱したスイスチーズモデル（図7-8）とは次のようなものである．リーズンは事故の要因を，作業者自身のエラーである「当事者エラー」と，ハード，ソフト，環境，管理などに潜在要因として存在する「組織エラー」に分類した．ふだんは作業者を含めたシステム全体のどこかで事故を防御しているが，運悪く多重防御の隙間をすり抜けて事故が発生するというものである．これを穴あきチーズであるスイスチーズに例えたのである．

　リーズンはこのモデルを通じて，事故の当事者の処罰や再教育で一件落着としていた事故対応のあり方を否定し，事故に関係したさまざまな要因の調査を通じてシステム全体を見直し，事故の再発予防をはかることの重要性を強調したのである．

▶ 3) ハインリッヒの法則

　アメリカの産業心理学者のハインリッヒは，さまざまな産業事故調査の結果，1件の重大事故（アクシデント）の背景には29件の準事故（インシデント）と300件の無害な不具合が存在するとした．これは，重大事故は突然に発生するものでなく，重大事故に至らなかった準事故や無害な不具合がすでに数多く発生していることを示している．これをハインリッヒの法則という．

　ハインリッヒの法則は，重大事故を予防するためには発生してしまった重大事故の調査だけでなく，準事故調査（インシデント報告）やヒヤリハット報告を活用し，重大事故に至る前に対策を行うことの重要性を裏付けるものでもある．

　「事故調査の目的は再発予防であって，個人の処罰ではない」ことはすべての産業領域におけるグローバルスタンダードとなっている．残念ながら日本の司法・行政そしてマスコミも，これを理解してないことも事実である．だが，現場からのヒヤリハット報告は重大事故を予防するための改良・改善，事故の再発予防を最大の目的とするものであり，個人の処罰や人事考課に用いるものでないことは，医療現場においても同様である．

3 ― 先端技術システムにおける機械と人間

　航空機や原子力発電所のように，コンピュータと先端技術による高度な自動化を実現した巨大な先端技術システムでは，新しい種類のヒューマンエラーが出現した．そのような事故事例の分析からNASAは自動化の原則を提言

図 7-9　危険予知（KY）トレーニング

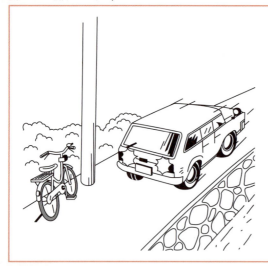

長町は KYT を次のように説明している．まず「業務用の自動車が川端の小道を作業現場へとバックしている」絵をみながら，過去の同様の体験とその時の心身の背景や本音を自由に語る．次いで「バックせずに一度戻って，U ターン」「同乗者が誘導」「出発前に狭い道路を地図で確認」「止めてある自転車を移動」など各自の対策を提案する．最後に「グループの行動目標」を立案するという活動である．職場の 5，6 名の小集団で，1 時間弱で実施することが基本とされている．

長町三生：安全管理の人間工学．海文堂，1995 より．

し，人間中心の設計（human-centered design）の重要性を示した．

　自動化に際して避けるべきこととして，①作業者特有のスキル，生きがいを感じている仕事を自動化しないこと，②非常に複雑な仕事や理解困難な仕事を自動化しないこと，③作業現場で（作業者の）覚醒水準を低下させる自動化をしないこと，④自動化が不具合になったとき，作業者が解決不可能な自動化をしないことを挙げている．

　逆に自動化に際しすべきこと（should）として，①作業者の作業環境を豊かにするような自動化，②作業現場で（作業者の）覚醒度を上昇させる自動化，③作業者のスキルを補足し完全にする自動化，④自動化の選択やデザイン設計の開始時点から現場作業者を含めて検討することを挙げている（自動化の原則，NASA，1988）．

　医療現場では，検査機器や放射線診療機器においては高度な自動化が進んでいるものの，手術や処置などでは依然としてマンパワーに依存しているのが現状である．外科手術でも daVinci™ などコンピュータを駆使した手術用

Tips

TBM と KYT

ツールボックスミーティング（tool box meeting：TBM）とは，現場で勤務前の短時間（5～15 分）を利用し，これから実施する作業に関する注意点や工夫などについて，作業者全員で打ち合わせを行うものである．

一方，危険予知トレーニング（KYT）とは，業務に関連したイラストや写真を見ながら，発生しうる事故や危険行為，自分のヒヤリハット経験と対策などを討議する小集団活動である．いずれもわが国の産業現場で広く行われ，安全の向上に貢献している（図 7-9）．

ロボットも出現しているが,多くの手術用治療機器は医療スタッフの手に委ねられて使用されている.

　一つの巨大な先端技術システムとして統合され高度な自動化を達成した航空機や原子力発電所と医療現場は状況を異にする点もあるが,NASA による自動化の原則で示された human-centered design の重要性は,先進医療機器の導入と運用に際しても参考にすべきものである.

参考文献
1) 小野哲章:ME の基礎知識と安全管理(改訂第 4 版).94～97,南江堂,2002.
2) 大村　平:信頼性工学のはなし.日科技連,1988.
3) 篠原一彦:医療のための安全学入門.丸善,2005.
4) 河野龍太郎:医療におけるヒューマンエラー.医学書院,2004.
5) 長町三生:安全管理の人間工学.海文堂,1995.

第8章 安全管理技術

　現代医療では，診断・治療などに多くの医療機器が活用されている．医療機器のない医療は考えられない時代になり，またそれらを正しく安全に使用することが，医療機関と医療職に求められている．そのため，安全な医療機器を導入すること，安全に使うための設備の整備，そして正しい使い方の教育と保守管理が重要である．

　医療の現場において医療機器を安全に管理するには，院内の医療機器や諸設備について理解する必要がある．平成19年4月の医療法改正によって，医療機関では医療機器にかかわる安全管理の体制確保のための措置を講ずることが規定された．

　本章では，医療現場における医療機器安全管理について以下に述べる．

1 医療機器の保守点検および安全管理体制

　医療機器にかぎらず，家電製品や自動車などの製造物は，いつかは破損ないし故障となる．時間経過とともに劣化が進み，正常に作動しなくなるものがある．医療機器の場合，簡単な故障でも生命に直接影響することがあるので，医療現場での機を逸さぬ対応可能な体制づくりが望まれる．

1 ─ 医療機器の分類

　病院などで使用される医療機器は，医薬品医療機器等法において生理的危険度に応じて「高度管理医療機器（クラスⅢ，クラスⅣ）」，「管理医療機器（クラスⅡ）」，そして「一般医療機器（クラスⅠ）」の3つに分類されている（表8-1）．

　高度管理医療機器とは，適正な使用において不具合が生じた場合，人の生命および健康にきわめて重大な影響を与えるおそれがあるものである．人工透析装置，人工心肺システム，人工呼吸装置，輸液ポンプ，ペースメーカ，人工心臓弁，血管留置用ステント，バルーンカテーテルなどが該当する．

　管理医療機器とは，高度管理医療機器以外の医療機器であって，適正な使

表8-1 医薬品医療機器等法上の医療機器の分類

医療機器	人の診断・治療・予防に使用され，身体の構造や機能に影響を及ぼすことが目的とされている機械器具など	高度管理医療機器	人の生命・健康に重大な影響を与えるおそれがある
		管理医療機器	人の生命・健康に影響を与えるおそれがある
		一般医療機器	人の生命・健康に影響を与えるおそれがほとんどない

用において不具合が生じた場合，人の生命および健康に影響を与えるおそれがあることから，適切な管理が必要なものである．MRI，X線撮影装置，超音波診断装置，心電計，電子血圧計，電子内視鏡，消化器用カテーテル，補聴器などが該当する．

　一般医療機器とは，高度管理医療機器および管理医療機器以外の医療機器であって，適正な使用において不具合が生じた場合でも人の生命および健康に影響を与えるおそれがほとんどないものであり，X線フィルム，体外診断機器，手術用鋼製小物，手術用ガーゼ，ネブライザ，手術用照明などが該当する．

　また，医療機器のうち，保守点検，修理その他の管理に専門的な知識および技能を必要とすることからその適正な管理が行われなければ疾病の診断，治療または予防に重大な影響を与えるおそれがあるものとして，「特定保守管理医療機器」の指定もある．

2 ─ 医療機器管理の諸問題

　前述のような医薬品医療機器等法上の分類があるが，医療機関におけるこれまでの医療機器管理には，この分類はほとんど活用されていなかった．病院などにあるすべての医療機器は，使用する部署でそれぞれに管理されることが多く，近年臨床工学部門が管理するようになって，さまざまな問題点が露呈してきたのである．しかし，それでもすべての医療機器が中央一括管理となったわけではない．

　病院内で医療機器がとくに多いのは，手術室，集中治療室，人工透析室，放射線室や臨床検査室，そして各病棟である．それぞれの部署に固定で設備されている機器と，診療内容によって使用する機器とに分けられ，その目的に応じて管理することが求められる．

3 ─ 医療機器中央管理

　病院の規模によって医療機器の管理体制はさまざまであるが，効率よく運

用するためには，院内の機器を中央に集め，そこから貸し出しおよび保守管理する方式がある．現場では使用にかかわらず常に手元に機器があることが望ましいと思われるが，医療機器の専門家が管理することは，安全管理上重要であり，使用者側では常に整備された機器を使えるメリットがある．また，中央一括管理では，機器の導入時から廃棄に至るまでの使用履歴，定期点検や故障・修理などのデータ管理も可能である．最近では，データベースや表計算ソフトの利用，また市販の管理ソフトの充実から，コンピュータを用いて医療機器管理を行っている施設が増加している．中央管理において重要なのは，夜間緊急で使用しなければならないときに，その部門にスタッフがいない場合でも機器の出し入れが可能であることである．24時間体制で行うのが望ましいが，困難であるため，誰でも操作できるバーコードを利用した貸し出し体制を作っている施設もある．

4 ― 医療機器管理部門

医療機器およびその諸設備の安全管理を専門技術者によって行うことが必要で，医療機器安全管理責任者の配置も義務化され，病院ごとにMEセンターや医療機器管理室という名称で新しい部門が確立されつつある．

業務内容は，医療機器の中央管理として，機器の貸し出しと受け取り，取り扱い説明，機器の保守点検，新規機器導入の検討，廃棄および更新の検討，各機器の修理にかかわるメーカとの交渉など，多岐にわたる．安全管理を行うには，機器の購入から運用，そして廃棄に至るまでのライフサイクル全体にわたって適切な管理を実施しなければならない．

5 ― 実際の業務

1）機器導入時の検討

医療機器を新たに導入する際に，検討しなければならない事項がいくつかある．

- ・仕様・性能：臨床側が希望する仕様・性能を満たしているかどうか．
- ・操作性：使用する部署で医師または看護師が操作する場合の操作性はどうか．
- ・経済性：推定される稼働状況はどうか，消耗品などはどうか．
- ・安全性：使用環境に適した装置か，安全基準を満たしているかどうか．
- ・保守のしやすさ：使用者が日常的に点検を行いやすいか．

機種を決定する際にはその機器を借用して試用してみることも重要で，総合的な判断が要求される．

図 8-1　バスタブカーブ（故障率曲線）

（縦軸：故障率、横軸：時間）
初期故障期　偶発故障期　摩耗故障期

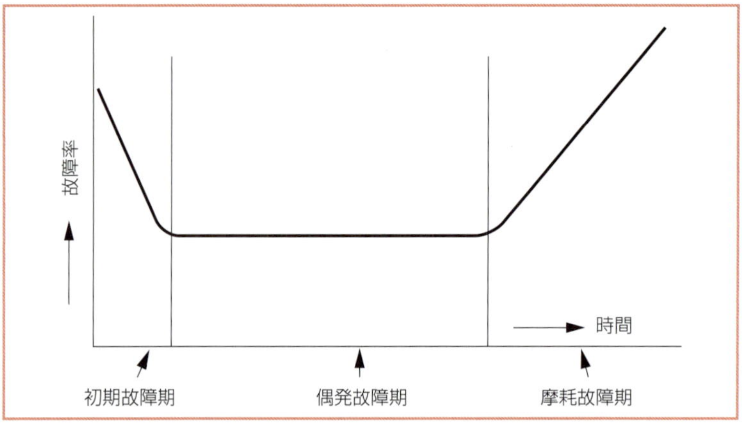

（渡辺　敏：事例で学ぶ医療機器安全管理学．真興交易医書出版部，1999 より）

▶ 2) 購入から実際の運用

　納入された機器が目的にかなった性能や安全性などを満たしているかを確認し，メーカから正しく安全に使用する方法を学ぶ．新規導入の場合，原理から基本的性能，安全性，禁忌事項など，臨床工学技士を中心にして院内での教育・訓練が重要である．定期的な勉強会の開催が必要で，事故事例などを模擬した実地訓練はできるだけ多く実施することが望ましい．また取扱説明書を参考に，施設の使用に合ったマニュアル書の作成も重要で，添付文書などの管理も忘れてはならない．

▶ 3) 保守点検および記録の管理

　どのような機器でも，一般的に図 8-1 のようなバスタブカーブ（故障率曲線）のように変化するが，とくに摩耗故障期では年月とともに故障率が高まって，機器の性能や安全性は低下する．偶発故障期は，使用者への教育や日常点検によって故障率の減少や安全に使用できる期間の延長が可能になる．そのためには保守点検が重要になる．機器の使用年月や使用頻度によって定期点検頻度の検討を図ること，ならびに機器ごとのチェックリストを作成し点検漏れを防止することも必要である．

　実際に故障というなかには，電池の極性逆転やコードの断線といった「故障でない故障」も多く，現場で応急処理ができる体制の確保が必要である．

　また，購入時からの点検・故障・修理といった記録の管理も重要である．輸液ポンプのように同一機種が数多く使用されている場合，その機器の履歴は更新や廃棄の場合に参考資料となるので 1 台ごとのカルテを作成し管理することが望ましい．このようなことからも，コンピュータを利用した管理が適している．

▶ 4）更新（廃棄）

　修理や調整によっても機器の性能や安全性が基準に満たない場合には，廃棄または更新しなければならない．使用期間が短い場合でも，故障頻度が増加し，定期点検頻度も増加した場合には，廃棄を検討する．これにも前述した記録の管理が必要になる．新たな機種選定には，修理履歴や今後の修理費など，経済的なことも考慮する．また，機器メーカのサービス体制も検討事項の一つであろう．

2　医療機器安全管理責任者

　平成19年4月，厚生労働省から改正医療法「医療安全関連通知」が出され，医療機器を安全に使用するための指針として医療機関に対する義務づけが具体的に示された．

　医療機器に関する内容は，以下のとおりである．
　1）医療機器の安全使用を確保するための責任者「医療機器安全管理責任者」の配置
　2）従業者に対する医療機器の安全使用のための研修の実施
　3）医療機器の保守点検に関する計画の策定および保守点検の適切な実施
　4）医療機器の安全使用のために必要となる情報の収集，その他の医療機器の安全使用を目的とした改善のための方策の実施

　指針には上記内容を実施するための具体的内容も示されている．以下にそれらを説明する．

1 ― 医療機器安全管理責任者の配置

　病院などの管理者は「医療機器安全管理責任者」を配置し，安全管理体制を確保しなければならない．その責任者は医療機器に関する十分な知識を有する常勤職員としており，医師，歯科医師，薬剤師，助産師（助産所の場合にかぎる），看護師，歯科衛生士（主として歯科医業を行う診療所にかぎる），診療放射線技師，臨床検査技師または臨床工学技士のいずれかの資格を有している者とする．なお，医療機器の適切な保守を含めた包括的な管理にかかわる実務を行うことができる者である必要がある．また，病院では管理者との兼務は不可としているが，医薬品安全管理責任者等との兼務は可としている．

前述の全職種が実際の医療機器安全管理業務を行うことは非常に困難であると思われるので，臨床工学技士または他職種でも医療機器の専門的技術の教育を受けた者が適任であることはいうまでもない．

また，安全管理のための体制を確保しなければならない医療機器は，医薬品医療機器等法に規定する病院などが管理するすべての医療機器が対象となる．病院等において医学管理を行っている患者の自宅その他病院等以外の場所で使用される医療機器および当該病院等に対し貸し出された医療機器も含まれる．

2 — 従業者に対する医療機器の安全使用のための研修の実施

医療機器安全管理責任者は，従業者に対して以下にあげる医療機器の安全使用のための研修を実施しなければならない．

1）新しい医療機器の導入時研修

病院などにおいて，使用した経験のない新しい医療機器を導入する際には，当該医療機器を使用する予定の者に対する研修を行い，その実施内容について記録する．

なお，体温計・血圧計等，当該病院等においてはすでに使用しており，操作方法等が周知されている医療機器に関してはこのかぎりではない．

2）特定機能病院における定期研修の実施

特定機能病院においては，とくに安全使用に際して技術の習熟が必要と考えられる医療機器に関しての研修を定期的に行い，その実施内容について記録することが規定されている．

なお，とくに安全使用に際して技術の習熟が必要と考えられる医療機器には，次に掲げる医療機器が含まれる．

①人工心肺装置および補助循環装置
②人工呼吸器
③血液浄化装置
④除細動装置（自動体外式除細動器：AEDを除く）
⑤閉鎖式保育器
⑥診療用高エネルギー放射線発生装置（直線加速器など）
⑦診療用粒子線照射装置
⑧診療用放射線照射装置（ガンマナイフなど）

また，研修の内容は，次に掲げる事項とする．なお，他の医療安全にかかわる研修とあわせて実施しても差し支えない．また上記1），2）以外の研修に

特定機能病院：平成4年の第二次医療法改正において制度化され，高度先進医療を提供し，医療技術の開発，研修を行う病院として，厚生労働大臣の承認を受ける．集中治療室，無菌病室，医薬品情報管理室などを備え，400床以上，10以上の診療科，来院患者の紹介率が30％以上などを条件としており，大学附属病院，国立がん研究センターおよび国立循環器病研究センターなど約80施設が承認されている．

ついては必要に応じて開催する.
　　ア　医療機器の有効性・安全性に関する事項
　　イ　医療機器の使用方法に関する事項
　　ウ　医療機器の保守点検に関する事項
　　エ　医療機器の不具合等が発生した場合の対応（施設内での報告，行政機関への報告等）に関する事項
　　オ　医療機器の使用に関してとくに法令上遵守すべき事項

3 ─ 医療機器の保守点検に関する計画の策定および保守点検の適切な実施

　医療機器安全管理責任者は，医療機器の特性に鑑み，保守点検が必要と考えられる医療機器については保守点検計画の策定などを行う.

▶ 1）保守点検計画の策定

　①保守点検に関する計画の策定にあたっては，医薬品医療機器等法の規定に基づき添付文書に記載されている保守点検に関する事項を参照する．また，必要に応じて当該医療機器の製造販売業者に対して情報提供を求める．
　②保守点検計画には，機種別に保守点検の時期などを記載する.
　また，「医療機関における放射線関連機器等の保守点検指針」が策定されたことに伴い，保守点検計画を策定すべき医療機器として，特定機能病院において安全使用に際して技術の習熟が必要とされる医療機器に2機種（X線CT装置，磁気共鳴画像診断装置）が追加され，計画の見直しとなった．

▶ 2）保守点検の適切な実施

　①保守点検の実施状況，使用状況，修理状況，購入年月などを把握し，記録する．
　②保守点検の実施状況などを評価し，医療安全の観点から，必要に応じて安全面に十分配慮した医療機器の採用に関する助言を行うとともに，保守点検計画の見直しを行う．
　③医療機器の保守点検を外部に委託する場合も，医療法第15条の2に規定する基準を遵守する．なお，外部に委託する際も，保守点検の実施状況などの記録を保存する．

4 ─ 医療機器の安全使用のために必要となる情報の収集，その他の医療機器の安全使用を目的とした改善のための方策の実施

　医療機器の安全使用のために必要となる情報の収集，その他の医療機器の

安全使用を目的とした改善のための方策の実施については，次の要件を満たすものとする．

▶ 1）添付文書等の管理

医療機器安全管理責任者は，医療機器の添付文書，取扱説明書等の医療機器の安全使用・保守点検等に関する情報を整理し，その管理を行う．

▶ 2）医療機器にかかわる安全情報等の収集

医療機器安全管理責任者は，医療機器の不具合情報や安全性情報等の安全使用のために必要な情報を製造販売業者等から一元的に収集するとともに，得られた情報を当該医療機器に携わる者に対して適切に提供する．

▶ 3）病院等の管理者への報告

医療機器安全管理責任者は，管理している医療機器の不具合や健康被害等に関する内外の情報収集に努めるとともに，当該病院等の管理者への報告等を行う．

また情報の収集等にあたっては，医薬品医療機器等法において，①製造業者等が行う医療機器の適正な使用のために必要な情報の収集に対して病院等が協力するよう努める必要があること等（医薬品医療機器等法第68条の2第2項および第3項），②病院もしくは診療所の開設者または医師，歯科医師，薬剤師その他の医薬関係者は，医療機器について，当該品目の副作用等の発生を知った場合において，保健衛生上の危害の発生または拡大を防止するため必要があると認めるときは，厚生労働大臣に対して副作用等を報告することが義務づけられていること（医薬品医療機器等法第68条の10第2項）に留意する必要がある．

以上が改正医療法による「良質な医療を提供する体制の確立を図るための医療法等の一部を改正する法律の一部の施行について」および「医療機器に係る安全管理のための体制確保に係る運用上の留意点について」などの厚生労働省通知から抜粋し，まとめたものである．「医療機器安全管理責任者の配置」については医療における有資格者としているが，実務を行ううえでは臨床工学技士が最適であろう．しかし，病院などが管理するすべての医療機器が対象となっていることは忘れてはならない．それだけ管理者およびその実務者においても責任は重大である．片手間で行うことは不可能であり，多くの施設で専任者の配置を望みたい．

3 関連機器の保守点検法

1 ─ コンセントの保持力試験

　医療機関において医療機器を使用する際，商用交流電源を用いていることを忘れてはいけない．医療機器用の電源の差込接続器には，一般用の配線器具に比較して，確実に接地がとれることが高いレベルの信頼性とともに要求されている．差込接続器は，コンセントとプラグとが相互に安全を担保しているものである．医用電気機器の仕様を定める JIS T 0601-1（医用電気機器－第１部：基礎安全及び基本性能に関する一般要求事項）などに規定されたプラグの使用が望まれている．

　現場で使用されている医療機器のほとんどは，JIS T 0601-1 で規定されているクラス I の ME 機器で，医用接地極付き 2P プラグ（いわゆる 3P プラグ）が標準であり，その接続によって単一故障を招くことになるので注意が必要である．

　医用コンセントの性能は，刃受の保持力，温度上昇，接地極接触抵抗など多くの規定があるが，ここでは保持力について簡易試験法を記載する．

　医用差込接続器 JIS T 1021 には医用コンセントの保持力が規定されている．定格電流と保持力との関係を**表8-2**に示す．また，その試験法は配線器具の試験方法 JIS C 8306 に規定されており，その内容を以下に説明する．

　差込接続器の保持力試験は，完成品について次の各項によって行う．

　①試験品を適当な試験装置に取り付け，試験用プラグを正しく差し込み，これを引き抜く方向に真っすぐに引張荷重を徐々に加え，試験用プラグの刃が抜けるまでの最大の力を測定する．試験に先立って5回の抜き差しを行う．

　②毎回の抜き差しにあたって，試験用プラグは，刃の部分をベンジンその他によって油脂を除き清掃したものを用いる．また，刃の部分の寸法は，個

表8-2　定格電流と保持力との関係

定格電流 A	試験プラグ	保持力 N
15	接地極付き	15 〜 60
15	接地極なし	10 〜 60
20	接地極付き	20 〜 100
20	接地極なし	15 〜 60

図8-2 保持力試験

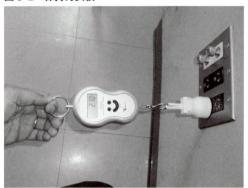

デジタル吊りばかりで試験を行っているところ.

別規格に規定された標準寸法のもので他の試験に使用しないものを用いる.

③荷重の加え方は，一様な割合で行う．荷重の測定にばねばかりを用いる場合は，一目盛の読みが1N以下または100g以下のものとする.

④保持力の測定は，同一試験品について引き続き3回行い，その平均値で保持力を表すものとする.

⑤接地極付きの器具で接地極のない差込プラグが差し込みできるものは，接地極付きのプラグおよび接地極なしのプラグの両方で，それぞれ保持力を測定する.

⑥差込接続器で極配置の異なるプラグを差し込みできるものは，各々のプラグでそれぞれの保持力を測定する.

実際の医用コンセントの保持力測定は，試験用のプラグを準備し，吊りばかり（ばねばかり）を利用した方法が現場では容易である．最近ではデジタル吊りばかり（ピークホールド機能があれば使いやすい）が安価で市販されているので，手に入れやすい.

図8-2はデジタル吊りばかりで保持力試験を行っている例である.

2—消費電流（電力）測定

最近の電気設備では，コンセントに過電流警報器を設備していることが多くなってきたが，すべての医用室に設備されているわけではない．そこで，多くの医療機器を同時に使用しなければならないときに，そのときの消費電流の合計を簡易的に測定できるのがクランプメータである（図8-3）.

クランプメータは，測定するために図8-4のようにアダプタを作成し，電源導線の1本を挟んで測定する.

テーブルタップを使用し，多くの機器の電源を同じコンセントから供給し

図8-3　クランプメータによる消費電流測定

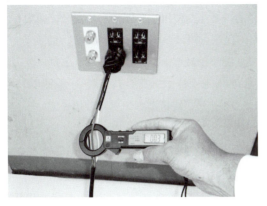

図8-4　クランプメータとアダプタ

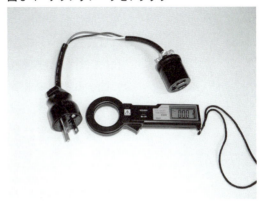

ていることに気づかず，過電流によってブレーカが作動し，電源供給を止めてしまうおそれがある．使用する機器の定格を調べることによって消費電流の予測ができるのだが，少しでも空いているコンセントがあると差し込んでしまうことがあり，基礎的な電気の使用について現場教育は欠かせない．

3 ― 輸液ポンプの点検

輸液ポンプは現在国内において年間数万台が新規に導入され，もっとも多く用いられている医療機器の一つである．実際に操作・使用するのは看護師が多く，ME技術者（臨床工学技士など）にとっても常時管理しなければな

Tips　非医用電気機器は医療現場で使えるか？

「システムにおいて，医用電気機器と組み合わせる非医用電気機器は，該当するIECまたはISOの安全規格に適合することが要求されている．しかし，わが国においては，たとえば，パソコン，プリンタ，ビデオモニタなどの非医用電気機器で該当するそれらの国際安全規格に適合している製品はほとんど存在しないのが現状である．」

電撃に対する保護が基礎絶縁だけに依存する非医用電気機器は，システムで用いてはならない．ただし，安全性が確保できる手段，たとえば分離変圧器（二重絶縁または強化絶縁）と組み合わせる場合は，基礎絶縁だけに依存する機器を用いてもよい．

「IEC 60601-1-1では，システムとして組み合わせる非医用電気機器において，電撃に対する保護が基礎絶縁だけに依存する機器は禁止されている．非医用電気機器は，わが国の電気設備の事情によって，基礎絶縁だけに依存する機器である場合がほとんどである．また，クラスIIのME機器に近い構造の機器もあるが，それらがクラスIIのME機器である表示をしているものは非常に少ない．このような状況を考慮して，一次回路の基礎絶縁の単一故障状態に対する追加の保護手段として安全が保証できる場合，たとえば分離変圧器（二重絶縁または強化絶縁）と組み合わせることによって安全は確保されると判断して，これを認めることにした．」

（「　」内は，医用電気機器―第1部：安全に関する一般的要求事項―第1節：副通則―医用電気システムの安全要求事項 JIS T 0601-1-1から引用）

関連機器の保守点検法

らない装置である．装置のそれぞれの特徴と取り扱いは省略するが，使用者は基本的性能を理解，そして目的にあった使用法を習得し，安全に使用しなければならない．ここでは日常の保守点検について解説する．

JISでは医用電気機器－第2-24部：輸液ポンプ及び輸液コントローラの安全に関する個別要求事項（JIS T 0601-2-24）に規定されており，輸液ポンプ，輸液コントローラ，シリンジポンプ，そして携帯型ポンプに分類している．構造による方式（ローラポンプ，フィンガポンプなど）については規定されていない．

▶ 1）保守点検

（1）外観点検

筐体，ラベルなどにキズ，汚れ，変形などがないか確認し，滴下センサおよび電源コード，プラグのキズ，汚れなどを確認し，清拭する．薬剤の付着を取り除くなどの清掃が主となる．どのような装置でも，医療機関で注意すべきことは，アルコールやシンナーなどの有機溶剤は使用しないことである．消毒する場合には，装置の取扱説明書または添付文書に記載されている消毒剤を用いる．

（2）機能点検（性能・安全性）

実際の保守点検で重要なことは，輸液ポンプの場合は基本的性能を満たしているかの点検である．設定流量のとおりに積算量およびその表示が精度以内であることを確認しなければならない．

また，閉塞検出圧の点検，安全装置としてバッテリ警報，気泡混入警報，閉塞警報，流量異常警報，フリーフロー警報など，ブザーおよび表示ランプの作動を点検する．

精度管理は，市販されている輸液ポンプテスタを用いることを勧めるが，流量精度を簡易的に測定するには，ストップウォッチとメスシリンダ，そして輸液セットなどがあればよい．図8-5，図8-6，図8-7に輸液ポンプ（ペリスタルティックフィンガ方式）およびシリンジポンプにおいてメーカの取扱説明書記載の保守点検例を示す．

試験開始時から流量および時間を計測し，スタートアップグラフを作成する．流量誤差百分率からトランペットカーブを描くことで確認できる．

電気的安全性点検について，輸液ポンプはクラスⅠのME機器および内部電源ME機器であり，BF形またはCF形装着部をもつ装置である．各漏れ電流測定については，装置の特徴から患者ラインおよび生理食塩水を介した測定について，JISに規定されているので参照されたい．

また，患者の移動中でもバッテリ駆動による使用が多いことから，バッテ

図 8-5 輸液ポンプの点検例（テルモ）

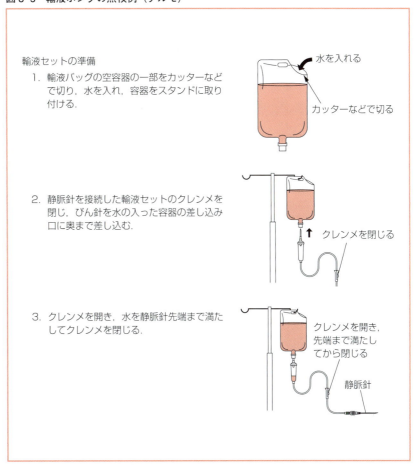

リの充放電試験も行う．バッテリの交換時期などにおいても記録を残しておく必要がある．

4 ― 電気メスの簡易保守点検

電気メスの基本原理および取り扱いについては「臨床工学講座：医用治療機器学」を参照されたい．

一般に電気メスは生体に高周波電流を直接流し，切開・凝固の作用を得る．現場で精密測定を行うには，市販の電気メス解析装置を使用するのが最適である．しかし，電気メスを利用しているすべての医療機関で電気メス解析装置を設備し保守点検を行うことは不可能に近いので，その場合にはメーカに依頼することを検討されたい．

ここでは，医療現場で電気メスからの出力を確認するだけの簡易試験法を示す．

図8-6 流量精度の点検（テルモ）

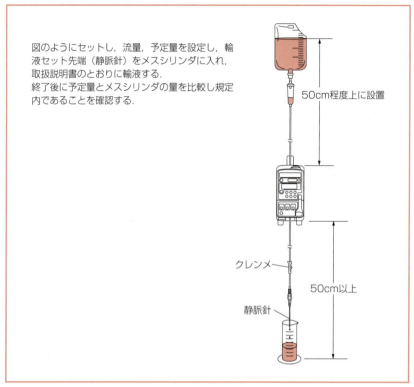

図のようにセットし，流量，予定量を設定し，輸液セット先端（静脈針）をメスシリンダに入れ，取扱説明書のとおりに輸液する．
終了後に予定量とメスシリンダの量を比較し規定内であることを確認する．

図8-7 シリンジポンプの点検（テルモ）

水の入ったシリンジを本体にセットし，シリンジに翼付静注針がついたチューブをしっかりと装着し，翼付静注針をメスシリンダに入れ，取扱説明書のとおりに流量および動作時間の設定，そして動作させ積算量の確認とメスシリンダの液量を比較する．

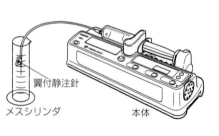

　図8-8に示した白熱球は100 Wのもので，実際の出力の有無が確認できる．100 Wの白熱球は抵抗が100 Ωに相当し，400 Ωの抵抗と直列で合計500 Ωになり，電気メスの負荷抵抗（200～1,000 Ω）を満たす．各抵抗は高周波用のものがあればよいが，なければホーロー抵抗などで代用できる（高周波にな

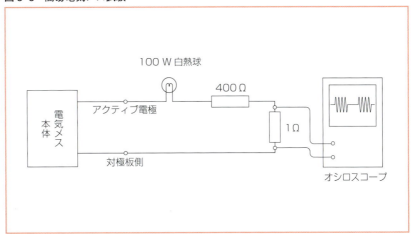

図8-8 簡易電気メス試験

るとインダクタンス成分が大きくなる).1Ωの抵抗はオシロスコープで波形を確認するための分圧抵抗で,周波数,連続波およびバースト波の確認が可能となる.作製する場合には,各接続コネクタおよび回路内のリード線は大電流が流れることを想定し,容量の大きいものを使用する必要がある.

4 漏れ電流の測定

ME機器の安全性試験のなかで漏れ電流測定は欠かせないものになっている.各医療機関の臨床工学室などの安全管理部門で実施することが望ましいが,精度よく測定することは非常にむずかしい.そこで,現場で行う簡易測定法の概要を説明する.

医用電気機器の漏れ電流測定は,医用電気機器−第1部:基礎安全及び基本性能に関する一般要求事項 JIS T 0601-1:2012 に規定されており,**図8-9a**に測定用器具(以下 MD),**図8-9b**に周波数特性を示す.

図8-9aの MD の点線内は,人体の電撃に対する周波数特性を模擬しており,1kHz 以上の高周波に対する電撃の電流閾値が周波数に比例して上昇することを表している.回路は R_1 と C_1 とで構成した高域遮断のフィルタとなり,その周波数が1kHz となっている.また R_2 は人体の抵抗(1kΩ)を表し,この両端の電圧(電圧測定器で測定した電圧)を1kΩで割った値が漏れ電流となる.

図 8-9　測定用器具の一例およびその周波数特性（JIS T 0601-1：2012 の追補 1（2014）より）

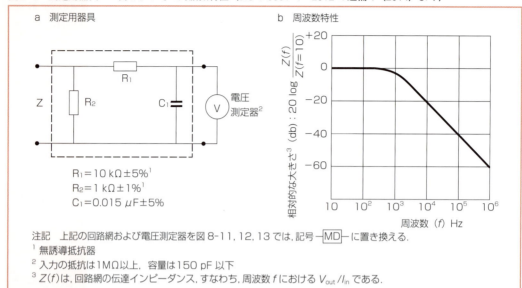

a　測定用器具

$R_1 = 10\,k\Omega \pm 5\%$ [1]
$R_2 = 1\,k\Omega \pm 1\%$ [1]
$C_1 = 0.015\,\mu F \pm 5\%$

b　周波数特性

注記　上記の回路網および電圧測定器を図 8-11, 12, 13 では，記号 ─MD─ に置き換える．
[1] 無誘導抵抗器
[2] 入力の抵抗は 1MΩ 以上，容量は 150 pF 以下
[3] $Z(f)$ は，回路網の伝達インピーダンス，すなわち，周波数 f における V_{out}/I_{in} である．

JIS T 0601-1：2012 の追補 1： MD の抵抗 $R_2 = 1\,k\Omega$ は 2012 年版では±5％の許容値に変更されたが，2012 年版の追補 1（2014 年版）で以前の±1％に戻された．漏れ電流値は電圧計の指示値をこの抵抗で割るため，抵抗の精度が低くなると漏れ電流値にも影響が出るためであろう．

図 8-10　リークカレントハイテスタ

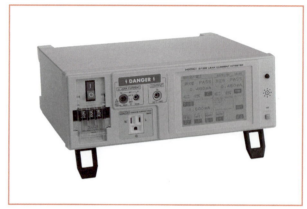

HIOKI 社製リークカレントハイテスタ 3156

　使用する電圧測定器は，入力抵抗が 1MΩ 以上，入力容量は 150 pF 以下であり，また周波数特性が直流または 0.1 Hz～1 MHz の周波数をもつ交流，もしくは合成波形の電圧の真の実効値を指示し，指示誤差は指示値の±5％以内としている．しかし，医療現場で専用の漏れ電流測定器（**図 8-10**）やこのような電圧測定器を準備するのは困難であるので，比較的容易に入手できるデジタルテスタを用いた簡易測定器を作成しておくと便利である．

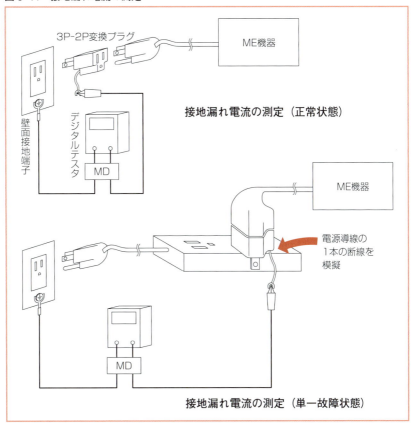

図 8-11 接地漏れ電流の測定

1 ― 各種漏れ電流の測定法（簡易測定法）
1）接地漏れ電流

接地漏れ電流は機器から接地線を介して大地に流れる漏れ電流であり，**図 8-11 上段**のように被測定 ME 機器の保護接地端子と壁面接地端子との間に MD を挿入し測定する．このとき，3P-2P 変換プラグの差し込む向きを変えることによって，極性を切り換えて測定する．

次に単一故障状態の測定を行う．接地漏れ電流の単一故障状態は電源導線の 1 本の断線であり，テーブルタップを用いると便利である．**図 8-11 下段**のように機器の電源プラグの片方だけを差し込み測定する．電源導線は 2 本あるので，反対側も同様に測定する．それぞれ極性を切り換えて測定する．

接地漏れ電流の許容値は，正常状態で 5mA，単一故障状態で 10mA である（p.48，**表 3-4** 欄外参照）．

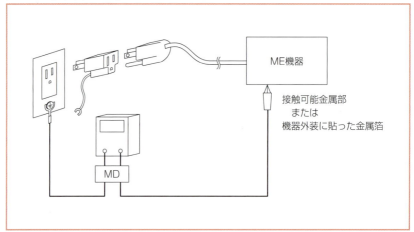

図 8-12　接触電流の測定

正常状態の測定では，機器の 3 P プラグを 3 P コンセントに直接接続する．単一故障状態の測定では 3 P-2 P 変換プラグを利用し，保護接地線をはずす．

▶ 2) 接触電流

　接触電流は機器外装から操作者などを介して大地に流れる漏れ電流であり，図 8-12 のように被測定機器の接触可能金属部と壁面接地端子との間に MD を挿入し測定する．正常状態は保護接地線を接続した状態で測定し，単一故障状態は保護接地線をはずした状態で測定する．前述した接地漏れ電流と同様に極性を切り換えて測定する．

　接触電流の許容値は，正常状態で 100 μA，単一故障状態で 500 μA である（表 3-4 欄外参照）．

　また，外装が絶縁物で覆われて接触可能金属部がない場合，20 cm × 10 cm の金属箔を貼り付けて，前述同様に測定する．なお，機器外装間の接触電流も考えられるので，機器外装間に MD を挿入して同様に測定する．

▶ 3) 患者漏れ電流（患者接続部から大地への電流）

　患者接続部から大地へ流れる患者漏れ電流は，図 8-13 のように機器の患者接続部と壁面接地端子との間に MD を挿入し測定する．また，接触電流測定と同様に，正常状態および単一故障状態（保護接地線の断線）それぞれの極性切り換えの状態で測定する．

　患者漏れ電流の許容値は直流と交流で規定されており，両方で測定しなければならない．交流の場合の許容値は，B 形・BF 形装着部の場合，正常状態で 100 μA，単一故障状態で 500 μA，CF 形の場合，正常状態で 10 μA，単一故障状態で 50 μA である．直流についても測定法は同様で，すべての形につ

図 8-13　患者漏れ電流（患者接続部から大地へ）および患者測定電流の測定

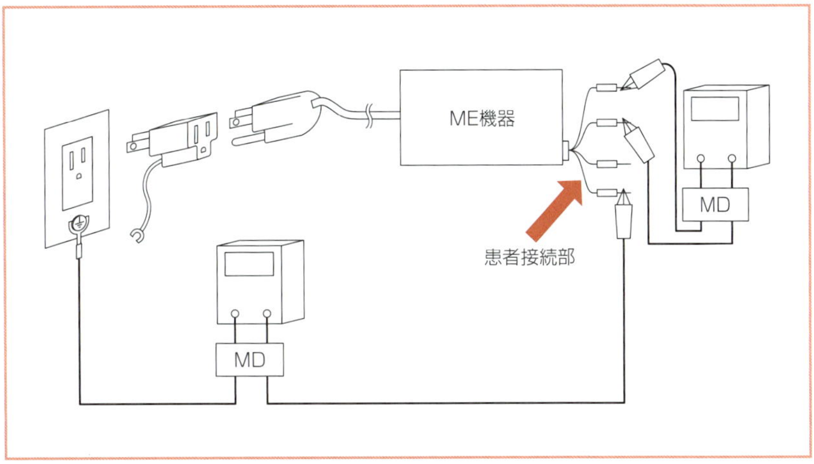

正常状態および単一故障状態は接触電流測定と同様．

いて正常状態で 10 μA，単一故障状態で 50 μA の許容値である（**表 3-4**）．

　患者漏れ電流のなかには，「SIP/SOP へ外部電圧を印加した場合の電流」と，特別の試験条件下の「F 形装着部の患者接続部へ外部電圧を印加した場合の電流」や，「保護接地していない金属の接触可能部分へ外部電圧を印加した場合の電流」がある（p.48，**表 3-5**）．しかし，ME 機器の SIP/SOP 部分や F 形装着部に電源電圧を印加することは，ME 機器の破損など危険を伴う可能性があるため，メーカに相談するなど慎重に点検する必要がある．

▶ 4）患者測定電流

　患者測定電流は患者接続部間に流れる電流であり，そこに MD を挿入し，前述同様に測定する（**図 8-13**）．正常状態および単一故障状態（保護接地線の断線）も同様で，極性切り換えも同様に行う．

　患者測定電流にも直流と交流の許容値が規定されており，**表 3-4** を参照されたい．

　なお，JIS では漏れ電流の許容値は被測定機器の定格電源電圧の ± 10％ の範囲で規定されているので，110％ の電源を供給したうえで測定するのが，最悪の条件での安全確認となる．また，被測定機器の電源には絶縁トランスを用い，配線インピーダンスの影響や，その系統への接続機器の漏れ電流による電位が現れない検討が点検精度を高めることになる．

　注意事項として，最近 ME 機器管理室などは，集中治療室や手術室などに隣接して設置されていることが多くある．非接地配線方式の設備である場合，

そこでの漏れ電流測定は不可能である．電源がフローティングされているため，MD を含む回路に閉回路ができず，きわめて小さい値のデータになる．測定場所にも十分に注意を払うべきである．

5 保護接地線の抵抗測定

保護接地線の抵抗は，電源コード内に含まれる保護接地線または追加保護接地線で，0.1 Ω 以下でなければならない．医療現場における日常の点検において，この抵抗を測定することはほとんどないが，装置の定期点検の項目に加えたい．JIS の試験法では，無負荷時の電圧が 6V を超えない周波数 50Hz または 60Hz の電流源から，"25A" または "ME 機器もしくは関連する回路の最大定格電流の 1.5 倍" のいずれか大きい方（±10％）の電流を 5～10 秒間，保護接地端子，機器電源ソケットの保護接地刃または電源プラグの保護接地刃と保護接地した部分との間に流す．

この試験では，交流の代わりに直流を使ってもよい（図 8-14）．しかし，試験用トランスの準備や大電流での試験が病院では困難であるので，簡易的に測定する方法も示す（図 8-15）．

簡易接地線抵抗測定では，100W の白熱球によって，回路に流れる電流は 1A となり，交流電流計で確認する．被測定接地線の両端を交流電圧計（またはデジタルテスタなど）で測定すると接地線の電圧降下が現れる．すなわち，接地線の抵抗＝電圧計の指示値／電流計の指示値となり，ある程度の精度も保たれる．

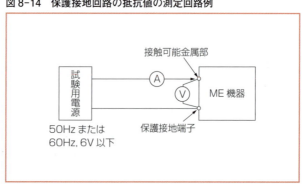

図 8-14　保護接地回路の抵抗値の測定回路例

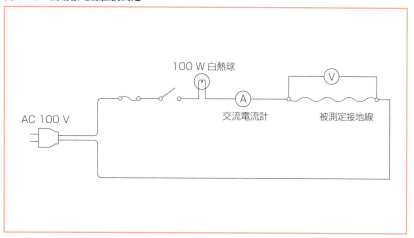

図 8-15　簡易接地線抵抗測定

6 情報管理

❖1─医療情報システムとセキュリティ

　政府による医療分野の改革案として，近年「医療に関する徹底的な情報開示・公開」，「IT 化の推進による医療の効率化と医療の標準化・質の向上」が示され，国策として医療への IT 導入を積極的に進めている．

　IT 導入の目的は，①正確な情報提供，②医療の質の向上・安全性の向上，③医療の効率化など多岐にわたる．

　医療情報においては，診療情報管理を含めた電子カルテの導入から院内の情報システム管理が重要であり，それぞれの医療機関に情報システム管理者の配置も必要になってきている．ハードウェアの発達とともにそれらを操作するスタッフの教育も必要であり，「キーボード入力ミスによる薬剤処方ミス」などの医療事故を未然に防ぐ対策が急がれている．

　電子化されたカルテの場合，端末装置があればどこでも利用可能である．同時に複数利用が可能で，紙のカルテと比べて時間短縮など利点は計り知れない．多量のデータ処理には電子化は必須であり，医事会計システムから各部門別のデータ処理に至るまで利用価値は非常に高い．しかし，アクセス管理を確実に行わないと情報が漏れやすいという大きな欠点もある．

　そこで，情報のセキュリティにおいても十分な管理が必要になる．暗号化されたデータや電子署名，電子公証制度などの技術が開発されてきており，

インターネットが普及した今日，個人情報の守秘が重要な医療では大きな課題である．

　医療機器の安全管理においても，院内の機器の効率よい運用，安全に使用できる機器管理などコンピュータの活用は必須となっている．

参考文献
1) (社) 日本生体医工学会 ME 技術教育委員会監修：ME の基礎知識と安全管理 (改訂第 6 版)．南江堂，2014．
2) 渡辺　敏，他：事例で学ぶ医療機器安全管理学．真興交易医書出版部，1999．
3) JIS T 0601-1「医用電気機器―第 1 部：基礎安全及び基本性能に関する一般要求事項」
4) JIS T 0601-1-1「医用電気機器―第 1 部：安全に関する一般的要求事項―第 1 節：副通則―医用電気システムの安全要求事項」
5) JIS T 1021「医用差込接続器」
6) JIS C 8303「配線用差込接続器」

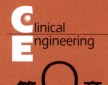

第9章 洗浄・消毒・滅菌

1 院内感染対策の概要

　改正医療法（平成18年公布）では，医療の安全に関する事項の一つに院内感染の防止に関する体制の整備が示された．良質な医療を提供するための安全確保に，院内感染の防止がその一つにあげられたことになる．

　世界的にみて，医療施設では感染制御を医療安全対策（リスク管理）の一環としてとらえて，共通の対応策を活用していく方針が進められている．とくに，米国疾病管理予防センター（CDC：Centers for Disease Control and Prevention）が1996年に発表した感染制御の世界標準ともいえる「隔離予防策ガイドライン（Guideline for Isolation Precautions in Hospitals）」には，感染対策の基本的な方法が示されている．このガイドラインは，標準予防策（スタンダードプレコーション，Standard Precautions：SP）と感染経路別予防策（Transmission-Based Precautions）の二重の防御システムを構築し，その簡便性・合理性からわが国の医療施設にも広く認知され，利用されている．2007年には，CDCは，「隔離予防策のガイドライン：医療現場における感染性微生物の伝播の予防（Guideline for Isolation Precautions：Preventing Transmission of Infectious Agents in Healthcare Settings 2007）」を公開した．これは，1996年のガイドラインの改訂版で，同じく標準予防策と感染経路別予防策から構成されている．また，従来の標準予防策は医療従事者を感染から守ることが中心であったが，患者を守ることを中心とする項目が新たに追加された．

　本章では，院内感染の概要とCDCガイドラインを基本とした標準予防策，医療器具・装置などを対象とした消毒・滅菌の概要などについて解説する．

1 ― 病原体

　微生物は肉眼で判別できない微小な生物の総称で，このうち，ヒトに対して有害で，疾患の原因となる微生物を病原微生物とよぶ．微生物以外にも疾患の原因となるものがあり，病原微生物も含めて病原体とよぶ．病原体には，原虫，真菌，細菌，ウイルスやプリオンなどがある．病原体の大きさは，ウイルスは20～300 nm，細菌は0.2～10 μm，真菌は5～30 μm，原虫は1～

プリオン（Prion）：
「感染能をもつタンパク質因子」を示す英語（proteinaceous infectious particle）から作られた用語である．もともと体内にあるタンパク質である正常型のプリオンタンパク質（prion）が異常型になって病原体となり，感染症となったのがプリオン病で，ウシの狂牛病，ヒツジのスクレイピー，ヒトのクロイツフェルト・ヤコブ病（CJD）などがある．

20μmである．形状は，ウイルスはらせん状あるいは正20面体で，細菌は球状，桿状，らせん状など，真菌は球状や菌糸状，原虫は単細胞でいろいろな形をしている．プリオンは，他の病原体とは異なる性質をもつ．プリオンは核酸をもたない病原性・感染性のタンパク質で，大きさはウイルスの1/1,000程度の分子である．

2 — 感染

病原体が何らかの原因で本来その病原体のいない生体のある部位に侵入し定着した状態を感染という．感染症の成立には，感染源，感染経路，感受性宿主の3つの因子が必要である．感染により何らかの症状が示される場合を顕性感染といい，症状がない場合を不顕性感染という．感染により引き起こされた疾患を感染症という．

2　感染制御

院内感染とは，①医療施設において患者が原疾患とは別に新たに罹患した感染症，②医療従事者などが医療施設内において感染した感染症のことである．

院内感染は，人から人へ直接，または医療器具などを媒介して発生する．とくに，免疫力の低下した患者，低出生体重児，老人などの易感染患者は，通常の病原微生物のみならず，感染力の弱い微生物によっても院内感染を起こす可能性がある．

医療施設内で微生物に感染したことによる感染症は，医療施設内で発症したもののみならず，病院外で発症したものもすべて院内感染とされている．入院や外来の患者だけを対象としたものではなく，患者訪問者，医師，看護師，事務職員や派遣職員も含め，医療施設内のすべての人に適用される．

CDC

CDC（Centers for Disease Control and Prevention）は，アメリカ合衆国ジョージア州アトランタにあるアメリカ合衆国保健社会福祉省所管の感染症対策の総合研究所である．CDCの和称は疾病予防管理センターの他にも疾患予防管理センター，疾患対策予防センターなどがある．

CDCより勧告される文書は，非常に多くの文献やデータの収集結果をもとに作成，発表されるため，世界の共通ルール，つまりグローバルスタンダードとみなされるほどの影響力をもつ．実際に日本でもおおいに活用されている．

入院後に医療施設内で発症しても，入院前に微生物に感染したものは院内感染と区別され，市中感染または市井感染とされている．

1 ― 感染制御（感染対策）

感染症の発生を未然に予防することと，発生した感染症を制圧することを感染制御という．これは，医療従事者ごとに行うのではなく，医療施設全体として対策に取り組むことが必要である．

医療施設では，感染制御のための組織が作られている．感染対策委員会（ICC：Infection Control Committee）は各部門の代表者（管理的立場にある職員，医師，看護師，薬剤師，臨床検査技師など）が参加し，定期的に委員会を開催して，感染防止に対する基本姿勢と年間計画などを作成している．また，院内感染対策チーム（ICT：Infection Control Team）が設置され，定期的に病棟巡回を実施して現場での情報収集，情報提供，効果的介入，スタッフ教育・啓発と院内感染状況の把握に努めている．

医療施設では，全体で活用できる総合的な感染対策マニュアルと，部門ごとに特有の感染対策を盛り込んだマニュアルが必要に応じて整備されている．この感染対策マニュアルは最新の科学的根拠に基づき，常に見直しが行われ改定される．

2 ― 標準予防策（Standard Precautions）

標準予防策は，1985年にCDCにより発表された普遍的予防策（Universal Precautions：UP）の考え方を発展させたものである．UPは，アメリカで当時流行した後天性免疫不全症候群（Aquired Immuno Deficiency Syndrome：AIDS）に対し，医療従事者をヒト免疫不全ウイルス（Human Immunodeficiency Virus：HIV）感染から守るために出された対策である．その内容は，血液・体液で汚染しそうなときは，手袋やガウンを着用するというものであった．標準予防策はUPを発展させて，湿性生体物質，つまり血液・体液，分泌物（喀痰，膿など），排泄物（尿・便）は感染性があるとみなして対応するというものである．基本的に湿性生体物質に触れたら手洗いをする．また，それに触れる可能性があるときは，手袋，マスク，ガウンなどのバリアプレコーションを着用する．標準予防策の対象には，傷のある皮膚や粘膜が含まれ，これらに触れるときも手袋の着用が求められている．

▶ 1）手洗い（手指衛生）

医療現場における手洗いおよび手指消毒は，もっとも基本的な感染防止の手段である．2002年に発表されたCDCの「医療現場における手指衛生のた

めのガイドライン」では，それまでの石けんと流水による手洗いから，擦式消毒用アルコール製剤を使用した手指消毒を推奨するようになった．

　しかし流水による手洗いの有効性は，手洗いに30〜60秒をかけた場合の評価によるものであるが，医療従事者が実際に手洗いにかける時間ははるかに短時間なので，流水による手洗い効果の科学的根拠は乏しい．手洗い設備が病棟にない場合には手洗い場へのアクセスも感染防御上問題となる．他方，アルコールは手指付着菌を明らかに減少させ，ディスペンサなど小容器を利用できるため特別な手洗い設備も不要で，ベッドサイドで容易に手指消毒が行える．また，アルコールによる手荒れへの対策を施したアルコール製剤も市販されており，手荒れの問題も改善されつつある．

　このような理由から，現在では擦式消毒用アルコール製剤の使用がもっとも有効な方法と考えられるようになり，感染対策の基本となっている．しかしながら，アルコールは汚染物質を除去する能力はなく，湿性生体物質などにより目にみえる汚染がある場合には，まず流水と石けんによる手洗いを行う必要がある．石けんは，抗菌性物質を含んだものでも含まないものでもよい（**図9-1，図9-2**）．

　手洗い・手指消毒を行うべき状況には，次のような場合がある．
- 患者と直接接触する前
- 患者の傷害されていない皮膚と接触した後（たとえば，脈拍測定，血圧測定，患者を持ち上げた後）
- 患者のすぐ近くの物品（医療器具など）に接触した場合
- 体液，排泄物，粘液，傷のある皮膚，創部被覆材（ドレッシング）に接触し，目にみえた汚染がない場合
- 患者ケア中に，体の汚染部位から清浄な部位へ移る場合
- 手袋をはずした後　など

院内感染と医療関連感染

「院内感染」は病院内で伝播した感染のみに言及するために使用される用語である．

「医療関連感染（HAI：Healthcare-Associated Infection）」はすべての現場（病院，長期ケア施設，外来ケア，在宅ケアなど）での医療提供に関連した感染に用いられる用語である．患者が医療を受ける前にすでに保菌者であったのか，医療現場以外の場所で曝露したのかなど，どこで病原体を獲得したかを確実に決定することはできない．また，医療ケアが提供されている状況で，これらの病原体による感染症が発症したかもしれない．さらに患者は医療施設内のさまざまな場所を移動しているなど，多岐にわたる条件が重なる場合を反映していて，病院で起こる感染をより広くとらえている．

図 9-1 速乾性手指消毒薬を用いる場合の衛生的な手洗い手順

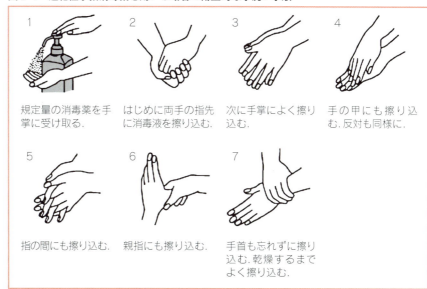

(小林寛伊, 他:消毒薬テキスト新版. 協和企画, 2005 より)

図 9-2 流水を用いる場合の衛生的な手洗い手順

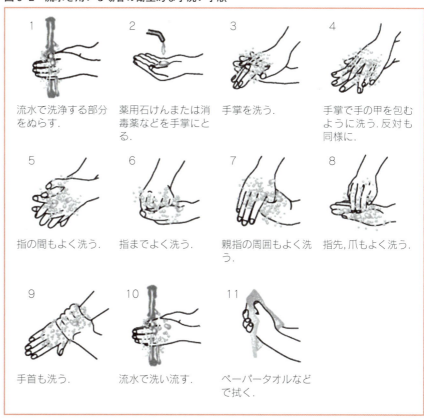

(小林寛伊, 他:消毒薬テキスト新版. 協和企画, 2005 より)

図9-3　手袋の取り扱い方

〈手袋の着け方〉

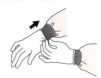

- ガウンなど他の防護用具も一緒につける場合，手袋は最後に着用する．
- 正しいタイプと自分の手に合ったサイズ（S，M，L）を選択する．
- 手袋の中に手を入れる．
- 手袋の縁を広げ，手首を覆う．
- ガウンをつけている場合は，手首の裾を手袋で覆う．

〈手袋の脱ぎ方〉
手袋の外側は汚染されているので，脱ぐ際には皮膚が外側に触れないように注意する．
ガウンなど他の防護用具を身につけている場合，手袋は最初に外す．

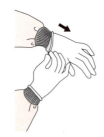 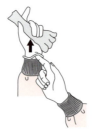 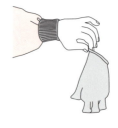

手首近くの縁の外側をつまみ，手袋が裏表反対になるように脱ぐ．手袋をした反対の手で脱がした手袋をもつ．

他方の手袋の下に手袋を脱いだ方の指を滑り込ませる．先に脱いだ手袋と一緒に包み込むように，手袋が裏表になるよう脱がす．

使用した手袋は感染性廃棄物として処理する．

（Guideline for Isolation Precautions: Preventing Transmission of Infectious Agents in Healthcare Settings 2007, CDC）

2）手袋

手袋は，湿性生体物質，傷のある皮膚や粘膜に触るときに必要である．院内感染対策に用いられる手袋は，検診用手袋で材質はビニルやゴムである．手袋は穴が開いたり，破れたりする可能性があり，手袋をはずした後の手洗いは必須である．使用した手袋は感染性廃棄物として処理する（図9-3）．

(1) 手袋着用が必要な場合

①体液，血液，傷のある皮膚，粘膜に接触する可能性のある場面
- 注射，採血時
- ドレッシング交換時
- 腹水・胸水，髄液などの処理時
- 吸引時（気管，胃液など）
- 接触感染の微生物が検出されているとき
- 患者の処置ケア時　など

②汚染物，汚染した環境，器材に触れる可能性のある場面
- 排泄物の処理時

- ・使用後の医療器材の片付け時
- ・器材などの洗浄時　など

(2) **手袋交換の目安**
- ・患者に使用する手袋は患者ごとに交換する．
- ・同一患者でも異なる部位の処置をするときは交換する．
- ・湿性の体液が付着あるいはそのおそれのある手袋は，その都度交換する．
- ・長時間着用し，手に汗をかいたらはずす．
- ・手袋に破損などが生じた場合はただちに交換する．

▶ 3) マスク

　マスクは，着用した者の鼻，口に血液・体液などが飛散するのを防ぎ，あるいは着用者呼気に含まれる微生物を伝播させない目的で着用する．通常は，細菌（平均粒子径 4.0〜5.0 μm）を含む粒子が除去できる割合が 95％以上のサージカルマスクを用いる．場合によって，1 μm 以下の粒子の捕集効率が 95％以上保証された N95 微粒子用マスク（ろ過マスク）などが使用される．

　サージカルマスクは，口，鼻をしっかりと覆い，空気がマスクの横，脇から入らないようにしっかりと装着する．外すときには表面を素手で触れないよう注意する．なお，マスク表面が濡れたらフィルター機能が低下するので交換する．

▶ 4) ガウン

　エプロン・ガウンは処置やケア中に，衣服や肌が血液・体液，分泌物，排泄物に接触することが予想されるときや，医療従事者の制服から患者を保護するときに着用する．

　患者と密接に接触した場合は患者ごとに交換する．ガウンの前面，袖は汚染されている．触れないように，また周囲を汚染しないように，前面を内側に包むように脱ぐ．血液・体液で汚染されたエプロンやガウンは感染性廃棄物として処理する．感染隔離室で使用したエプロンも感染性廃棄物として処理する．

　ガウン，エプロン，キャップ，マスク，ゴーグル，アイシールドの防護着着用が必要な場面として，次のようなものがある．

①血液・体液が飛散したり跳ね返る可能性がある場合，または接触感染対策が必要な微生物が検出されている患者の処置ケア時
- ・嘔吐時
- ・吐血，喀血時
- ・気管吸引時

・接触感染の微生物が検出されている患者の濃厚接触（全身清拭）時
・広範な熱傷や開放創などの処置ケア時
②汚染物や汚染した器材の片付け，洗浄時
・排泄物の処理時
・器材などの洗浄時　など

▶ 5）器具

　汚染した器具は，粘膜，衣服，他の患者や環境を汚染しないよう注意深く操作をする．また，再使用するものは使用前に清潔であることを確かめる必要がある．可能であれば器具はその患者専用にする．専用にできない場合は，他の患者に使用する前に消毒・滅菌する必要がある．

　患者の周りには，ベッドサイドモニタ，輸液ポンプ，人工呼吸器などの医療機器が置かれていることもある．これらの表面にも微生物は存在するので，患者環境の清潔管理に沿って清掃・消毒する（表9-1）．

3 — 感染経路別予防策（Transmission–Based Precautions）

　感染経路別予防策では，空気感染，飛沫感染，接触感染，一般媒介物感染，昆虫媒介感染の5つに感染経路を分類して対応する．臨床上重要なのは，空気（飛沫核）感染，飛沫感染，接触感染である．空気感染は，粒径5μm以下の粒子に付着して長時間空中に浮遊している微生物によるものである．飛沫感染は，粒径5μmより大きい粒子に付着して短時間（数m以内）で落下してしまう微生物によるものである．

　飛沫は，咳，くしゃみ，会話などにより口から空中に放出される．また，気管内吸引や気管支内視鏡などの医療行為に伴い患者より飛散する．放出される飛沫は，落下速度が比較的速く（30〜80cm/秒），飛散距離は2m以内とかぎられた範囲である．飛沫核は，飛沫の水分が蒸発した後の，空気により媒介される微生物を含む直径5μm以下の小さな粒子である．この粒子は落下速度が非常に遅く（0.06〜1.5cm/秒），長時間にわたり空中に浮遊し，他の病室まで到達して感染の原因となる（表9-2）．

　接触感染は，直接接触感染と間接接触感染とに分けられる．

▶ 1）空気感染予防策

　対象となる病原体は，結核菌，水痘・帯状疱疹ウイルス，麻疹ウイルスである．また，航空機などの特殊な閉鎖された環境では，インフルエンザウイルスや重症急性呼吸器症候群（SARS）ウイルスが空気感染のように伝播す

重症急性呼吸器症候群（SARS：Severe Acute Respiratory Syndrome）： 2002年末に中国で発生した新しく発見された呼吸器疾患である．SARSはコロナウイルス科の未知ウイルスSARSCoVによって引き起こされる．曝露から症状発現までの潜伏期は，ほとんどの症例で2〜7日である．発症の最初は他の一般的な呼吸器感染症と区別することが困難である．致死率はWHOの推計で約15％に達する．

る.そのため,病院内では空気感染予防に準じた対応をする場合がある.

患者は個室に収容し,その病室は周辺の病室より陰圧にする.部屋の換気はすべての供給空気を新鮮外気とする全外気方式で,排気はHEPAフィルターを介してろ過後に排気する.換気回数は6回／時以上,可能であれば12回

表9-1 医療現場における標準予防策のガイドライン（抜粋）

		全患者に対する共通の標準予防策
手洗い		血液,体液,分泌物,排泄物,汚染物に触れた後 手袋を外した直後 患者と次の患者のケアとケアの間
個人防護具（PPE）	手袋	血液,体液,分泌物,排泄物,汚染物に触れる場合 粘膜や創のある皮膚に触れる場合
	ガウン	衣類あるいは露出した皮膚が血液（血性体液を含む）,分泌物,排泄物に接触することが予想される処置および患者ケアの間
	マスク,眼防御（ゴーグル）,フェースシールド	血液,体液,分泌物のはねやしぶきを作りやすい処置や患者ケア中（とくに吸引,気管内挿管） 気道エアロゾルによって伝播する感染症が疑われているか確定している患者にエアロゾルを産生する処置をしている間は,手袋,ガウン,顔面／眼防御に加えて,フィットテストされたN95もしくはそれ以上のレスピレータを装着する
汚れた器具		微生物が他の人や環境に移動することを避ける方法で取り扱う 肉眼的に汚染していれば手袋を装着する 手洗いを行う
環境（病室内など）制御		環境表面（とくに患者ケア区域の高頻度接触表面）の日常ケア,洗浄,消毒のための手順を作成する
リネン（洗濯物を含む）		微生物が他の人や環境に移動することを避ける方法で取り扱う
針およびその他の鋭利物		リキャップしない,曲げない,折らない,使用した針を手で取り扱わない リキャップが必要な場合,片手ですくう手技のみで行う 可能であれば安全器材を用いる 使用した鋭利物は耐貫通性容器に入れる
患者の蘇生		口および口腔分泌物との接触を避けるために,マウスピース,蘇生バッグ,その他の呼吸換気用器具を用いる
患者配置		次のような状況では個室を優先する ①病原体が伝播する危険性が高い ②環境を汚染させる危険性が高い ③適切な衛生を保持することが不可能 ④感染後に発症するあるいは不運な結末になる危険性が高い
呼吸器衛生／咳エチケット（症状のある患者の感染性呼吸器分泌物の発生源の封じ込め,受診の最初の時点（救急部や開業医の振り分け区域および受付区域）で開始する）		症状のある人々には,くしゃみ／咳をするときにはティッシュを用い,口／鼻を覆うように指導する 手を触れなくてすむ容器に廃棄する 気道分泌物に手が触れた後には手洗いを遵守する （患者が耐えられれば）外科用マスクをする 症状のある人から空間的距離（できれば＞3フィート（約1m））を空ける

表9-2 飛沫感染と空気感染の違い

		飛沫感染	空気感染
粒子の大きさ		5 μm 以上	5 μm 以下
飛散距離		1～1.5 m	数 m 以上
対策	隔離	カーテン，パーティションによる隔離	個室に隔離
	マスク	サージカルマスク着用	微粒子用マスク（N95マスク）着用

/時行う．医療従事者または家族が患者個室に入る場合は，タイプN95微粒子用マスクを着用する．患者が退室した後は窓を開放するなどして約1時間外気を導入し，その後は室内を通常の方法で清掃する．環境の特別な消毒は行わない．

▶ 2）飛沫感染予防策

対象となる病原体はインフルエンザウイルス，ムンプスウイルス，風疹ウイルス，ジフテリア菌，マイコプラズマ，溶血性レンサ球菌などである．患者は個室に収容することが望ましいが，個室に収容できない場合は，パーティションなどで仕切るかベッド間隔を2m近く離す．患者から1m以内に近づく場合には，標準予防策に加えてサージカルマスクをつける．飛沫感染する粒子は直径5μmより大きい飛沫であり，通常のサージカルマスクで防御可能である．

▶ 3）接触感染予防策

対象となる病原体はメチシリン耐性黄色ブドウ球菌（Methicillin Resistant *Staphylococcus aureus*：MRSA）やバンコマイシン耐性腸球菌（Vancomycin Resistant Enterococci：VRE）などの多剤耐性菌，緑膿菌，腸管出血性大腸菌（O157），クロストリジウム・ディフィシル，アデノウイルス，単純ヘルペスウイルス，ロタウイルス，エボラウイルス，ラッサウイルス，マールブルグウイルスなどである．

院内感染が判明した場合，感染者の治療も重要であるが，感染を広げないことも重要で，標準予防策に基づく適切な感染管理が必要となる．MRSAの場合，接触感染予防策が適用される．

患者は原則として個室に収容する．バスルームを完備した個室が第一選択である．個室に収容できない場合は同一疾患患者を同室とする．

直接接触感染予防策としては，湿性物質の有無にかかわらず，患者ケア時には手袋などを使用する．また，汚染物に触れたときは手袋を交換する．退

メチシリン耐性黄色ブドウ球菌（Methicillin-Resistant *Staphylococcus aureus*：MRSA）：抗生物質メチシリンに対する薬剤耐性を獲得した黄色ブドウ球菌で，多くの抗生物質に耐性を示す菌である．健康な人の鼻腔，咽頭，皮膚などから検出されることがある．

室する前に手袋を外して擦式消毒用アルコール製剤で手指消毒する．手に汚れがある場合は流水で洗う．患者，環境表面，物品と接触する可能性があれば，清潔な未滅菌ガウンまたはプラスチックエプロンを着用する．退室するときは部屋の中あるいは前室で脱ぐ．

間接接触感染予防策としては，患者に使用する器材や血圧計，聴診器，体温計などはできるかぎり専用とする．共用する場合は，他の患者に使用する前に消毒する．多剤耐性菌を保菌する患者の手が日常的に触れるベッド柵，ドアノブなどの部位は消毒薬が配合された洗浄剤を使用して1日1回以上日常的に清拭する．

3 洗浄・消毒・滅菌法

滅菌とは，すべての微生物を死滅させる，または完全に除去することをいう．消毒とは，人体に有害な病原体を死滅させるか，または感染力をなくすことをいう．洗浄とは，対象物から有機物や汚れを洗剤や流水を用いて除去することをいう．感染防止のためには，感染に対する危険性の度合いや対象物によって，滅菌か，消毒か，洗浄かを判断して適切な方法を選択する必要がある．

器具および環境の滅菌・消毒においては，基本的にそれぞれの対象物に求められる清浄度に応じて滅菌・消毒方法を選択しなければならない．

器具の消毒水準と消毒方法は，どのような感染症例に使用した器具であるかではなく，どのような用途に再使用する器具であるかを基準として決定するのが基本である．Spauldingは，器具を使用用途ごとに体系的に分類した．これは明解で合理的なため，現在も多くのガイドラインが準拠している．

Spauldingの分類では，患者に用いられる器具や物品は，感染リスクの程度によって3つのカテゴリーに分けられている．手術器械など組織・血液などに接触するクリティカル器具，内視鏡など粘膜・非健常皮膚に接触するセミクリティカル器具，聴診器など健常皮膚にのみ接触するノンクリティカル器具である．また，Spauldingは消毒の水準を滅菌，高水準消毒，中水準消毒と低水準消毒の4段階に分類した．高水準消毒は芽胞が多数存在する場合を除きすべての微生物を，中水準消毒は芽胞を除き抗酸菌を含む細菌，多くの真菌，多くのウイルスを，低水準消毒はほとんどの細菌，一部の真菌，一部のウイルスを死滅・不活性化することとした（表9-3）．そして器具の分類ごと

表9-3　Spauldingによる消毒水準分類

滅菌 (sterilization)	いかなる形態の微生物の生命をも完全に排除または死滅させる（無菌性保証レベルを設定して運用）.
高水準消毒 (high-level disinfection)	芽胞が多数存在する場合を除き，すべての微生物を死滅させる.
中水準消毒 (intermediate-level disinfection)	結核菌，栄養型細菌，ほとんどのウイルス，ほとんどの真菌を殺滅するが，かならずしも芽胞を殺滅しない.
低水準消毒 (low-level disinfection)	ほとんどの栄養型細菌，ある種のウイルス，ある種の真菌を殺滅する.

表9-4　Spauldingによる器具分類と消毒水準

器具分類	用途	例	消毒水準
クリティカル器具 (critical items)	無菌の組織や血管に挿入するもの	手術用器具，循環器または尿路カテーテル，移植埋め込み器具，針など	滅菌が必要.
セミクリティカル器具 (semi-critical items)	粘膜または健常でない皮膚に接触するもの	呼吸器系療法の器具や麻酔器具，軟性内視鏡，喉頭鏡，気管内挿管チューブ，体温計など	高水準消毒が必要．ただし，一部のセミクリティカル器具（健常でない皮膚に接触する水治療タンク，粘膜に接触する体温計）は中水準消毒でよい．また，歯科用セミクリティカル器具は加熱滅菌する．
ノンクリティカル器具 (non-critical items)	健常な皮膚とは接触するが，粘膜とは接触しないもの	ベッドパン，血圧計のマンシェット，松葉杖，聴診器など（ベッド柵，テーブルなど環境表面はノンクリティカル表面という）	低水準〜中水準消毒または洗浄，清拭を行う．

に必要な消毒水準がまとめられた（表9-4）.

　ノンクリティカル器具や頻繁に接触する環境表面は，低水準〜中水準消毒薬を用いて洗浄・清拭する．クリティカル器具は滅菌，セミクリティカル器具は高水準消毒または滅菌を行ってから再利用する．

1─洗浄

　使用後の器具・器材などは体液や病原体による汚染を受けている可能性があるため，再利用される器具はまず十分な洗浄をしてから滅菌または消毒を行うことが求められる．血液や体液など有機物が付着した状態で消毒薬を適用しても，有機物中に存在する微生物まで消毒薬が到達せず，また有機物と消毒薬が反応することにより消毒成分が沈殿を生じる場合もあり，消毒効果は不十分である．また，現場での処理は汚染の飛散や職業感染の危険性もあ

ることから，汚染された器材は，まず安全で適切な一時保管容器に入れ，洗浄・消毒・滅菌工程に送ることが合理的である．そのため一部特殊な場合を除いて，各部署では器具類の洗浄や消毒などのいわゆる一次処理をせずに，そのまま中央処理部門に搬送するシステムが推奨されている．搬送までに汚れが乾燥して固着する可能性がある場合には，これを防ぐために洗浄スプレーの使用や酵素洗浄剤への浸漬などを考慮する．

洗浄の方法には，浸漬洗浄，用手洗浄，機械洗浄がある．器材洗浄を行う際は，医療器材の材質や特徴などから適切な方法を選択する．

▶ 1）浸漬洗浄

器材全体を酵素系洗浄剤などへ浸漬することで，血液や体液などの汚れを分解，除去する方法である．多くの場合，用手洗浄や機械洗浄前の予備洗浄として行われている．使用する洗浄剤を適切な濃度，温度，浸漬時間で使用することで，十分な洗浄効果が得られる．

▶ 2）用手洗浄

用手洗浄は，手によるブラッシングなど物理的作用により器材を洗浄する方法である．使用するブラシやスポンジなどは，器材の大きさや形状などに合わせて複数の種類を用意すると効果的に洗浄できる．用手洗浄の効果は機械洗浄に比べ作業者による個人差があり，統一した洗浄マニュアルを作成し，洗浄効果に個人差が出ないよう管理することが必要である．

▶ 3）機械洗浄

機械洗浄には，噴射式洗浄（ウォッシャーディスインフェクター）や超音波洗浄などがある．噴射式洗浄は，噴射口からの水圧と洗浄剤により器材を洗浄する．洗浄，消毒，乾燥を自動で行い，医療従事者の安全性の向上，作業の効率化などが期待できる．超音波洗浄は，超音波による物理的作用により汚れをはがし，器材を洗浄する．ブラッシングが不可能な細かい部分の汚れを取り除くことが可能である．機械洗浄による十分な洗浄効果を得るために，洗浄機の日常保守や，試薬・インジケータなどを用いた洗浄性能確認の実施が行われる．

2 ― 消毒

消毒法には，消毒薬を用いる化学的消毒法と，湿熱や紫外線を用いる物理的消毒法がある．化学的消毒法は，消毒の前に洗浄を行うなどの諸条件が整わなければ効力を発揮できない．また，消毒薬は化学物質であるので，患者・

医療従事者・環境に及ぼす影響について安全性の面から注意が必要である．これに対し，湿熱を用いた消毒法は浸透力が強く，確実な効果が得られると同時に，化学物質を用いない点で安全でもある．したがって，熱に耐える器具・物品を消毒するには，熱水消毒などの物理的消毒法を選択することが望ましい．

▶ 1) 化学的消毒法

　低水準消毒薬には，塩化ベンザルコニウム，クロルヘキシジンなどがある．ウイルスや真菌のなかには感受性のあるものが存在する．細菌では，グラム陰性菌の一部が強い抵抗性を示す場合があるので注意が必要である．

　中水準消毒薬は，結核菌にも有効な消毒薬で，次亜塩素酸ナトリウム，ポビドンヨード，消毒用エタノール，クレゾール石けんなどがある．これらの消毒薬はウイルス，真菌，芽胞に対する抗微生物スペクトルが異なるので注意する必要がある．

　高水準消毒薬にはグルタラール，フタラール，過酢酸がある．グルタラールと過酢酸は芽胞に対する殺滅力があるが，その効果は比較的弱い．

(1) 消毒方法

　おもな消毒の方法には，以下のものがある．

　①浸漬法

　消毒薬を適当な容器に入れ，器具を完全に浸漬して薬液と接触させる方法である．器具が完全に浸漬できていない場合や，気泡の付着などにより消毒が不完全になるので注意が必要である．

　②清拭法

　ガーゼ，布，モップなどに消毒薬を染み込ませて，環境などの表面を拭き取る方法である．十分な量の消毒薬が染み込んでいないと消毒が不完全になるので注意が必要である．

　③散布法

　スプレー式の道具を用いて消毒薬を撒く方法で，清拭法による消毒が不可能な隙間などに用いる．この方法は，消毒薬を霧状に噴霧する噴霧法とは異なる．また，噴霧法は消毒法として推奨されていない．

　④灌流法

　チューブ，カテーテル，内視鏡，透析装置など細い内腔構造を有している器具に消毒薬を灌流する方法である．内腔に気泡が残ったり端を塞いだりしないように注意が必要である．

(2) 消毒薬を使用するうえでの注意

　消毒薬を安全に有効に使用するには，次のような注意が必要である．

①消毒薬の効力を理解した消毒薬と消毒法の選択

消毒の目的に応じた消毒水準を適切に判断し，抗微生物スペクトルや病原体がもつ消毒薬抵抗性などを考慮して消毒薬を選択する．

②消毒対象物の材質，構造などに適した消毒薬と消毒法の選択

消毒薬には，金属，樹脂などを腐食，変質，変色するものがあるため，対象物に悪影響を及ぼしにくい消毒薬を選択する．また，対象物の構造によっては薬液が接触しにくい部分もあるので，消毒薬への浸漬法を工夫する必要がある．

③正しく調製した消毒薬の使用

定められた希釈を行って正しい濃度に調製し，十分な接触時間を確保する．希釈水の温度や室温が20℃以下の場合には効果が低くなる場合があるので注意する．また，希釈に用いる水の硬度，pHによって効力が大きく減弱あるいは変化する場合がある．消毒薬によっては，開封後の菌の混入により細菌汚染される場合がある．

④血液など有機物で汚染されたものを消毒する場合の十分な前洗浄

器具や環境が血液などで汚染されていると消毒薬の効力は減弱するので，十分な前洗浄が必要である．さらに，消毒薬によりタンパクが凝固すると消毒薬が浸透せず，薬液が消毒対象物の表面と接触しない場合がある．また，細菌が対象物表面でバイオフィルムを形成している場合にも同様の不都合が起きるので，ブラッシングを伴う前洗浄が必要な場合もある．

⑤消毒薬の副作用，毒性への注意

消毒薬は基本的に生体に対して毒性をもつ化学物質である．患者や医療従事者に適用する場合には副作用を伴うことがあるので，適用部位・方法には注意が必要である．また，器具に使用する消毒薬を取り扱う場合は，皮膚の障害，蒸散ガスの臭気・毒性に対し，手袋，マスクなどを着用し，十分な換気を行う必要がある．

⑥消毒薬の保管，廃棄の注意

消毒薬は化学的に不安定なものがあり，熱や直射日光を避けて保管する．なお，消毒薬によっては，指定された保管方法を遵守する．消毒薬の廃棄にあたっては，水質汚濁防止法や下水道法の排水基準に則る必要がある．

▶ 2）物理的消毒法

(1) 熱水消毒

熱水や蒸気を用いて65～100℃の温度で処理する方法で，有効で安全な消毒法である．たとえば，80℃，10分間の処理（日本における基本条件）により芽胞を除くほとんどの栄養型細菌，結核菌，真菌，ウイルスを感染可能な

水準以下に死滅または不活性化することができる．近年，洗浄，熱水消毒，乾燥が一つの工程として組み込まれたウォッシャーディスインフェクター（washer disinfector）が普及し利用されるようになった．

(2) 煮沸法

沸騰水中に沈めて15分以上煮沸する方法である．栄養型細菌，結核菌，真菌，ウイルスを殺滅するが，芽胞は殺滅できない．

(3) 紫外線法

波長254 nm付近の紫外線を照射し，微生物を殺滅する方法である．栄養型細菌に対しては短時間で効果があるが，真菌や芽胞に対しては長時間の照射が必要である．紫外線が照射された表面だけしか効力を発揮しないため，照射の死角となる影の部分への効果はない．また，紫外線はヒトの眼や皮膚に障害を起こすため，直接眼などに照射を受けないよう注意する必要がある．

3 — 滅菌

滅菌法としては，加熱法（高圧蒸気法，乾熱法），照射法（放射線法），ガス法（酸化エチレンガス法，過酸化水素ガスプラズマ法）などがある．また，火炎法（加熱法の一種），ろ過法なども滅菌法に分類される．これらの滅菌法のなかから，被滅菌物の材質，性状などを考慮して，もっとも適切な滅菌法を選択することが必要である．

医療施設で行える滅菌法には，加熱法（高圧蒸気法，乾熱法），ガス法（酸化エチレンガス法，過酸化水素ガスプラズマ法），ろ過法がある．放射線や電子線を利用した照射法は，一度に多くの対象を滅菌できるため工業的に頻繁に使われている．

▶ 1) 高圧蒸気滅菌法

密封された装置内で，熱に安定な被滅菌物を対象にして，適切な温度および圧力の飽和水蒸気で加熱することによって微生物を殺滅する方法である．この方法は，急速に加熱できて，被滅菌物の深部にまで熱が素早く浸透して，耐熱性の芽胞形成菌を含めすべての微生物を比較的短時間で確実に殺滅することができる．さらに，多くの器具，物品類，液状物質に適用でき，これらの材質の劣化や変質なども少ない．

(1) 装置の構造

高温度・高圧力で蒸気による滅菌を行うため，目的の温度と圧力を保持できる密閉可能な容器，滅菌工程をコントロールする制御機器，安全装置が付属する．

①缶体（滅菌器）

被滅菌物を収納する内缶（チャンバー），その外側にあって内缶の温度を維持する外缶（ジャケット）の二重構造になっており，これに被滅菌物を出し入れするための扉が付属して缶体を構成している．缶体は圧力容器となっている．内缶と扉の材質は同一とされ，ステンレス製が主流である．扉には蒸気漏れを防ぐためにパッキンが付属し，耐熱性，柔軟性と耐圧性が要求される．内缶または外缶には，その内部の圧力を測定し表示する圧力計が取り付けられている．

②真空ポンプ

空気は断熱効果をもつため，真空度が高いほど熱伝導は良好となる．内缶に接続され，滅菌前に空気を排除し真空にする．また，被滅菌物を乾燥するために蒸気の排除に使用する．

③給蒸装置

蒸気発生器により水に十分な熱を加えて蒸気を発生し，缶体に供給される．滅菌中は水の補給によって滅菌温度が低下しないようになっている．

④エアフィルタ

内缶の圧力を大気圧と同じにするための回路に設置され，取り込む大気中に存在する塵や細菌などを取り除く．滅菌が完了した物品が再度汚染されるのを防止する．このフィルタの性能は，0.3μmの微粒子に対するろ過効率が99.97％以上である．

⑤インターロック

内缶の扉またはふたに備えられた機構で，扉またはふたがロックされていない状態では内缶に蒸気が供給されない．また，内缶内の圧力が外部の圧力と等しくならないとロックが解除されず，扉は開かない構造になっている．

⑥工程モニタリング・制御機器

滅菌工程での内缶の温度・圧力を表示する手段が備えられている．また，これらを記録するモニタ機構を備えた装置もある．内缶の温度はセンサで測定され，温度制御装置により適切に温度制御されている．温度が設定値に達すると滅菌タイマが作動するように連動している．滅菌工程すべてを制御する自動制御装置を備えた装置もある．

(2) 滅菌工程

①空気排除・置換

真空ポンプで缶内の空気を吸引除去し，蒸気を導入する．1回の空気排除処理では完全に空気を除去できないため，反復して脱気するなどの工夫がされている．

②昇温

飽和蒸気を供給し，短時間で滅菌設定温度まで上昇させる．

③滅菌
滅菌設定温度が所定の時間保持される．
④排気
内缶の飽和蒸気が排出される．排出速度が適切でないと滅菌バッグの破損などが起こる．
⑤乾燥
内缶を再度真空にして滅菌物に浸透した蒸気を強制的に除去する．
⑥空気導入
内缶の圧力を外部と等しくし，滅菌工程終了となる．

(3) 滅菌効果評価

高圧蒸気滅菌の効果判定には，物理学的評価，化学的評価と生物学的評価がある．

①物理学的評価

物理学的効果を評価する項目として，温度，圧力，時間がある．この3項目を正しく検知し，滅菌効果を判定する．

②化学的評価

加熱（温度・湿度）により変色する化学薬品を浸み込ませた紙やカードを用いる方法で，判定が簡単である．滅菌が完全であるかを判定することはむずかしく，滅菌工程を実施できたかを判別することに使用される．また，ケミカルインジケータは缶内の残留空気を検知できる．

③生物学的評価

特定の胞子を塗布あるいは封入したバイオロジカルインジケータを用いて，滅菌による微生物生存の可否を評価する．化学的評価に比べ滅菌効果判定の信頼度や試験精度が高い．また，これを応用したチャレンジテストパックを用いたオーバーキル法やハーフサイクル法により，10^{-6}以下の無菌性保証レベル（SAL）の確保が要求されている．

▶ 2) 酸化エチレンガス（EOG）滅菌法

酸化エチレンガスの殺滅作用は，微生物を構成するタンパク質のアルキル化によるものである．酸化エチレンガスによる滅菌に必要な時間は2〜4時間であり，また滅菌後のエアレーションには温度条件により8〜12時間かかる．

酸化エチレンガスには毒性がある．滅菌処理後のエアレーションにより残留ガスを徹底的に除去し，被滅菌物にガスなどが残留しないようにすること，また同時に滅菌作業者がガスに曝露する可能性を極力取り除くことが必要である．

(1) 装置の構造
　①滅菌器
　高圧蒸気滅菌装置の滅菌器と同様の構造をもつ．加圧と真空の両方の圧力がかかるため，圧力容器が使用される．
　②真空ポンプ
　滅菌器内を真空にしたり，エアレーションの工程に使用する．
　③気化器
　ボンベで供給される酸化エチレンは液体であるため，滅菌器に供給する前に気化させる．
　④温水ポンプ
　滅菌器を加温・保温する温水を循環させるためのポンプ．温度むらが発生しないように常時作動させている．
　⑤エアフィルタ
　内缶の圧力を外部の圧力と等しくするための回路に設置される．このフィルタの性能は，0.3 μm の微粒子に対するろ過効率が 99.97％以上である．
　⑥インターロック
　内缶の扉またはふたに備えられた機構で，扉またはふたがロックされていない状態では内缶に酸化エチレンガスが供給されない．また，内缶内の圧力が外部の圧力と等しくならないとロックが解除されず，扉は開かない構造になっている．
　⑦工程モニタリング・制御機器
　滅菌工程での内缶の温度・圧力を表示する手段が備えられている．また，これらを記録するモニタ機構を備えた装置もある．内缶の温度はセンサで測定され，温度制御装置により適切に温度制御されている．運転サイクル制御のため，温度制御，作用（曝露）時間制御，相対湿度制御，酸化エチレン供給制御をするための装置が設備されている．滅菌工程をすべて制御する自動制御装置を備えた装置もある．

(2) 滅菌工程
　①プレコンディショニング
　滅菌器と被滅菌物を滅菌に必要な温度まで上昇させ，温度を安定させる．
　②コンディショニング
　缶内の空気を真空ポンプで吸引し，所定の真空度まで真空にする．その後，一定量の温水または蒸気を供給し（給湿），一定時間をかけて缶内と被滅菌物の湿度を等しくする（調湿）．
　③滅菌
　酸化エチレンガスをガスボンベから気化器を通して滅菌器内に導入し，滅

菌工程が開始される．滅菌中は温度を制御して圧力が一定に保たれる．
　④エアレーション（洗浄）

　使用されたガスは，排気処理装置を通して排出される．大気に直接排出されることは少なくなりつつある．その後，高真空と空気置換の繰り返しによる方法や，一定の低真空で空気を連続で供給する方法で，滅菌された物品に付着・吸着したガスを取り除く．
　⑤滅菌後の残留ガスの処理

　滅菌物を滅菌器から取り出し，エアレーションを専用に行うエアレータに移し，付着・吸着した残留ガスを排除する．

(3) 滅菌効果評価

　高圧蒸気滅菌器の滅菌効果評価と同様に化学的評価と生物学的評価が行われる．

(4) 滅菌従事者の安全確保

　酸化エチレンガスは生体に対しさまざまな毒性作用を示すので，取り扱いには細心の注意が必要である．

- 空調設備を取り付け換気を確保し，作業環境のガス濃度を極力低く保つ．
- ガス検知器を備えたり，漏出したガスを検知する漏洩検知警報器（ガスモニター）を設置する．
- 作業者はガス被曝量を測定するバッチを口鼻近くに着用し，被曝濃度を把握する．
- 作業に伴う危険を周知する．
- 定期的な健康診断を実施する．

▶ 3）過酸化水素ガスプラズマ滅菌法

　過酸化水素ガスを高真空下でプラズマ化したときの複合作用を利用する滅菌法である．このプラズマは反応性が高いラジカルで，これを微生物と反応させて死滅させることが滅菌の原理である．

　過酸化水素ガスプラズマは他の滅菌用ガスと比べて毒性が低く，低温・低湿度で滅菌でき，滅菌後のエアレーションは必要ない．

　給排水，排気や給蒸の設備が不要で，装置単体のみで運転が可能なため簡便に設置・運用ができる．滅菌の全工程を通して，低温（45℃），低湿（相対湿度約10％）で処理されるため，滅菌対象の範囲が広く，金属・非金属，非耐熱・非耐湿の物品が対象となる．一方，この滅菌方法に適さない材質がある．それは，液体，粉体とセルロースである．

(1) 滅菌工程
　①プレコンディショニング

一定の圧力まで減圧し，高周波エネルギーを与えて被滅菌物を加温し，湿気を取り除き，滅菌を行える状態にする．

②減圧工程

滅菌工程では，滅菌器内の圧力が常に陰圧である．減圧工程では，滅菌器内の圧力をかなり低くし，通常1mmHg以下にする．

③過酸化水素注入工程

一定の真空が得られた後，高濃度過酸化水素液（約58％）を注入する．注入された過酸化水素は加温により気化し，ガス状になる．

④拡散工程

ガス状になった過酸化水素を，滅菌器内にまんべんなく拡散させる．このとき，滅菌器内の圧力を変化させ拡散効率を上げている．

⑤プラズマ（滅菌）工程

高周波エネルギーを与えて，過酸化水素分子を励起させ，低温プラズマ状態にする．プラズマ中のフリーラジカルや紫外線の活性種の作用により，微生物を殺滅させる．高周波エネルギーを止めるとプラズマ状態は瞬時に止まり，安定した分子となり，水と酸素に再結合される．

⑥空気置換工程

滅菌器内は減圧された状態のため，外部との圧力を等しくするためにエアフィルタを通して正常な空気が供給され，すべての工程が終了する．

▶ 4）ろ過法

ろ過法は，被滅菌物に存在する微生物をろ過によって除去する方法である．加熱法や照射法が適用できない気体および液体に適用される．フィルターの孔径は0.22 μmあるいはそれ以下のものが目的に応じて利用されている．しかし，フィルターを通過する微小微生物も存在するので，かならずしも完全な滅菌法ではない．医療機関においては，加熱滅菌できない薬液の無菌調製などに利用されている．

4 医療機器の洗浄・消毒・滅菌事例

患者に再使用する医療機器は，使用後に十分に洗浄し，適切に消毒・滅菌する．その手順は，それぞれの機器の製造メーカーの推奨する手順に従う．医療機器には取り扱い説明書が添えられており，そのなかに洗浄・消毒・滅菌

の方法が記載されていることが多い．

　一般的に低リスクの物品は，洗剤と水による洗浄で十分である．医療機器が血液・血性体液で汚染されている場合は，まず1％次亜塩素酸で処理した後，洗剤で洗浄する．

▶ 1) 体温計

　体温計はアルコール系消毒薬で清拭して中水準消毒を行う．ただし，口腔用と直腸用は区別し兼用しない．また，隔離の必要なMRSA患者などに使用するものはなるべく他の患者と共用しない．

▶ 2) 聴診器，血圧計のマンシェットなど

　聴診器は患者の皮膚や医療従事者の手指が頻繁に接触する器具であるため，微生物の接触伝播が問題となる場合には患者間の共用を避け，または患者間にまたがって使用する際にその先端部をアルコール系消毒薬で清拭して消毒する．血圧計のマンシェット，松葉杖なども同様に扱い，適宜アルコール系消毒薬で清拭して消毒する．アルコールが使用できない器具の場合には，0.2％塩化ベンザルコニウム液，0.2％塩化ベンゼトニウム液，0.2％塩酸アルキルジアミノエチルグリシン液，または500 ppm（0.05％）次亜塩素酸ナトリウム液で清拭して消毒する．

▶ 3) 軟性内視鏡

　軟性内視鏡の使用後の処理は，吸引・生検チャンネル内を十分にブラッシング，流水洗浄を行った後に，自動洗浄器を使用してグルタラール，フタラール，過酢酸などの高水準消毒薬による消毒を行い，その後十分な量の水によりすすぎ乾燥させる．高い無菌性を要求される内視鏡では，すすぎ用の水は無菌水を使用する必要がある．生検鉗子は滅菌済みのものを使用し，さらに作業者は個人用防護具を適切に使用して，標準予防策を遵守しなければならない．

▶ 4) 人工呼吸器の呼吸回路

　呼吸回路には，ディスポーザブル回路（1回限り使用）とリユーザブル回路（再使用可能）の2種類がある．前者は感染性廃棄物として処理する．後者は，消毒薬に浸漬した後，流水で十分に洗浄し，乾燥後滅菌する．洗浄と消毒には，ウォッシャーディスインフェクターを用いた高温水による洗浄が，消毒剤の残留毒性の問題がなく最適である．高温と圧力に耐える物品は高圧蒸気滅菌を行う．それ以外の物品は，酸化エチレンガスによる滅菌を行う．

参考文献

1) 小林寛伊編：改訂 消毒と滅菌のガイドライン．へるす出版，2004．
2) 神谷 晃，他：改訂版 消毒剤の選び方と使用上の留意点．薬業時報社，1998．
3) 田爪正氣，他：感染と微生物の教科書．研成社，2003．
4) 矢野邦夫：エビデンスに基づく院内感染対策のための現在の常識．永井書店，2007．
5) 満田年宏監訳：医療施設における環境感染管理のためのCDCガイドライン．サラヤ株式会社，2004．
6) 小林寛伊編：エビデンスに基づいた感染制御（第1集／基礎編）．メヂカルフレンド社，2005．
7) 廣瀬千也子監：感染管理QUESTION BOX 2 標準予防策と感染経路別予防策，職業感染対策．中山書店，2006．
8) 日本医科器械学会監：改訂 医療現場の滅菌．へるす出版，2003．
9) 佐々木次雄，他編：日本薬局方に準拠した滅菌法及び微生物殺滅法．日本規格協会，1998．

第10章 医療機器に関する関係法規

　臨床工学技士法（以下，法）の目的には，「この法律は，臨床工学技士の資格を定めるとともに，その業務が適正に運用されるように規律し，もって医療の普及及び向上に寄与することを目的とする」（法第1条）とあり，「厚生労働大臣の免許を受けて，臨床工学技士の名称を用いて，医師の指示の下に，生命維持管理装置の操作及び保守点検を行うことを業とする者をいう」（法第2条第2項）と定義されている．近年，医療機器の発展は目覚ましく，とくに臨床工学技士が業務とする生命維持管理装置（人工透析装置，人工心肺装置，人工呼吸器，除細動器，ペースメーカなど）は，患者の呼吸，循環または代謝の機能を代替・補助するために用いられており，現代の医療・治療技術になくてはならないものとして大きな役割を果たしてきている．時代が進むにつれてますます高度化・複雑化する医療システムのなかで，これら生命維持管理装置の「業務が適正に運用されるよう」にするためには，医学的知識のみならず工学的知識やセンスが必須であるといえる．臨床工学技士は，まさに「臨床工学」という名称のとおり，「工学」技術・知識を「臨床」の現場で適正に用いることによってはじめて医療従事者としての「プロフェッショナル」さを発揮し，患者安全の担い手として活躍できるのである．

　また，臨床工学技士は，医師をはじめ多くの医療従事者が働く医療施設において，これら医療従事者とチーム医療を行うべきことが，「臨床工学技士は，その業務を行うに当たっては，医師その他の医療関係者との緊密な連携を図り，適正な医療の確保に努めなければならない」（法第39条）と定められている．このように，各医療資格法のなかで"はじめて"チーム医療の実践理念を条文に掲げた職種でもある．臨床工学技士が，医療人として患者の人権と安全を保つこと，社会人として医療社会の資源や安全を供給する義務があることは明確であり，そのためには臨床工学技士法をはじめとする各医療資格法だけでなく，実際に取り扱う医療機器（＝物）や医療施設（＝場所・環境）をはじめ，医療を支えている保険システムや予防システムなどの社会的インフラに関する各側面からの法律的な知識が必要となる．本章では，医療に関する法律知識のなかで，臨床工学技士の日常業務に最低限必要な法律について概説する．臨床工学業務全般にわたり必要な法律形態・知識については，「臨床工学講座　関係法規」などを参照されたい．

　なお，本章で概説する法律の他，医療機器に関する国内外の規制や事故対

FDA：Food and Drug Administration. 米国の食品医薬品局. 日本の厚生労働省にあたる組織.

MHRA：Medicines and Healthcare products Regulatory Agency. 英国の医薬品・ヘルスケア製品規制政府機関（通称：英国医薬品庁）.

策についての情報入手先を以下に示す.

医薬品・医療機器等安全性情報
　厚生労働省　http://www.mhlw.go.jp/stf/seisakunitsuite/bunya/kenkou_iryou/iyakuhin/iyaku/index.html
　独立行政法人医薬品医療機器総合機構　https://www.pmda.go.jp/safety/info-services/devices/0091.html

Medical Device Safety
　米国FDA　http://www.fda.gov/MedicalDevices/Safety/

Medical devices regulation and safety
　英国MHRA　https://www.gov.uk/topic/medicines-medical-devices-blood/medical-devices-regulation-safety

1　臨床工学技士法

臨床工学技士法最終改正：令和3年10月1日法律第49号.

臨床工学技士法および臨床工学技士誕生の経緯に関しては，これまで出版された関連書籍へ譲り，本項では医療機器の安全管理を担う立場から，臨床工学技士法について解説する.

臨床工学技士法は，全5章（総則，免許，試験，業務等，罰則），49条からなる法律である．また，臨床工学技士法施行規則は，全4章32条と附則からなっている．第1章と第2章は，臨床工学技士の医療職としての資格を定めている．第3章に試験，その業務については第4章に定めている．これらの章立てから推察されるように，本法は，「資格法」と「業務法」の性格をもった法律といえる．資格については法第2条，業務については法第37〜41条・施行規則の第32条・施行令（昭和63年政令21号）第1条となる．これらを中心に，臨床工学技士法の要点について概説する．まず，法第2条（定義）における「生命維持管理装置」の解釈について述べる．

生命維持管理装置は，ヒトの呼吸・循環・代謝の一部を代替・補助するもので，人工心肺装置，血液浄化装置，人工呼吸器，ペースメーカ，補助循環装置，高気圧酸素治療装置，除細動装置がある．

また，法第2条第2項には，臨床工学技士が扱う生命維持管理装置の操作として，「生命維持管理装置の先端部の身体への接続又は身体からの除去であって政令で定めるものを含む」とある．臨床工学技士法施行令（政令）第1条（生命維持管理装置の身体への接続等）では，

臨床工学技士法施行令最終改正：令和3年10月1日政令第203号.

1. 人工呼吸装置のマウスピース，鼻カニューレその他の先端部の身体への

タスク・シフト／シェアによる臨床工学技士業務の追加： 令和3年7月9日，臨床工学技士法に関する法令等が公布され，臨床工学技士の業務範囲が拡大された（令和3年10月1日の法令改正）．詳細は下記URLおよび臨床工学講座「関係法規」第2章の「臨床工学技士法」を参照のこと．
https://ja-ces.or.jp/kokuji-kenshu/horei-kaisei1/

カニューレ： ドイツ語で「管」を意味し，軟性または硬性のゴム・プラスチック・金属などを素材としたパイプ状の医療器具．体表を通じて体内に液体または気体を流出入するために使用される管．

接続又は身体からの除去（気管への接続又は気管からの除去にあっては，あらかじめ接続用に形成された気管の部分への接続又は当該部分からの除去に限る．）

2. 血液浄化装置の穿刺針その他の先端部のシャント，表在化された動脈若しくは表在静脈への接続又はシャント，表在化された動脈若しくは表在静脈からの除去

3. 生命維持管理装置の導出電極の皮膚への接続又は皮膚からの除去

とされている．法第2条での「接続」または「除去」とは，あくまで身体との関連において定義されるものであり，「接続」とは，身体に触れるかまたは挿入する状況を指していることが，上記政令第1条からわかる．

政令第1条第1項の「接続」にあるマウスピースとは，呼吸回路などの先端部に取り付けられる部分であり，気管挿管中に直接挿入されるものは含まないと解釈される（以下，除去にあっても同じ）．鼻カニューレとは，鼻孔にかぶせるように装着したり，鼻腔に挿入するものと解釈することができる．ここで，括弧内の「接続又は除去」の解釈は重要である．気管への接続または気管からの除去は，医師によって気管カニューレなどが挿入・固定された部分に対し「回路の先端部への接続（またはその部分からの除去）」操作のみが臨床工学技士に認められている．通常業務における気管挿管や気管切開は，医師のみに許された医療行為である．

政令第1条第2項でいう血液浄化装置とは，血液透析装置，血液濾過装置，血液吸着装置などを指す．政令第1条第3項にある「導出電極」とは，単に刺激を加えるために取り付けられる電極とは異なる．また除細動装置の身体への接続（または除去）は，医師のみに許された行為となっている．臨床工学技士は，除細動装置のセットアップ操作を行うことはできても，電極部分の接続（または除去）および操作（ボタンを押す行為）は医師の医療行為のため行うことはできない．これら政令第1条の意図を補足すると，患者の身体とは離れたところの回路チューブや装置同士の接続・連結や，すでに身体に設置されたカニューレなどに装置の一部である回路をつなぐ行為が，臨床工学技士の行う装置の操作と解釈されている．

次に，臨床工学技士になるためには，法第3条（免許）により，「臨床工学技士国家試験に合格し，厚生労働大臣の免許を受けなければならない」とされている．臨床工学技士国家試験を受験するためには，法第14条（受験資格）により，高等学校卒業後指定の養成所などにおいて，3年以上臨床工学技士として必要な知識および技能を修得すること（法第14条1号）が必要である．臨床工学技士には，上記以外の受験資格として，大学において一定の科目を修めて卒業すること（法第14条4号），他医療関連職種（看護師，臨床検査

技師，診療放射線技師など）の養成を経て，定められた単位を取得して，1年または2年で国家試験受験資格を得るコース（法第14条2・3号）も設けられている．2022年6月現在（第35回臨床工学技士国家試験終了時点）の臨床工学技士国家試験合格者は52,236人である．また，2018年12月27日報道発表の「平成29年（2017）医療施設（静態・動態）調査・病院報告の結果」によると，28,043人が病院および一般診療所で就業している．

　国家試験の実施に関する事務については，法第17条（指定試験機関の指定）により，厚生労働大臣の指定する者に行わせることができるとされており，国家試験執行機関は法設立当初から（公財）医療機器センターである．

　臨床工学技士の業務には診療の補助行為（医師の指示の下に行う医行為）を含むが，これについては法第37条（業務）☆において，保健師助産師看護師法第31条第1項および第32条の規定にかかわらず，診療の補助として生命維持管理装置の操作を業として行うことができるよう，看護師の独占業務から解除された（名称独占）．臨床工学技士側からみると，操作業務が新規に独占業務となったが，もう一つの任務である「保守点検」についてはこの法第37条には含まれていない（したがって，生命維持管理装置の操作が行える者は，医師，看護師，准看護師，臨床工学技士である）．また法第38条（特定行為の制限）では，「臨床工学技士は，医師の具体的な指示を受けなければ，厚生労働省令で定める生命維持管理装置の操作を行ってはならない」とされている．これらは，臨床工学技士法施行規制第32条（第4章　業務）にある．
1. 身体への血液，気体又は薬剤の注入
2. 身体からの血液又は気体の抜き取り（採血を含む）
3. 身体への電気的刺激の負荷

の特定行為として規定されている．

　臨床工学技士が特定行為に該当する行為を行おうとするときには，これらの操作にかかわる装置の運転条件（運転時間，運転速度その他設定または変更を行うべき条件），監視条件（監視時間，監視項目その他設定または変更を行うべき条件），薬剤・薬液および酸素ガスなどの投与量・投与方法および投与時期について，書面などにより医師のできるだけ詳細な指示を受けなければならない（要指示事項）．ただし，現に操作を行っている際に，医師の口頭による臨機応変の具体的な指示に従うときはこの限りではない．

　臨床工学技士基本業務指針2010には，このような医師の具体的な指示を受けなければならない法令上の特定の行為（◎印）に該当するものと，一連の業務の各段階で医師の指示で行える業務（○印：指示書までは必要としない）が示されている．例として，「治療開始から終了までの業務」に掲げられている主な業務中の項目を示す．

【呼吸治療業務】

☆ p.193の側注を参照．

名称の使用制限：臨床工学技士でない者は，臨床工学技士という名称またはこれに紛らわしい名称を用いてはならないこと．たとえば，臨床工学技士でない者が臨床工学技士の名称で保守点検を行うと違法となる（法第41条）．

臨床工学技士基本業務指針2010：法制定後24年間にわたり用いられてきた臨床工学技士業務指針（昭和63年9月14日付け医事第57号厚生省健康政策局医事課長通知の別添）が廃止され（平成22年11月1日付け医政医発1101第11号厚生労働省医政局医事課長通知），臨床工学技士基本業務指針2010（平成22年10月10日付け）が公開された．

* 臨床工学技士基本業務指針 2010 では，医療技術の進歩に合わせてさまざまな業務が見直された．とくにこの2項目が新しく業務拡大された他，植込み型除細動器（両室ペーシング機能付き植込み除細動器：CRT-D を含む）についても業務範囲となった．

◎ 人工呼吸装置の運転条件および監視条件（1回換気量，換気回数）の設定および変更
◎ 吸入薬剤および酸素等の投与量の設定および変更
○ 人工呼吸装置の使用時の吸引による喀痰等の除去*
◎ 動脈留置カテーテルからの採血*

【人工心肺業務】
◎ 人工心肺装置の運転条件（血液流量，吹送ガス等）および監視条件の設定および変更
◎ 血液，補液および薬剤の投与量の調整
◎ 人工心肺装置の操作に必要な人工心肺装置からの採血
◎ 留置カテーテルからの採血*

【血液浄化業務】
◎ 血液浄化装置の運転条件（治療時間，血液流量，除水量等）および監視条件の設定および変更
◎ 血液，置換液，補液および薬剤の投与量の設定および変更
◎ 血液浄化装置の操作に必要な血液浄化装置からの採血
◎ 留置カテーテルからの採血*

ここまでおもに資格と業務について概説してきたが，本法の特徴は，臨床工学技士法以前にはなかった法文である法第39条（他の医療関係者との連携）に集約されている．この法第39条は，臨床工学技士と医師や看護師らが協力し合い，各々の専門知識と技能を尊重し信頼しあって患者の有効・安全な治療に向けてそれぞれの責任に基づき協力してゆく関係が望ましい，という理念を強調するものである．そして，臨床工学技士の業務を，臨床工学技士法のなかで「生命維持管理装置の操作」と定めたことは，「工学技士」が単なる「機器の操作者」ではなく，機器と患者が接続された一体の「生理機能システム」が対象であり，そのマン・マシンシステムの操作に必要な「医学」の知識を臨床で応用する「工学者」であらんことを示唆しているといえる．

なお，2021年5月28日に発出された「良質かつ適切な医療を効率的に提供する体制の確保を推進するための医療法等の一部を改正する法律（令和3年法律第49号）」にて臨床工学技士法が一部改正されたのでその概略を記す．

第11条　臨床工学技士法（昭和62年法律第60号）の一部を次のように改正する．

第37条第1項中「操作」の下に「及び生命維持管理装置を用いた治療において当該治療に関連する医療用の装置（生命維持管理装置を除く．）の操作（当該医療用の装置の先端部の身体への接続又は身体からの除去を含む．）として厚生労働省令で定めるもの（医師の具体的な指示を受けて行うものに限る．）」を加える☆．

☆ 第37条　臨床工学技士は，保健師助産師看護師法（昭和23年法律第203号）第31条第1項及び第32条の規定にかかわらず，診療の補助として生命維持管理装置の操作及び生命維持管理装置を用いた治療において当該治療に関連する医療用の装置（生命維持管理装置を除く．）の操作（当該医療用の装置の先端部の身体への接続又は身体からの除去を含む．）として厚生労働省令で定めるもの（医師の具体的な指示を受けて行うものに限る．）を行うことを業とすることができる．

2 医療法

　医療法は,「医療サービス」とそれを提供する「場＝病院等」と「人（組織）＝医療システム」について定めている．医療法の目的・趣意（第1条）には,
　①（医師法などの身分法に対し）医療を受ける者（国民）による医療に関する適切な選択を支援するために必要な事項
　② 医療施設（病院，診療所，助産所）の開設及び管理に関する必要な事項
　③ 平等な医療の供給を行うため施設の整備並びに医療提供施設相互間の機能の分担及び業務の連携を推進するために必要な事項
　④ 医療の安全を確保するために必要な事項
を定めており，具体的には次の4つの政策を基本としている．
　1. 衛生法規としての基準（第1条の1：医療提供の理念）
　2. 医師と患者についての医療の基本理念（第1条の4：医師等の責務）
　3. 医療法人についての規定，広告の規定等の医業の規定（第4条の2：特定機能病院，第6条の5：業務等の広告，第7条：医療施設の開設，第21条：病院の設備と人員，第39条：法人の規定，など）
　4. マクロの医療計画などを示す方針や達成目標（第30条の4：医療提供体制の確保を図るための計画）
　法全体で9章94条からなり，その他施行令，施行規則から成り立っている（最終改正：令和元年12月11日法律第71号）．

1 ― 医療法の歩み

　医療法は，昭和23年に制定され，これまで50数回にわたって改正され，今日に至っている．昭和23年は，医療法の他，医師法や保健婦助産婦看護婦法なども制定され，戦後の近代的な医療制度がスタートした年でもある．
　平成13年度の第四次医療法改正では，厚生労働省における医療安全対策の

Tips　法の構成

　法律の構成は,「〜法」,「・・施行令（政令）」,「・・施行規則（省令）」がセットになっており，これら3つをあわせて「法令」とよぶ．政令とは内閣が制定する命令で，法律から委任を受け，法律の実体面を補う規定が定められていることが多い．省令とは各省の大臣が制定する命令で，法律から委任を受け，法律の手続き面を補う規定や，詳細様式が定められていることが多い．政令や省令に規定を委任する理由は，法律の改正には国会の承認が必要なため時間がかかってしまい，世の中の情勢に合わせた改正が困難となる．一方，政令・省令は行政の権限で変更ができるため，比較的短期間で改正を行うことができる．各法令では，根幹にかかわる部分のみを法律で規定し，その他詳細事項については，政令・省令で規定するというように役割分担されている．

取り組みが強化されたことが特徴の1つである．平成12年度までに「医療事故防止関連マニュアルの作成」および周知徹底，特定機能病院の安全管理体制の強化，医療安全管理体制確保に関する調査研究，医療関係者などへの周知徹底，薬品・医療用具等関連医療事故防止システムの確立，厚生労働省における医療安全対策の取り組みが行われてきた．引き続き平成13年度には，医療の安全確保のための日常診療における事例の収集・分析および改善策の策定，調査研究の推進，院内感染対策の推進，財政融資計画などが行われ，2019年現在，第八次医療法改正（平成30年法律第79号）が2018年7月25日に施行された．

2 ─ 医療法改正と臨床工学技士

本項では，臨床工学技士の日常業務と医療法との関係について，第五次医療法改正の内容を中心に解説する．

まず厚生労働省の医療安全対策を振り返ると，医療安全推進総合対策・医療安全管理体制の整備（平成14年），医療事故対策緊急アピール（平成15年），医療安全対策検討会議報告書・政府与党医療改革協議会・社会保障審議会医療部会（平成15年），などがあげられる．第五次医療法改正は，これらの医療安全対策もふまえ平成19年4月に施行された．病院等の管理者は，法第6条の10の規定に基づき医療安全管理のために，次の4つの体制を確保しなければならない（医療法施行規則第1条の11）とされている．

1 医療に係る安全管理のための指針を整備すること
2 医療に係る安全管理のための委員会を開催すること
3 医療に係る安全管理のための職員研修を実施すること
4 医療機関内における事故報告等の医療に係る安全の確保を目的とした改善のための方策を講ずること

さらに，病院等の管理者はその体制の確保にあたって，
・院内感染対策のための体制の確保
・医薬品に係る安全確保
・医療機器に係る安全確保

の措置を講じなければならないと定められた（医療法施行規則第1条の11の2項）．

このように，第五次医療法改正では，医療にかかわる安全の確保に関する事項として，「良質な医療を提供する体制の確立を図るための医療法等の一部を改正する法律の一部の施行について*」が発令され，さらにその具体的施策に関して，「医療機器に係る安全管理のための体制確保に係る運用上の留意点について**」が発出され，『医療機器安全管理責任者』の配置を義務化した．

病院等の管理者の責務：病院，診療所又は助産所の管理者は，厚生労働省令で定めるところにより，医療の安全を確保するための指針の策定，従業者に対する研修の実施その他の当該病院，診療所又は助産所における医療の安全を確保するための措置を講じなければならない．［平成18年6月21日公布 法律番号84］（医療法第6条の10）

*：平成19年3月30日医政発第0330010号

**：平成19年3月30日厚生労働省医政局指導課長通知 医政指発第0330001号，厚生労働省医政局研究開発振興課長通知 医政研発第0330018号，平成30年6月12日付医政地発0612第1号，医政経発0612第1号通知で改正．

表10-1 医療機器安全管理責任者の業務

医療機器に係る従業者研修の実施	・新しい医療機器の導入時 ・特定機能病院では，とくに安全使用の技術習得が必要と考えられる医療機器に関して，年2回程度定期的な研修が必要
保守点検に関する計画の策定及び保守点検	特定の医療機器は機種別に，薬事法に基づく添付文書を参照した保守点検計画の策定と，その適切な実施と記録が必要
安全使用のために必要な情報収集等	・医療機器の添付文書等の管理 ・安全情報等の収集 ・不具合等の管理者への報告

『医療機器安全管理責任者』とは，医療機器の適切な使用方法，保守点検の方法等，医療機器に関する十分な経験及び知識を有し，医療機器の適切な保守を含めた包括的な管理に係わる実務を行う事ができる者とされ，医療機関に1人配置され，病院等の管理者の指示の下に大きく3つの業務を行うことで，医療機器に係る安全の確保に努める役割を担う（**表10-1**）．

医療機器安全管理責任者は，「医療機器の適切な使用方法，保守点検の方法等，医療機器に関する十分な経験及び知識を有する常勤職員であり，医師，歯科医師，助産師（助産所の場合に限る），看護師，歯科衛生士（主として歯科医業を行う診療所に限る），診療放射線技師，臨床検査技師又は臨床工学技士のいずれかの資格を有していること」とされている．医療機器の進歩のなかで，医療機器の専門職である「臨床工学技士」が医療機器安全管理責任者として最適であるとともに，その分，負うべき責任も重大であるといえる．

医療機器に係る安全管理のための体制確保に係る運用上の留意点について： 医療機器安全管理責任者に関する詳細や運用のための留意点については，（社）日本臨床工学技士会などからの案内を参照のこと．

3 医薬品，医療機器等の品質，有効性及び安全性の確保等に関する法律

薬事法は平成26年11月25日の改正によって改称され，「医薬品，医療機器等の品質，有効性及び安全性の確保等に関する法律」（以下厚生労働省で用いている略称，医薬品医療機器等法と表記）となった．これまでの薬事法と異なり，医薬品や医療機器の安全対策の強化，および再生医療等製品の使用に伴う安全性などの規制についての改正である．これまで，薬事法はその変遷からも医薬品中心の法律として認識されてきたが，今回の改正により，医療機器関連の主要な規定が医薬品から独立した条文となるなど，医療関連製品の総合的な法律となった．

これまでの薬事法と医薬品医療機器等法との違いについては「薬事法等の一部を改正する法律案要綱（http://www.mhlw.go.jp/topics/bukyoku/soumu/

表10-2 薬事法等の一部を改正する法律案の概要

医薬品,医療機器等の安全かつ迅速な提供の確保を図るため,添付文書の届出義務の創設,医療機器の登録認証機関による認証範囲の拡大,再生医療等製品の条件及び期限付承認制度の創設等の所要の措置を講ずる.

I 法律案の概要

1. 医薬品,医療機器等に係る安全対策の強化
   (1) 薬事法の目的に,保健衛生上の危害の発生・拡大防止のため必要な規制を行うことを明示する.
   (2) 医薬品等の品質,有効性及び安全性の確保等に係る責務を関係者に課す.
   (3) 医薬品等の製造販売業者は,最新の知見に基づき添付文書を作成し,厚生労働大臣に届け出るものとする.

2. 医療機器の特性を踏まえた規制の構築
   (1) 医療機器の製造販売業・製造業について,医薬品等と章を区分して規定する.
   (2) 医療機器の民間の第三者機関による認証制度を,基準を定めて高度管理医療機器にも拡大する.
   (3) 診断等に用いる単体プログラムについて,医療機器として製造販売の承認・認証等の対象とする.
   (4) 医療機器の製造業について,許可制から登録制に簡素化する.
   (5) 医療機器の製造・品質管理方法の基準適合性調査について,合理化を図る.

3. 再生医療等製品の特性を踏まえた規制の構築
   (1)「再生医療等製品」を新たに定義するとともに,その特性を踏まえた安全対策等の規制を設ける.
   (2) 均質でない再生医療等製品について,有効性が推定され,安全性が認められれば,特別に早期に,条件及び期限を付して製造販売承認を与えることを可能とする.

4. その他
   薬事法の題名を「医薬品,医療機器等の品質,有効性及び安全性の確保等に関する法律」に改めるほか,所要の改正を行う.

II 施行期日

公布の日から1年を超えない範囲内において政令で定める日

(厚生労働省 第183回国会(常会)提出法律案 http://www.mhlw.go.jp/topics/bukyoku/soumu/houritu/dl/183-52.pdf)

添付文書:能書ともよばれ,医療機器や医薬品の適正使用と安全確保のために,メーカなどが医療従事者などユーザに提供する重要な情報である.商品への添付が義務づけられている法定文書であり,いわゆる取扱説明書とは異なる.現在,添付文書は製品製造元である各製造販売業者だけでなく,医薬品医療機器総合機構の情報提供ホームページ (http://www.info.pmda.go.jp/iryo.html) からも入手できる.

houritu/dl/183-53.pdf)」が参考となる (**表10-2**).

① 医薬品,医療機器等の安全対策の強化を図ること.

② これまで薬事法の規制対象としていた医薬品,医薬部外品,化粧品,医療機器,及び指定薬物に加えて,新たに再生医療等製品を加えること.

③ 医療機器・体外診断用医薬品は,他医薬品や医薬部外品,化粧品と異なる特性をふまえた独立した規定を設けること.

以上をもとに,医薬品医療機器等法の重要な変更点,および医療機器の再評価制度について概要を述べる.

1 — 医薬品,医療機器等の安全対策の強化

本改正のポイントの第一に,医薬品,医療機器等の安全対策の強化があげられる.これは,改正前後の法律の目的(第1条)を対比することで,医薬品医療機器等法の目的の拡充の意味が理解できる(**表10-3**).また,国や都道府県,医薬品等関連事業者,医薬関係者,および国民の責務や役割を新たに規定した(第1条の2〜6).

医薬品等の添付文書の記載事項等の規定や届出については,薬事法第52条

表10-3 改正前後の比較(第1, 2条関連, 抜粋)

改正前	改正後
第1条　この法律は, 医薬品, 医薬部外品, 化粧品及び医療機器の品質, 有効性及び安全性の確保のために必要な規制を行うとともに, 指定薬物の規制に関する措置を講ずるほか, 医療上特にその必要性が高い医薬品及び医療機器の研究開発の促進のために必要な措置を講ずることにより, 保健衛生の向上を図ることを目的とする.	第1条　この法律は, 医薬品, 医薬部外品, 化粧品, 医療機器及び再生医療等製品（以下「医薬品等」という.）の品質, 有効性及び安全性の確保並びにこれらの使用による保健衛生上の危害の発生及び拡大の防止のために必要な規制を行うとともに, 指定薬物の規制に関する措置を講ずるほか, 医療上特にその必要性が高い医薬品, 医療機器及び再生医療等製品の研究開発の促進のために必要な措置を講ずることにより, 保健衛生の向上を図ることを目的とする.
第2条2号　人又は動物の疾病の診断, 治療又は予防に使用されることが目的とされている物であって, 機械器具, 歯科材料, 医療用品及び衛生用品（以下「機械器具等」という.）でないもの（医薬部外品を除く.）	第2条2号　人又は動物の疾病の診断, 治療又は予防に使用されることが目的とされている物であって, 機械器具等（機械器具, 歯科材料, 医療用品, 衛生用品並びにプログラム（電子計算機に対する指令であって, 一の結果を得ることができるように組み合わされたものをいう. 以下同じ.）及びこれを記録した記録媒体をいう. 以下同じ.）でないもの（医薬部外品及び再生医療等製品を除く.）
第2条4項　この法律で「医療機器」とは, 人若しくは動物の疾病の診断, 治療若しくは予防に使用されること, 又は人若しくは動物の身体の構造若しくは機能に影響を及ぼすことが目的とされている機械器具等であって, 政令で定めるものをいう.	第2条4項　この法律で「医療機器」とは, 人若しくは動物の疾病の診断, 治療若しくは予防に使用されること, 又は人若しくは動物の身体の構造若しくは機能に影響を及ぼすことが目的とされている機械器具等（再生医療等製品を除く.）であって, 政令で定めるものをいう.

に規定されていたが, 医薬品医療機器等法では添付文書等には最新の論文や知見に基づいた情報が記載されていなければならないと明記されたこと, 厚生労働大臣が指定した医薬品については製造販売に際し, あらかじめ添付文書等の記載事項を厚生労働大臣に提出しなければならないこと（変更も同様）, 届け出た添付文書等についてはWeb等に公表しなければならないこと, などの事項が規定された.

　安全対策の強化の大きな変更点としては, 新たに「第11章　医薬品等の安全対策」が新設され, これまで雑則として規定されていた種々の規定がすべて第11章に移管された（たとえば,「第68条の5　特定医療機器に関する記録及び保存」など）.

2 ― 再生医療等製品に関する規制

　医薬品医療機器等法に加えられた再生医療等製品に関する規制と,「再生医療等の安全性の確保等に関する法律」（平成25年11月27日法律第85号, 略称：再生医療等安全法）との違いについて概説する.

　医薬品医療機器等法による再生医療の規制は, 不特定多数の人に使用することを目的として, ES細胞やiPS細胞などによって作製された臓器や細胞シートなどを製造販売する企業に, その品質や有効性および安全性を確保するための規制を行うことが目的となっている. 一方, 再生医療等安全法は, 医

療機関で行われる一連の再生医療の臨床研究や，実際の診療（自由診療など）として行われる再生医療の安全を確保するための法的手続き等と定めている．

3 ─ 医療機器・体外診断用医薬品の特性をふまえた規制

医療機器については，医薬品の規制に遅れながらも，製造販売承認や製造許可などについて，これまで医薬品とほぼ同様に規制されてきた．当初は，聴診器や注射器，体温計や手術用メスなどの「医療用具」が規制の対象であったが，医学や医用電子工学の進歩により，輸液ポンプや人工呼吸器に代表される各種生命維持管理装置やMRI，X線CTなどの画像診断装置が開発され，現代の医療において規制が必要となった．一方，医療機器が医薬品と異なる点は，医薬品が消耗品であるのに対し，医療機器はシリンジやカテーテルチューブなどのディスポーザブル製品だけでなく，長期にわたって患者に使用する機械・器具が多く，したがって耐久性や使用中の保守管理，修理などのメンテナンスが必要な点があげられる．また，再販業者によって各種医療機器のレンタル使用が普及してきたことも，医薬品とは大きく異なる．

医療機器についての改正のポイントは，医療機器の範囲に単体プログラムを含めることとしたこと，また前述した再生医療等製品が法規制の対象となったが，医療機器の範疇ではなく，独立した区分として明確化されたことである．単体プログラムについては，たとえば心臓カテーテル検査装置（カテラボ装置）などは，X線で撮影された心臓などの画像を処理する機器であるが，パソコン同様，コンピュータやモニタなどのハードウェア部分だけでは動作しないため，ソフトウェア（プログラム）を一体として医療機器の承認や認可が行われてきたが，今回の改正において，プログラムも単体で医薬品

Tips 医療機器安全対策に関する省令 (1)

GMP（Good Manufacturing Practice）：「医薬品及び医薬部外品の製造管理及び品質管理の基準に関する省令（平成6年，省令第3号）」を指す．医療機器は，平成6年から規制された．GMPは，人による間違いを最小限にする，医薬品・医療機器が汚染されたり，品質が低下するのを防ぐ，高い品質を保つ仕組みを作る，という3つの目的をもっている．

GCP（Good Clinical Practice）：「医薬品の臨床試験の実施の基準に関する省令（平成9年，省令第28号）」を指す．被験者の人権と安全性の確保，臨床試験のデータの信頼性の確保を図り，適正な臨床試験が実施されることを目的として定められた（→臨床試験が倫理的な配慮のもとに科学的に実施されること）．医療機器については，「医療機器の臨床試験の実施の基準に関する省令（平成17年，省令第36号）」として定められた．

GPMSP（Good Post-Marketing Surveillance Practice）：「医薬品の市販後調査の基準に関する省令（平成10年，省令第10号）」を指す．日常の診療において，医薬品の安全性，有効性を確認するのはもちろんのこと，市販前には得られなかった医薬品の適正な使用についての情報収集，情報提供を目的として行われる，市販後の調査を規定した省令．

医療機器等法の規制対象となった.

体外診断用医薬品については，これまで医薬品に含まれていたが，諸外国でメディカル・デバイスとして規制対象としている場合が多いことから，国際整合性を図るため，医療機器に準じた扱い（血液分析装置などとセットになっている場合があるため）とされた．ただし，その品質管理については，医薬品と同等の管理が必要であるという扱いはこれまでと同様となる．

4 — 医療機器の再評価制度

医療機器等製品の不具合や副作用などは，流通後（市販後）にも判明する．このため，薬事法では市販後の再審査制度（法14条4号），再評価制度（法14条6号），副作用報告制度（法77条4号の2），市販後調査（PMS）などを定めている．医療機器の製造業者等が承認を受けた製品は，「適正使用情報」を再審査・再評価の期間中（5年または6年）にGPMSPに従って収集し提出しなければ，当該品目の承認は取り消されてしまう．医薬品企業は，病院でこのPMS業務を行うための職種としてMRをおき，病院内薬剤師・医師らと連携して医薬品の適正使用情報を積極的に交換している．医療機器においても，臨床工学技士や看護師らのユーザ側と製造販売業者との情報交換の必要性が求められている．以前から「医療機器版MR」制度について検討されてきたが（医療機器産業ビジョン，平成15年3月31日，厚生労働省参照），MDICとしての認定制度が始まり，平成20年10月より認定セミナー，平成21年1月に第1回の検定試験が行われた．MDIC認定により，ユーザ側は「医療機器安全管理責任者」として知らなければならない基本的な知識・技術・資質の客観的評価や，製造販売業者が提供する医療機器の性能や情報の客観的評価が可能となる．また，製造販売業者側としては，医療機関内における基本的事項に関する広い知識が得られ，医療機関内の関係者との情報交換が容易となり，その施設の医療機器安全管理責任者との情報のやりとりを円滑に運ぶことが期待されている．医療機関と医療機器製造販売業者の双方におけるMDIC保持者間のコミュニケーション向上によって，情報の確度を向上させ医療安全に寄与することが期待されている．

> **MDIC（medical device information communicator）：** 日本医療機器学会（http://www.soc.nii.ac.jp/jsmi/index.htm）が主催する「医療機器情報コミュニケータ」という平成20年度開始の認定制度を指す．医療機器の品質向上，有効性の確保ならびに適正使用の普及を目指し，ヒヤリ・ハット情報や不具合情報等を含む情報の収集・提供や医療機器全般の適正な使用および保守管理に必要な情報（知識・技術など）を医療機関の「医療機器安全管理責任者」と医療機器の製造販売業者等の「医療機器情報担当者」間で共有し，患者の安全と医療の質向上に貢献できる担当者の育成を行う．

4 医療機関等における医療機器の立会いに関する基準

本項では，平成20年4月1日から施行された「医療機関等における医療機

表 10-4 立会いを行ってきた背景

医療機器事業者の立場から	医療機関の立場から
①医療機関等との信頼関係の強化により, 関連する医療機器の販売促進のため. ②機器の買換情報や新製品導入情報が入手可能. ③明確なルールがなく, 医療機関などから要求があれば, 関係維持のためにやらざるをえない. ④やめたいが, 競合他社が行うのでやらざるをえない.	①医療機器の急速な高度化・高性能化・IT化に対応が困難. ②医療機関等の人手不足, 臨床工学技士などの絶対数不足. ③事業者が立ち会って当然とする認識が存在.

器の立会いに関する基準(平成 18 年 11 月 10 日医政経発第 1110001 号厚生労働省医政局経済課長通知)」について概説する. 立会い基準についての詳細は, 医療機器業公正取引協議会 (http://www.jftc-mdi.jp/), (社) 日本臨床工学技士会 (http://www.jacet.or.jp/) を参照してほしい.

医療機器業界では, 公正取引委員会認定の下, 平成 11 年 4 月 1 日から医療機器業における景品類の提供の制限に関する公正競争規約を施行し, 業界の正常な商慣習の確立を検討してきた. その結果, 医療機器業界の長年の懸案事項であった「いわゆる立会い」と称し事業者が医療機関等に対して行ってきた情報提供や便益労務の提供の対策のために策定した基準が, 本「医療機関等における医療機器の立会いに関する基準」(以下, 立会い基準) である. 立会いを行ってきた背景として, 医療機器業界の立場から, および医療機関の立場から考えると, 双方ともに医療関連法規や公正競争規約に抵触するものが含まれているとの認識が不足していたことがあげられる (表 10-4).

立会いに関する基本方針の策定にあたり, 2 つの基準が設けられている. まず, 医師法や労働者派遣法に抵触すると考えられるものについては, 行政当局で判断するか, 関連法規にて判断する (法律違反か否か) こととして立会い基準の対象外とされた. そして, 立会い基準の対象として, 医薬品医療機器等法上で義務づけられている情報提供のための立会いやその他関連法規に基づいて実施する立会いについては, 医療機器業公正取引協議会 (以下, 公

医療機器安全対策に関する省令 (2)

PMS (post marketing surveillance):市販後 (新製品発売後) に製造販売業者が行う調査を指す. 日常診療下での医療機器の有効性, 安全性の確認とともに, 市販前 (治験) では得られなかった製品の適正使用についての情報の収集, 提供を目的として行われる. 市販後調査の実施は, GPMSP によって製造業者に対して義務づけられている.

MR (medical representative):「医薬品の市販後調査の基準に関する省令 (平成 9 年 3 月厚生省令第 10 号, 第 2 条 6 号)」で規定されている「医薬情報担当者」のこと.

取協)もしくは立会い基準で判断することとし，原則制限されるものや，目的別に定めた回数や期間であれば無償提供が制限されないものを明記することとされた．

本基準で規定する立会いとは，「医療機関などの管理下にある患者に対して，医師等の医療担当者が診断や治療を行う際に，事業者がその医療現場に立ち入り，医療機器に関する情報提供や便益労務の提供を行うことをいい，在宅医療においては，事業者が医療担当者，在宅患者等に対して医療機器の使用・操作方法等の情報提供や便益労務の提供を行うこと」をいう．

前述したように医療機器業界では，医療機関などに対してさまざまな情報提供や便益労務の提供がなされてきた．この背景には，技術革命により速いスピードで開発されていく高度な医療機器の存在があり，これら医療機器を適正に使用するためには，専門的な知識を備えた事業者の協力が必要とされてきたこともあった．このような特有の商習慣を「いわゆる立会い」と称してきた．

一方では，いわゆる立会いとよばれていた行為が，公正な取引や適正な医療行為の観点から不透明な流通慣行とみなされ，行政から改善を求められたことにより，いわゆる立会いと称して行ってきたことについて全面的な見直しが必要となった．そこで，今回定められた立会い基準では，立会いを行う場所を「患者に対して診断や治療が行われている医療現場」に限定することで，医療現場において事業者が行える情報提供の範囲を明確にした．逆に，患者がいない場所で医療機器の説明や使用方法などの説明を行うことは，医療機器の適正使用や安全使用の観点から，薬事法第77条第3号に規定されているように，事業者の責務である．したがって，本立会い基準でいう立会いとは，これまでのようにルールの不明確ななかでのいわゆる立会いではなく，公正な取引や適正な医療行為を前提とした情報提供のための立会いということができる．

いわゆる立会いと称している行為の一部は，医療関連法規（医療法，医師法，保健師助産師看護師法，臨床工学技士法など）に抵触するおそれもあった．さらに事業者に所属する看護師や臨床工学技士などの国家資格を有する職員が，有償で医療現場での業務の一端を担う行為は，労働者派遣法に抵触するおそれもある．このような関連法規に抵触するおそれのある行為は，当該業者および医療機関側双方にとって，迷惑を被る可能性がある．公取協では，公正競争規約に関する判断は可能であるが，上記の関連法規に関する判断を行うことができないため，関連法規に触れるのではないかなどの疑義が生じた場合は，事業者が厚生労働省または都道府県の関連部署に問い合わせをする方針とした．

医薬品医療機器等法第68条第2号（情報の提供等）：
医薬品，医療機器若しくは再生医療等製品の製造販売業者，卸売販売業者，医療機器卸売販売業者等（〜中略〜医療機器を販売し，若しくは授与するもの又は〜中略〜の開設者に対し，業として，医療機器を貸与するものをいう．次頁において同じ．），〜中略〜は，医薬品，医療機器又は再生医療等製品の有効性及び安全性に関する事項その他医薬品，医療機器又は再生医療等製品の適正な使用のために必要な情報（〜中略〜）を収集し，及び検討するとともに，〜中略〜，医療機器の販売業者，貸与業者若しくは修理業者，再生医療等製品の販売業者又は医師，歯科医師，薬剤師，獣医師その他の医薬関係者に対し，これを提供するよう努めなければならない．

1 ― 本立会い基準の具体的な内容

1) 制限される立会い

(1) 医療機器の販売を目的とした立会い

販売を目的とした立会いとは，医療機器の選択や購入を不当に誘引する手段として事業者が無償で立会いを行うことや，医療機関側から取引の条件として無償で立会いを行うことの要請を受けて受諾することを指す．

(2) 医療機関などに対する費用の肩代わりになる立会い

ここでいう肩代わりとは，医療機関などが自ら費用を負担して行うべき業務について，事業者が肩代わりして行うことをいう．

2) 制限されない立会い

医療機器の適正使用および安全使用のために，目的別に定めた回数および期間の範囲内であれば，以下の立会い内容に関しては無償で行うことができる（図10-1）．

(1) 自社の取り扱う医療機器の適正使用の確保のための立会い

(2) 自社の取り扱う医療機器の安全使用のための立会い

図10-1に示した回数および期間が立会いの原則である．別途定める必要がある医療機器の場合，当該医療機器を取り扱う支部からの申請に基づき公正取引協議会が定めるものとされている．ここでいう立会いとは，薬事法第

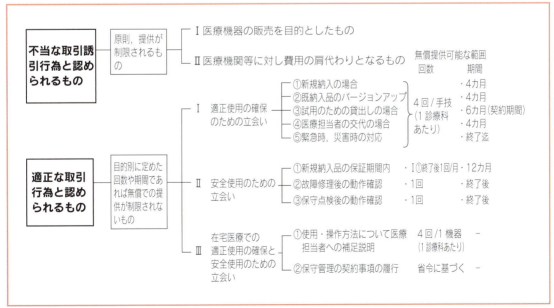

図10-1　立会い基準の概要（関連法規に抵触しない行為）

77条第3号で規定されている自社の取り扱う医療機器が適正，かつ安全に使用されるための情報提供を指す．医療現場において医療担当者からの質問に対し，事業者が口頭で添付文書などに記載されている内容を補足的に説明することを指し，これまでのいわゆる立会いと称して行っていたこととは大きく異なるものである．

(3) 在宅医療における医療機器の適正使用および安全使用のための立会い

①医師等の医療担当者が行う患者への医療機器使用・操作方法の説明等を補足するための立会い

本規定は，医師や医療担当者が在宅患者へ医療機器の使用方法等の説明を行うにあたり，事業者がその医療現場において不足する情報等があった場合などに，医師や医療担当者の求めに応じて補足的に説明を行うことを指す．

②医療機器の賃貸借及び保守点検業務に関する契約事項の履行及び医療法施行規則に準じて行う立会い

在宅医療で使用する医療機器は，医療機関などと事業者間で賃貸借および保守点検業務に関する契約が結ばれており，契約内容が本立会い基準と整合が図られていることが確認できれば，立会いをできるとしている．

▶ 3）立会い実施確認書

上記2）で定める立会いを事業者が行う際には，事業者は公取協で「様式4」として作成した立会い実施確認書を医療機関との間で取り交わすことを義務づけている．また，立会い実施確認書には，医療機関が記入する欄と，事業者が記入する欄があり，医療機関記入欄には立会いの目的，回数，期間を記入し，事業者が立会う際には患者へのインフォームドコンセントがなされていることを確認する．立会い終了時には，担当医師が記名捺印か署名することになっている．

2 ― 本立会い基準に違反した場合

本立会い基準は，事業者が守るべきルールを定めたもので，この基準に違反した場合は，事業者が規約違反に問われ，公取協の定めているルールに従い措置が下される．ただし，医療関連法規や労働者派遣法に抵触すれば，行政から事業者および医療機関が関連法規違反を問われることになる．また，公取協の会員事業者以外の事業者が規約違反を行った場合は，公正取引委員会が公平競争規約や本立会い基準を参考にして措置をとる．

5 製造物責任（PL）法と臨床工学技士

製造物責任： 製造物の欠陥によって他人の生命，身体，財産を侵害したものが負う責任のことを指す．

　製造物責任（Product Liability）法（以下，PL法）は，平成6年7月に法律第85号として成立し，平成7年7月1日から施行された．PL法では，従来の法律（民法のみ）では被害者が損害賠償請求するうえで証明しなければならなかったメーカが過失を犯したことを，目の前にある事故を起こした製品が欠陥製品であることを証明すればよいということになった．PL法施行以降に市場に出た製品に欠陥があり，その欠陥によって被害が生じた場合には，PL法に基づいてメーカなどに損害賠償の請求ができることになった．

欠陥： 欠陥とは，当該製造物の特性，その通常予見される使用形態，その製造業者等が当該製造物を引き渡した時期その他の当該製造物に係る事情を考慮して，当該製造物が通常有すべき安全性を欠いていることをいう．（PL法第2条第2項）

　このPL法でいうところの欠陥とは，製品が通常備えていなければならない安全性を欠いていること，を指している．安全性が問題にならないような単なる故障（例：PCが起動しない，など）は，PL法上の欠陥ではない．なお，もっぱら客の誤使用によって事故が起こった場合には製造物責任は発生しない．ただし，その誤使用が通常予想される範囲のものであり，製品本体や取扱説明書に特段の警告表示をしていないような場合は，メーカなどに責任が生じる．また，PL法では，メーカが製品を引き渡してから10年を経過したときは，損害賠償の請求権は消滅するとされている．

　PL法は，事故の未然防止，再発防止，また万一事故が起こってしまった場合の被害救済という総合的な製品安全対策の根本ととらえられる．しかし，PL法だけでは完全ではなく，製品が通常備えていなければならない安全性を欠いていることに対して，さまざまな情報を総合的に考慮して，その製造物が通常有すべき安全性を欠いていたかどうかで判断される．したがって，事故などの危険について警告表示・取扱説明書に適切に示されていたかどうか，使用方法は通常予見される範囲内であったかどうか，使用者側でも事故を防止できなかったかどうか，などが総合的に勘案され，「欠陥」があったかどうかが判断される．

　さて，臨床工学技士が実務において法律上の責務（民法）を問われる場合の多くは，医療ミス（不法行為）と考えられる．一昔前まで，医療従事者の医療過誤は，監督責任（指示権の責務として）を有する医師の責任とする立場が主流であったが，近年の判例をみると医療職にも独立の責任，もしくは医師との共同責任を認める傾向も出てきた．

　このように，臨床業務における信頼の原則が臨床工学技士と医師（その他医療従事者）との責任配分法理であれば，医療機器メーカとの責任関係を担

民法709条（不法行為による損害賠償）： 故意又は過失によって他人の権利又は法律上保護される利益を侵害した者は，これによって生じた損害を賠償する責任を負う．

っている法律がPL法である．これまで民法709条では，たとえば医師や臨床工学技士に医療過誤などの不法行為があった場合，過失（注意義務違反）によって損害が発生し，その因果関係（原因）が立証されれば，賠償責任（過失責任）が適用される仕組みとなっており，過失の存在を前提とする過失責任が損害賠償の原則であった．一方，PL法第3条では，製造販売業者の欠陥（安全性の欠如）商品によって被害が発生した場合，その因果関係（原因）が立証されれば，欠陥（安全性の欠如）という客観的事実をもとに製造物責任が製造販売業者に適用される仕組みとなった．つまり，製造物責任とは，①製造販売業者などの，②製造物による，③生命・健康・財産被害に限って，④過失を欠如に代えて，①の損害賠償責任を認める，モノ対ヒトの救済システムといえる．したがって，製造物責任は過失責任を例外として適用されるものであり，過失と欠陥の責任は併存する場合もある．PL法設立以後，メーカは事実上無過失責任を負うリスクがあるため，欠陥と認定されないように，使用上の警告や注意，指示を厳しくし，使用者の誤使用を防止する対策として，添付文書や取扱説明書を用いて，過剰ともいえる防衛的警告を行っているのが現状である．これらをふまえて，臨床工学技士が医療機器を操作，保守点検するにあたり，メーカの指示に従わなかったときは，誤使用（安全性を欠いた使用）と判断され，メーカはPL責任を免れることができる．したがって，臨床工学技士は各医療機器の添付文書などを熟読し，その指示に従う注意義務があり，これを怠ると過失責任を問われる可能性がある．

医療法改正に伴い，平成19年4月1日から配置されることとなった「医療機器安全管理責任者」の業務責任もさることながら，これまで臨床現場では一部後回しにされていた医療機器の保守点検業務は，今後さらなる臨床工学技士の存在理由の大きな柱となることはいうまでもない．これら保守点検業務，および修理についても，臨床工学技士は各医療機器製造販売業者とのアウトソーシングを含めた共同作業を行っていく必要があり，ここで概説したPL法やその基盤となる民法の基本的法理を念頭に置いた適切な対応が，今後も切望されている．

Tips 信頼の原則

信頼の原則とは，交通事故における加害者と被害者の責任を合理的に分配するために，ドイツの判例理論として発展し確立された刑法理論．『自動車運転者は，自己が交通ルールを守って運転している限り，他の車両や歩行者も交通ルールを守ってくれるであろうことを信頼して運転すれば足り，他の車両や歩行者があえて違反行為に出るであろうことまでを考えて，これにいつでも対応できるよう注意して運転する義務はない』とするものである（最高裁：昭和42.10.13判決）．今日においては自動車事故への適用のみならず，重工業や食品工業，鉄道，そして医療など被害者や第三者の適切な行動を前提として行われる業務すべてにあてはまる．

付録 1　JIS 抜粋

医用電気機器―
第 1 部：基礎安全及び基本性能に関する一般要求事項

T 0601-1：2012

目次

序文 ··· 1
1　適用範囲，目的及び関連規格 ·· 1
　1.1　適用範囲 ··· 1
　1.2　目的 ··· 2
　1.3　副通則 ·· 2
　1.4　個別規格 ··· 2
2　引用規格 ·· 2
3　用語及び定義 ·· 8
4　一般要求事項 ··· 27
　4.1　ME 機器又は ME システムへの適用のための条件 ··· 27
　4.2　ME 機器又は ME システムのためのリスクマネジメントプロセス ································· 27
　4.3　基本性能 ··· 28
　4.4　予測耐用期間 ··· 28
　4.5　ME 機器又は ME システムと同等な安全性 ·· 28
　4.6　患者が接触する ME 機器又は ME システムの部分 ·· 28
　4.7　ME 機器の単一故障状態 ·· 28
　4.8　ME 機器の部品 ··· 29
　4.9　ME 機器における高信頼性部品の使用 ··· 31
　4.10　電源 ·· 31
　4.11　電源入力 ··· 31
5　ME 機器の試験に対する一般要求事項 ··· 32
　5.1　形式試験 ··· 32
　5.2　サンプルの数 ··· 32
　5.3　周囲温度，湿度及び気圧 ··· 32
　5.4　その他の条件 ··· 32
　5.5　供給電圧，電流の種類，電源の特性及び周波数 ·· 33
　5.6　修理及び改良 ··· 33
　5.7　湿度前処理 ·· 33
　5.8　試験の順序 ·· 34
　5.9　装着部及び接触可能部分の決定 ·· 34
6　ME 機器及び ME システムの分類 ··· 36
　6.1　一般 ··· 36
　6.2　電撃に対する保護 ··· 36
　6.3　水の有害な浸入又は微粒子状物質の有害な侵入に対する保護 ·· 37
　6.4　滅菌の方法 ·· 37
　6.5　高酸素濃度雰囲気での使用の適性 ··· 37

6.6	作動モード	37
7	ME 機器の標識，表示及び文書	37
7.1	一般	37
7.2	ME 機器又は ME 機器の部分の外側の表示（表 C.1 も参照）	38
7.3	ME 機器又は ME 機器の部分の内側の表示（表 C.2 も参照）	41
7.4	制御及び計器の表示（表 C.3 も参照）	42
7.5	安全標識	44
7.6	記号	45
7.7	導線の絶縁被覆の色	45
7.8	表示光及び制御	46
7.9	附属文書	46
8	ME 機器の電気的ハザードに関する保護	51
8.1	電撃に対する保護の基本規則	51
8.2	電源に対する要求事項	52
8.3	装着部の分類	52
8.4	電圧，電流又はエネルギーの制限	53
8.5	分離	55
8.6	ME 機器の保護接地，機能接地及び等電位化	63
8.7	漏れ電流及び患者測定電流	65
8.8	絶縁	81
8.9	沿面距離及び空間距離	86
8.10	部品及び配線	97
8.11	電源部，部品及び配置	99
9	ME 機器及び ME システムの機械的ハザードに関する保護	104
9.1	ME 機器の機械的ハザード	104
9.2	動く部分に関わるハザード	104
9.3	表面，角及び縁に関わるハザード	109
9.4	不安定性に関わるハザード	109
9.5	飛散物に関わるハザード	113
9.6	音響エネルギー（超低周波音及び超音波を含む）及び振動	114
9.7	圧力容器及び空気圧又は水圧（油圧）を受ける部分	115
9.8	支持機構に関わるハザード	117
10	不要又は過度の放射のハザードに関する保護	122
10.1	X 線放射	122
10.2	アルファ線，ベータ線，ガンマ線，中性子線及びその他の粒子線	123
10.3	マイクロ波放射線	123
10.4	レーザ及び発光ダイオード（LED）	123
10.5	他の可視の電磁放射線	123
10.6	赤外線	123
10.7	紫外線	123
11	過度の温度及び他のハザードに関する保護	124
11.1	ME 機器の過度の温度	124
11.2	火事の防止	127
11.3	ME 機器の防火用外装に対する構造上の要求事項	132
11.4	可燃性麻酔剤が使われる環境での使用を意図する ME 機器及び ME システム	134

| 11.5 | 可燃性の薬品とともに使用することを意図する ME 機器及び ME システム | 134 |

11.6 あふれ，こぼれ，漏れ，水の浸入又は微粒子状物質の侵入，清掃，消毒，滅菌，及び ME 機器とともに使用する物質との適合性 ……………………………… 134
- 11.7 ME 機器及び ME システムの生体適合性 …………………………………… 136
- 11.8 ME 機器への電源供給又は電源（商用）の中断 …………………………… 136
- 12 制御及び計器の精度並びに危険な出力に対する保護 …………………………… 136
  - 12.1 制御及び計器の精度 ……………………………………………………………… 136
  - 12.2 ユーザビリティ …………………………………………………………………… 136
  - 12.3 アラームシステム ………………………………………………………………… 137
  - 12.4 危険な出力に対する保護 ………………………………………………………… 137
- 13 危険状態及び故障状態 ………………………………………………………………… 138
  - 13.1 特定の危険状態 …………………………………………………………………… 138
  - 13.2 単一故障状態 ……………………………………………………………………… 139
- 14 プログラマブル電気医用システム（PEMS） ……………………………………… 144
  - 14.1 一般 ………………………………………………………………………………… 144
  - 14.2 文書化 ……………………………………………………………………………… 144
  - 14.3 リスクマネジメント計画 ………………………………………………………… 144
  - 14.4 PEMS 開発ライフサイクル ……………………………………………………… 144
  - 14.5 問題解決 …………………………………………………………………………… 145
  - 14.6 リスクマネジメントプロセス …………………………………………………… 145
  - 14.7 要求仕様 …………………………………………………………………………… 146
  - 14.8 アーキテクチャ …………………………………………………………………… 146
  - 14.9 設計及び実装 ……………………………………………………………………… 146
  - 14.10 検証 ……………………………………………………………………………… 147
  - 14.11 PEMS 妥当性確認 ……………………………………………………………… 147
  - 14.12 変更管理 ………………………………………………………………………… 147
  - 14.13 ネットワーク・データ結合による PEMS の他の機器への接続 …………… 147
- 15 ME 機器の構造 ………………………………………………………………………… 148
  - 15.1 ME 機器の制御器及び表示器の配置 …………………………………………… 148
  - 15.2 サービス性 ………………………………………………………………………… 148
  - 15.3 機械的強度 ………………………………………………………………………… 148
  - 15.4 ME 機器の部品及び組立一般 …………………………………………………… 152
  - 15.5 ME 機器の電源変圧器及び 8.5 に従った分離を備えたその他の変圧器 …… 156
- 16 ME システム …………………………………………………………………………… 159
  - 16.1 ME システムに対する一般要求事項 …………………………………………… 159
  - 16.2 ME システムの附属文書 ………………………………………………………… 160
  - 16.3 電源 ………………………………………………………………………………… 161
  - 16.4 外装 ………………………………………………………………………………… 161
  - 16.5 分離装置 …………………………………………………………………………… 161
  - 16.6 漏れ電流 …………………………………………………………………………… 162
  - 16.7 機械的ハザードに関する保護 …………………………………………………… 163
  - 16.8 ME システムの部分への電源供給の中断 ……………………………………… 163
  - 16.9 ME システムの接続及び配線 …………………………………………………… 163
- 17 ME 機器及び ME システムの電磁両立性 ………………………………………… 165

3 *用語及び定義

3.5 空間距離(AIR CLEARANCE) 二つの導電性部分間の空気中の最短距離.
　注記　JIS C60664-1,定義3.2参照

3.8 *装着部(APPLIED PART) 正常な使用において,ME機器又はMEシステムの機能を遂行するために,患者と物理的に接触させる必要があるME機器の部分.
　注記1　図3,図4及び図A.1～図A.7を参照する.
　注記2　装着部の定義に入らないが,リスクマネジメントプロセスを適用した結果,装着部として扱う必要がある部分の扱いについては,4.6も参照する.
　注記3　関連する用語"患者接続部"の定義については,3.78も参照する.

3.11 AP類(CATEGORY AP) 空気・可燃性麻酔ガス内において発火源とならないように,構造,表示及び文書化についてこの規格の要求事項に適合するME機器又はME機器の部分の分類.

3.12 APG類(CATEGORY APG) 酸素又は亜酸化窒素・可燃性麻酔ガス内において発火源とならないように,構造,表示及び文書化について規格の要求事項に適合するME機器又はME機器の部分の分類.

3.19 沿面距離(CREEPAGE DISTANCE) 二つの導電性部分間の絶縁物の表面に沿った最短距離.
　(IEV 151-15-50,修正)

3.20 *耐除細動形装着部(DEFIBRILLATION-PROOF APPLIED PART) 患者への除細動器の放電が,他の人へ与える影響に対して保護した装着部.

3.21 *着脱電源コード(DETACHABLE POWER SUPPLY CORD) 電源供給の目的で,適切な電源接続器によって電気機器への接続を意図する可とうコード.
　注記　図1,図2及び図3参照

3.24 *デューティサイクル(DUTY CYCLE) ME機器の安全な作動のために必要な最大作動時間(入)及びそれに続く最小休止時間(切).

3.29 F形絶縁(浮いた)装着部[F-TYPE ISOLATED (FLOATING) APPLIED PART],F形装着部(F-TYPE APPLIED PART) 外部の発生源から意図しない電圧が患者に接続され,患者接続部と大地との間に電圧が加わったときに,許容患者漏れ電流よりも大きい電流が流れないように患者接続部をME機器の他の部分から分離した装着部.
　注記　F形装着部は,BF形装着部又はCF形装着部のいずれかである.

3.33 *機能接続(FUNCTIONAL CONNECTION) 電気的又はその他の方法で,信号,データ,電力又は物質の伝達を意図する接続.
　注記　壁に固定した電源ソケットが単一か複数かにかかわらず,それに接続することは,機能接続ではない.

3.45 内部電源(INTERNAL ELECTRICAL POWER SOURCE) 電気以外の形態のエネルギーから電流を発生する機器の部分で,かつ,機器を作動させるための電源.
　例　電気以外の形態のエネルギーには,化学的,機械的,太陽,原子力などがある.

注記　内部電源は，機器の主要部の中に置くか，機器の外側に取り付けるか，又は別の外装内に入れてもよい．

3.64　*医用電気システム（MEDICAL ELECTRICAL SYSTEM）　ME システム（ME SYSTEM）　製造業者が指定した，機能接続によって又はマルチタップを用いて相互接続をした少なくとも一つの ME 機器を含む機器の組合せ．
　　注記　この規格で"機器"と表現した場合は，ME 機器を含むと解釈をしている．

3.67　*マルチタップ（MULTIPLE SOCKET-OUTLET）　MSO　電源（商用）又は同じ電圧に接続することを意図する一つ又は複数の電源ソケットで，可とうケーブル若しくはコード又は ME 機器に接続するか若しくは一体化したもの．
　　注記　マルチタップは，機器と分離した構造でも又は機器と一体化した構造でもよい．

3.69　公称（値）［NOMINAL（value）］　許容差を含む基準値として引合いにする値．
　　例　公称電源電圧又はねじの公称直径．

3.115　*信号入出力部（SIGNAL INPUT/OUTPUT PART）　SIP/SOP　例えば，画面表示，記録又はデータ処理のために，他の電気機器との信号の授受を意図する装着部以外の ME 機器の部分．
　　注記　図2参照

3.116　単一故障状態（SINGLE FAULT CONDITION）　リスクを低減させる手段の一つが故障しているか，又は一つの異常状態が存在する状態．
　　注記　4.7 及び 13.2 参照

3.117　単一故障安全（SINGLE FAULT SAFE）　予測耐用期間中の単一故障状態においても受容できないリスクを生じない ME 機器又はその部分の特性．
　　注記　4.7 参照

3.129　接触電流（TOUCH CURRENT）　操作者又は患者が正常な使用時に接触できる患者接続部を除く外装又は外装の部分から，保護接地線以外の外部の経路を通して，大地へ又は外装の他の部分に流れる漏れ電流．
　　注記　この用語の意味は，JIS T 0601-1：1999 の"外装漏れ電流"の意味と同じである．IEC 60950-1 と整合させるため，及び保護接地した部分に対しても適用して測定することを反映するために，この用語に変更した．

7.5　安全標識

7.7.3　緑と黄との絶縁被覆　緑と黄との絶縁被覆による識別は，次に限って使用する．
　－保護接地線（8.6.2 参照）
　－7.7.2 に規定した導線
　－等電位化導線（8.6.7 参照）
　－機能接地線（8.6.9 参照）

7.7.4　中性線　電源系の中性線に接続することを意図する電源コード内の導線は，IEC 60227-1 又は IEC 60245-1 の規定によって，"うすい青"の絶縁被覆とする．
　なお，JIS C 3306 のビニルコード，又は JIS C 3301 のゴムコードを使用する場合，絶縁被覆は"白"でもよい．

7.8 *表示光及び制御

7.8.1 表示光の色 表示光の色及びそれらの意味は，表2に適合するものとする．

注記　IEC 60601-1-8は，警報表示光の色，点滅周期及びデューティサイクルに対する要求事項を含んでいる．

ドットマトリックス及びその他の文字・数字表示は，表示光とは考えない．

表2　ME機器の表示光の色及びそれらの意味

色	意味
赤	警告—操作者による即時に対処が必要
黄	注意—操作者による速やかな対処が必要
緑	使用の準備が完了
その他の色	赤，黄又は緑の意味以外の意味

7.8.2 制御の色 赤は，緊急時に機能を停止するための制御だけに使用する．

（試験）

7.8の要求事項への適合性は，調査によって確認する．15.4.4も参照する．

病院電気設備の安全基準

T 1022：2006

目次

1. 適用範囲 ……………………………………………………………………………… 1
2. 引用規格 ……………………………………………………………………………… 1
3. 定義 …………………………………………………………………………………… 1
4. 医用接地方式，非接地配線方式及び非常電源の適用基準 ……………………… 2
4.1 医用接地方式 …………………………………………………………………… 2
4.2 非接地配線方式 ………………………………………………………………… 2
4.3 非常電源 ………………………………………………………………………… 2
4.4 医用室への適用 ………………………………………………………………… 3
5. 医用接地方式 ………………………………………………………………………… 4
6. 非接地配線方式 ……………………………………………………………………… 7
7. 非常電源 ……………………………………………………………………………… 9
7.1 一般非常電源 …………………………………………………………………… 9
7.2 特別非常電源 …………………………………………………………………… 9
7.3 瞬時特別非常電源 ……………………………………………………………… 9
8. 医用室の電源回路 …………………………………………………………………… 9
9. 検査及び保守 ………………………………………………………………………… 10

4. 医用接地方式，非接地配線方式及び非常電源の適用基準

4.1 **医用接地方式** 医用室には，その使用目的に応じて，次の医用接地方式を適用しなければならない．
  a) **保護接地** 医用電気機器を使用する医用室には，医用室ごとに保護接地のための設備を設ける．
  b) **等電位接地** 医用電気機器の電極などを直接心臓に挿入又は接触して医療を行う医用室には，等電位接地のための設備を設ける．

4.2 **非接地配線方式** 電源の遮断による機能の停止が医療に重大な支障をきたすおそれがある医用電気機器を使用する医用室のコンセント用分岐回路には，電路の一線地絡時にも電力の供給を継続するため，非接地配線方式を適用しなければならない．

  4) 電源の遮断が医療に重大な支障をきたすおそれがある医用電気機器の分岐回路には，電流遮断器が動作する状態になったとき，これを警報する電流監視装置を設ける．
  ※ 2007年（追補1）

解説表1 各種ME機器の電気容量（参考値）

分類	機器名称	負荷電流容量（A）
生命維持装置	人工心肺装置*	6
	遠心ポンプ*	3
	IABP（大動脈バルーンポンプ）*	5
	除細動器*	0.8～4
	人工呼吸器*	1.9～4
	保育器*	2～5
	麻酔器*	0.3～3
	人工透析治療装置*	0.5～2
手術用機器	電気手術器（電気メス）	10～15
	アルゴンビームコアギュレータ	15
	超音波吸引手術装置	7～10
	レーザー手術装置	9～28
診断監視用機器	圧・心電図モニタ	1～6
	心電図モニタ（呼吸モニタ付）	1～2
	心電計	0.9
	自動血圧計	0.25～1.2
	心拍出量計	0.2～0.5
	超音波診断装置	4～15
	パルスオキシメータ	0.3～1
	呼気ガスモニタ	0.6～1
	分べん（娩）監視装置	2～5
治療用機器	超音波ネブライザ	0.5
	電動式吸引器	4
	輸液ポンプ	0.1～0.15
	血液加温器	2.2
	低周波治療器	0.01～3
	超音波治療器	0.5～1.3
	極超短波治療器	4～11
	けん（牽）引治療器	1～3.5
その他	内視鏡光源装置	2～10
	無影灯*	2～10
	手術台	2～7
	電動ベッド	8～9
	加温冷却マット	9～15
	加温マット	10
	冷蔵庫（血液保存用）	3

備考　一般的に＊印のついているものは、0.5秒以内に電源回復が要求される機器を示し、これ以外のものは10秒又は40秒以内の電源回復が要求される．

解説表2　医用コンセントの口数

医用室の名称例	医用コンセント 1φ100V 15A	コンセント 1φ200V 15A	レーザー手術装置用コンセント 3φ200V 30A
手術室	22±2	1	1
ICU	20±2		1
CCU	20±2		1
NICU	16以上		
心臓カテーテル室	10以上		1
HCU	16以上		
リカバリー室	10以上		
人工透析室	10以上		
LDR・分べん(娩)室	16以上		
救急処置室	10以上		
無菌病室	10以上		
陣痛室	10以上		
作業療法室，理学療法室	10以上		
観察室	10以上		
生理検査室	10以上		
検体検査室	10以上		
X線検査室	10以上		
内視鏡室	8以上		
診察室，一般病室	4以上*		

備考* 患者1人当たりの口数

医用電気機器—
第1-2部：安全に関する一般的要求事項
—電磁両立性—要求事項及び試験

T 0601-1-2：2012

目次

序文 ………………………………………………………………………………………………… 1
第1章－一般 ……………………………………………………………………………………… 2
1 適用範囲及び目的 …………………………………………………………………………… 2
＊1.201 適用範囲 ……………………………………………………………………………… 2
1.202 目的 …………………………………………………………………………………… 3
2 用語及び定義 ………………………………………………………………………………… 3
3 一般的要求事項 ……………………………………………………………………………… 6
3.201 機器及びシステムの電磁両立性に関する一般的要求事項 ……………………… 6
＊3.201.1 電磁両立性 ………………………………………………………………………… 6
3.201.2 基本性能 …………………………………………………………………………… 6
3.201.3 医用電気機器 ……………………………………………………………………… 7
3.201.4 非医用電気機器 …………………………………………………………………… 7
＊3.201.5 一般的試験条件 …………………………………………………………………… 7
6 識別，表示及び文書 ………………………………………………………………………… 7
6.1.201 機器又は機器部品の外側の表示 …………………………………………………… 7
＊6.1.201.1 RF送信機を含む又は診断若しくは治療に関してRF電磁エネルギーを用いる機器又は機器部品の外側への表示 ………………………………………………………… 7
6.1.201.2 36.202.2 b) 3) で規定したコネクタ試験免除を適用する機器又は機器部品に関する外側への表示 …………………………………………………………………………… 7
6.1.201.3 シールドした場所だけで使用することを指定した機器及びシステムの外側への表示 ……………………………………………………………………………………… 7
6.8 附属文書 …………………………………………………………………………………… 8
6.8.2.201 取扱説明書 ………………………………………………………………………… 8
6.8.3.201 技術的説明 ………………………………………………………………………… 8

第2章～第4章 取り扱わない ………………………………………………………………… 29

第5章－不要又は過度な放射からの危険に対する保護 …………………………………… 29
36 電磁両立性 …………………………………………………………………………………… 29
36.201 エミッション ……………………………………………………………………… 29
36.201.1 無線通信の保護 …………………………………………………………………… 29
36.201.2 他の機器の保護 …………………………………………………………………… 30
＊36.201.2.1 低周波磁界 …………………………………………………………………… 30
36.201.3 商用電源系の保護 ………………………………………………………………… 31
36.201.3.1 高調波ひずみ …………………………………………………………………… 31
36.201.3.2 電圧変動及びフリッカ ………………………………………………………… 31
36.202 イミュニティ ……………………………………………………………………… 31
＊36.202.1 一般 ……………………………………………………………………………… 31
36.202.2 静電気放電（ESD） ……………………………………………………………… 33

	36.202.3	放射 RF 電磁界 ………………………………………………………………… 34
	36.202.4	電気的ファストトランジェント/バースト ………………………………… 36
	36.202.5	サージ ……………………………………………………………………… 38
	36.202.6	RF 電磁界によって誘発する伝導妨害 …………………………………… 38
	36.202.7	電力供給入力ラインにおける電圧ディップ,短時間停電及び電圧変化 … 42
*	36.202.8	磁界 ………………………………………………………………………… 43
	36.202.8.1	電源周波数磁界 …………………………………………………………… 43

2 用語及び定義

*2.204 **電磁両立性,EMC(略語)[electromagnetic compatibility(EMC)]** 機器又はシステムの存在する環境において,許容できないような電磁妨害をいかなるものに対しても与えず,かつ,その電磁環境において満足に機能するための機器又はシステムの能力.
[JIS C 60050-161-01-07,修正]

2.206 **(電磁)エミッション[(electromagnetic) emission]** ある発生源から電磁エネルギーが放出する現象.
[JIS C 60050-161-01-08]

2.209 **静電気放電,ESD(略語)[electrostatic discharge(ESD)]** 静電気電位が異なる物体どうしが近接又は直接接触することによって,物体間に起こる電荷の移動.
[JIS C 60050-161-01-22]

*2.214 **(妨害に対する)イミュニティ[immunity(to a disturbance)]** 電磁妨害が存在する環境で,機器又はシステムが低下せずに動作することができる能力.
[JIS C 60050-161-01-20,修正]

2.228 **タイプ A の専門家用機器又はシステム(type a professional equipment or system)**
機器又はシステムの基本周波数の 3 次高調波が CISPR 11 グループ 2 クラス A の電磁放射妨害波の限度値に適合する場合,3 次高調波を除いてグループ 2 クラス B に適合する専門家用機器又はシステム.
注記 36.201.1 a) 6) 参照.

6 識別,表示及び文書

6.1.201 機器又は機器部品の外側の表示

*6.1.201.1 **RF 送信機を含む又は診断若しくは治療に関して RF 電磁エネルギーを用いる機器又は機器部品の外側への表示** RF 送信機を含む又は診断若しくは治療に関して RF 電磁エネルギーを意図的に使用する機器又はシステムは,次の非電離放射線を示す図記号で表示する(IEC 60417-5140).
注記 "IEC 60417-5140"は,"JIS T 0601-1 表 D2 の 8"に同じである.

6.1.201.2 36.202.2 b) 3) で規定したコネクタ試験免除を適用する機器又は機器部品に関す

る外側への表示　36.202.2 b) 3) で規定したコネクタ試験免除を適用する機器及びシステムに関して，試験を免除する各コネクタに隣接して次のESD感受性の図記号を表示する（IEC 60417-5134）．

6.8　附属文書

6.8.2.201　取扱説明書

a) 全ての機器及びシステムに適用する要求事項

取扱説明書は，次の事項を含める．

1) 機器は，EMCに関する特別な注意を必要とし，附属文書で提供するEMCの情報に従い据付け，かつ，使用することが必要という説明．
2) 携帯形及び移動形のRF通信機器は，機器に影響を与えることがあるという説明．

b) 36.202.2 b) 3) で規定したコネクタ試験免除を適用した機器及びシステムに適用する要求事項

36.202.2 b) 3) で規定したコネクタ試験の免除を用いた機器及びシステムに関しては，取扱説明書に次の事項を含める．

1) ESD警告記号の転載（6.1.201.2で示したIEC 60417-5134）．
2) ESD警告記号で識別したコネクタピンは，触れるべきではない，かつ，ESD予防手順を使用することなくこれらのコネクタに接続するべきではないという警告．
*3) ESD予防手順の仕様．
*4) 関係する全てのスタッフが，ESD警告記号の説明及びESDの予防手順についての訓練を受けるようにという勧告．
*5) ESD予防手順訓練の最小限の内容の仕様．

c) 患者生体信号の最小の振幅又は値

手動感度調節のない機器及びシステムに関して，並びに製造業者が最小振幅及び患者生体信号［36.202.1 g）の最初のダッシュ参照］の値を規定する機器及びシステムに関して，取扱説明書は，次のことを含める．

1) 患者生体信号の最小の振幅又は値．
2) この振幅又は値を下回る機器又はシステムの動作は，不正確な結果を生じるかもしれないという警告．

適合性は，調査によって確認する．

*d) タイプAの専門家用機器及びシステムに適用する要求事項

タイプAの専門家用機器又はシステムが住宅環境での使用又は商用電源系への接続を意図している場合［36.201.1 a) 6) 参照］，取扱説明書は，次の警告又は相当する警告を含める．

　警告

　　この機器又はシステムは，医療専門家だけが使用することを意図しています．この機器又はシステムは，無線障害を引き起こすか又は近くの機器の動作を乱す可能性があります．その場合，［機器又はシステム］の向きを変えるか，若しくは設置場所を変えるか，又はその場所をシールドするような軽減措置が必要になります．

"［機器又はシステム］"は，機器又はシステムの形名と置き換える．

医療ガス配管設備

T 7101：2014

序文 ··· 1
0 はじめに ·· 1
1 適用範囲 ·· 2
2 引用規格 ·· 3
3 用語及び定義 ·· 4
4 一般要求事項 ·· 10
4.1 安全性 ··· 10
4.2 代替構成 ·· 10
4.3 材料 ·· 11
4.4 設備設計 ·· 12
5 供給設備 ·· 13
5.1 設備を構成する装置 ··· 13
5.2 一般要求事項 ·· 14
5.3 ボンベを使用する供給設備 ·· 15
5.4 超低温液化ガス供給設備 ··· 16
5.5 空気供給設備 ·· 16
5.6 酸素濃縮装置 ·· 20
5.7 吸引供給設備 ·· 20
5.8 麻酔ガス排除（AGSS）設備 ··· 21
5.9 供給設備の設置場所 ··· 22
5.10 ボンベマニフォールドの設置場所 ··· 23
5.11 CEの設置場所 ··· 23
6 監視・警報設備 ··· 23
6.1 概要 ·· 23
6.2 設置要件 ·· 23
6.3 監視・警報信号 ··· 24
6.4 運転警報の条件 ··· 25
6.5 緊急臨床警報の条件 ··· 25
6.6 緊急運転警報の条件 ··· 25
7 送気 ·· 25
7.1 機械的強度 ··· 25
7.2 送気圧力 ·· 26
7.3 ホースアセンブリ及びフレキシブル接続具 ··· 27
7.4 二段減圧方式送気配管設備 ·· 28
8 遮断弁 ··· 28
8.1 一般要求事項 ·· 28
8.2 送気操作用遮断弁 ·· 29
8.3 区域別遮断弁 ·· 29
9 配管端末器 ··· 30
9.1 一般要求事項 ·· 30
9.2 材料 ·· 30
9.3 設計の要件 ··· 31
9.4 試験方法 ·· 39

9.5	表示，識別色及び包装	42
9.6	製造業者によって提供される情報	43
9.7	配管端末器に組み込む圧力計	44
10	配管の表示及び識別色	44
10.1	表示	44
10.2	配管の識別色	44
11	配管の設置	44
11.1	一般要求事項	44
11.2	配管の支持	45
11.3	配管の接合	46
11.4	既存の医療ガス配管設備の延長及び改修	46
12	試験，検査及び性能の証明	47
12.1	概要	47
12.2	一般要求事項	47
12.3	隠蔽前の試験及び検査	47
12.4	設備を使用する前の試験，検査及び手順	47
12.5	隠蔽前の試験及び検査の要求事項	48
12.6	設備使用前試験，検査及びその手順の要求事項	48
12.7	設備の証明	51
12.8	工事ラベルの取外し	52
13	製造業者及び施工業者が用意する情報	52
13.1	一般要求事項	52
13.2	取扱説明書	52
13.3	運転管理情報	52
13.4	しゅん（竣）工図	53
13.5	納入機器図	53

1 適用範囲 この規格は，医療機関内の医療用圧縮ガス，手術機器駆動用ガス，吸引，及び麻酔ガス排除の配管設備において，それらの適正な連続供給を確実にするために，その設計，設置，据付け，表示，性能，記録及び試験・検査について規定する．それらは供給設備，送気配管，制御機器，監視・警報設備及び異なるガス又は同じガスであっても異なる標準送気圧力間で互換性をもたせないことに関する事項を含む．

a) 酸素
b) 亜酸化窒素（一酸化二窒素，笑気）
c) 治療用空気
d) 二酸化炭素（炭酸ガス）
e) 混合ガス（上記の各種ガスを特定の比率で混合したもの．）
f) 酸素濃縮空気
g) 手術機器駆動用空気
h) 手術機器駆動用窒素
i) 吸引
j) 麻酔ガス排除（AGSS）
k) 非治療用空気
l) 上記のガスの配管端末器に接続するアダプタプラグ

この規格は，患者の治療，診断，予防，特に麻酔・そ（蘇）生，医療機器の試験及び調整に用いられる配管設備に適用（以下，治療目的という．）し，非治療目的への配管設備には適用しない．ただし，この規格で許された非治療目的に分岐された設備については適用する

（5.5.1.2，5.7.11 及び 11.1.1 参照）．

注記1　この規格は，新築工事のほか，既存の配管設備の増設及び改造，又は供給設備（供給装置も含む．）の改造若しくは交換にも適用される．

注記2　この規格は，超低温液化ガスの可搬式容器，定置式貯槽及びタンクローリのガス出入口のガス別特定コネクタには適用できる．

注記3　この規格の対応国際規格及びその対応の程度を表す記号を，次に示す．

　ISO 7396-1：2007，Medical gas pipeline systems-Part 1：Pipeline systems for compressed medical gases and vacuum

　ISO 7396-2：2007，Medical gas pipeline systems-Part 2：Anaesthetic gas scavenging disposal systems

　ISO 9170-1：2008，Terminal units for medical gas pipeline systems-Part 1：Terminal units for use with compressed medical gases and vacuum

　ISO 9170-2：2008，Terminal units for medical gas pipeline systems-Part 2：Terminal units for anaesthetic gas scavenging systems（全体評価：MOD）

なお，対応の程度を表す記号"MOD"は，ISO/IEC Guide 21-1 に基づき，"修正している"ことを示す．

3　用語及び定義　この規格で用いる主な用語及び定義は，次による．

3.5　マニフォールド（manifold）　同種のガスのボンベ1本以上の出口を送気配管に接続するための集合装置．

3.11　超低温液化ガス供給設備（cryogenic liquid system）　−150℃より低温で容器に貯蔵された液化ガスをもつ供給設備で，超低温液化ガス供給設備には，次の方式がある．
a）定置式超低温液化ガス貯槽（以下，CE という．）を使用する供給設備．
b）可搬式超低温液化ガス容器（以下，LGC という．）を使用する供給設備．

3.12　空気圧縮機供給設備（air compressor system）　治療用空気，手術機器駆動用空気及び／又は麻酔ガス排除の駆動用に空気圧縮機を使用する供給設備．

3.13　治療用空気（medical air）　患者への投与を目的に医療ガス配管で送気され，汚染物質の濃度限界を規定した空気圧縮機を使用する自然ガス，又は混合装置を使用する特定比率の酸素及び窒素からなる混合ガス．

3.53　ガス別特定（gas-specific）　異なる種類又は異なる標準送気圧力のガス間の接続を防止する機能をもつこと．

3.54　ガス別特定コネクタ（gas-specific connector）　異なる種類又は異なる標準送気圧力のガス間の接続を防止するために異なる形状及び寸法をもつコネクタ．

　注記　ガス別特定コネクタには，迅速継手，ねじ込みコネクタ，DISS コネクタ，NIST コネクタなどがある．

3.58　迅速継手（クイックコネクタ）（quick-connector）　工具を使用せずに片手又は両手の一回の動作で容易，かつ，迅速に着脱ができるガス別特定のソケットとアダプタプラグとで構成する接続具．

3.59　配管端末器（アウトレット）（terminal unit）　使用者が日常的に着脱を行う配管設備のガス出口（吸引及び AGSS では入口）のソケット及びベースブロックなどを含む器具．

3.67 ホースアセンブリ（low-pressure hose assembly） 両端にガス別特定の入口コネクタと出口コネクタとを恒久的に取り付けた，1400 kPa 未満の圧力の医療ガスを送気するように設計された，可とう性ホースで成り立つ接続用具．

4 一般要求事項

4.3.4 正常状態又は単一故障状態でボンベ圧力を受けることがある装置の構成部品は，ボンベ圧力の 1.5 倍の圧力を 5 分間加えた後でも，その仕様どおり機能するものでなければならない．製造業者は，機能の証明をしなければならない．
注記 1 高圧ガス保安法によって申請又は届出を必要とする場合がある．
注記 2 証明は，観測，測定，動作試験などで得られる．

4.3.6 ホースアセンブリ及びフレキシブル継手を除いて医療用圧縮ガスの配管には，金属材料を使用しなければならない．銅管を配管として使用する場合，JIS H 3300 に適合しなければならない．
金属ではない材料が吸引配管に使用される場合，それらの材料は，吸引配管中に存在する可能性がある汚染物質に対する適合性がなければならない．施工業者は，その証拠を用意しなければならない．
注記 1 銅は，吸引を含め，全ての医療ガス配管に適した材料である．
注記 2 一般的に 10.1 及び 10.2 に示す表示及び識別を施した被覆材で被覆された銅管（以下，カラーパイプという．）が多く使われている．空気圧縮機を使用する供給設備の機器周り，吸引及び AGSS は，銅管が使用される場合がある．また，吸引及び AGSS の排気管は，塩化ビニル管が使用される場合もある．

5 供給設備

5.1 設備を構成する装置 各供給設備は，少なくとも二つの独立した供給装置をもたなければならない．手術機器駆動用の空気又は窒素及び AGSS を除き，三つであることが望ましい．その供給装置は，次に示すものの組合せでもよい．
a) ボンベを使用する供給装置
b) LGC を使用する供給装置
c) CE を使用する供給装置
d) 空気圧縮機を使用する供給装置
e) 混合ガス供給装置
f) 酸素濃縮装置（ISO 10083 参照）
g) 吸引供給装置
h) AGSS 供給装置（専用装置）
注記 供給設備の典型的な構成図例を，参考として附属書 A に示す．

5.2.1 能力及び貯蔵量 供給設備の容量，能力及び貯蔵量は推定使用量及び配送の頻度に基づかなければならない．第一供給源，第二供給源及び予備供給源の備蓄能力，並びに設置場所及び貯蔵する充填容器の数は，医療施設の責任者が設計者，施工業者及び／又はガス納入業者と協議して定め，施工業者はそれらを反映しなければならない．容器が安全に防護された状態で清潔に保たれるように屋根付きの適切な貯蔵施設を設ける．
注記 1 通常，供給設備の第一供給源及び第二供給源は，それぞれが 7 日分，CE では満量の 2/3 が 10 日分，予備供給源は 1 日分以上になるように算出する．
注記 2 災害拠点病院など災害時対応が必要な施設は，それを考慮に入れて備蓄能力を決定することが望ましい．

5.2.2.1 全ての供給設備は，通常の状態及び単一故障状態でも 7.2 で示す設計流量及び送気圧力で供給が継続するように設計しなければならない．

　注記 1　主電源の遮断，給水の断水及び制御装置の故障は単一故障状態である．供給の継続を実現するためには，供給設備は，少なくとも二つの供給装置をもたなければならず，三つもつことが望ましい．保守作業中又は故障時に一つの供給装置が停止している場合は，新たに一つの供給装置を接続するか，又はその代替措置を講ずる必要がある．

　注記 2　配管が機械的損傷を受けるリスクを許容できるレベルに下げるように配管設置経路及び設置場所が選定される必要がある．

　注記 3　配管の故障は，単一故障状態ではなく重大故障であり，緊急事態対処手順に従って処置する（附属書 E を参照）．

5.2.5　**予備供給装置**　予備供給装置は，常に，又は保守点検作業中に接続され，第一供給装置及び第二供給装置の両方が配管に供給できなくなったとき，又はそれらの保守点検作業中に手動又は自動のいずれかで供給できなければならない．医療施設の責任者が管理者，設計者及び施工業者と協議して重要な配管に供給できるように予備供給装置又はその代替となる接続口の設置位置を決定しなければならない．

　注記　これは，多数の予備供給装置又は接続口を必要とし，そのうちの幾つかは配管端末器の近くに設置されることになる．この予備供給装置には，ボンベの単独使用も含まれる．

5.2.8　**圧力調整器**　供給設備内の圧力調整器は，送気配管設備において表 1，7.2.2 及び 7.2.3 に規定する要件に合致する一定の配管圧力を制御できなければならない．

5.2.10　**電源**　電源は，商用電源と JIS T 1022 に規定する一般非常電源の両方が常に使用できなければならない．

5.3　**ボンベを使用する供給設備**

5.3.1　ボンベを使用する供給設備は，次の装置を含まなければならない．
a) 配管に供給する第一供給装置
b) 第一供給装置が消費又は故障したときに配管に自動的に供給する第二供給装置
c) 予備供給装置又は代替の接続口

　ボンベ方式による供給設備は，どの一つの供給装置でも設計流量を送気できるものでなければならない．

8　遮断弁

8.1　一般要求事項

8.1.1　緊急時，保守点検，修理又は将来の延長工事のときに送気配管の区域を分離するため，及び定期検査などを容易にするために，次の遮断弁を設ける．
a) 供給装置遮断弁
b) 主遮断弁
c) 送気操作用遮断弁
d) 区域別遮断弁

　注記　遮断弁の名称の例を，附属書 A に示す．

8.1.7　主遮断弁は，供給装置遮断弁の下流（吸引及び AGSS の場合は上流）で全ての供給装

置遮断弁から合流した配管の合流点の下流（吸引及び AGSS の場合は上流）に設けなければならない．

主遮断弁は，保守点検又は緊急時に当該供給設備からの供給を遮断し，予備供給装置，緊急用ガス導入口などから主管へガスを供給をするときに使用する．保守点検用ガス導入口は，緊急用ガス導入口を兼ねることができる．

注記　附属書 A を参照．

8.2　送気操作用遮断弁

8.2.1　送気操作用遮断弁の用途の例を，次に示す．
a) 立上がり管用遮断弁
b) 横行き分岐管用遮断弁
c) 保守点検用遮断弁
d) ループ配管用遮断弁

8.3　区域別遮断弁

8.3.3　区域別遮断弁は，保守点検作業及び緊急時に医療施設内の区域を分離するために使用する．緊急時の操作要領は，非常災害計画に含めることが望ましい．

9　配管端末器

9.3.4　配管端末器のガス別特定接続部　各配管端末器は，正しいガス別特定のアダプタプラグだけを受け入れるガス別特定接続部をソケットにもたなければならない．ガス別特定コネクタ及び迅速継手のガス別特定方式は，表 4 及び図 8～図 10 に示す．1 施設に 1 種類でなければならない．箇条 1 に示すガスであっても，この規格と異なる圧力（表 1 参照）の配管端末器を設置する場合は，この規格のアダプタが接続できず，この規格のコネクタに合致しない特別なガス別特定コネクタとしなければならない．製造業者は，それがこの規格にないコネクタであること，取扱い上の注意などについて取扱説明書に明記しなければならない．

9.5.1.1　配管端末器，アダプタプラグ及びそれらのガス別特定の部品には，見やすい箇所に容易に消えない方法で表 6 に示すガス名及び／又は記号を表示しなければならない．表示の耐久試験については 9.4.10 による．

9.5.2　識別色

9.5.2.1　識別色は，表 6 による．

※ JIS については　http://www.webstore.jsa.or.jp/webstore/top/index.jsp　参照

表4 ガス別特定コネクタの方式

形式＼ガスの種類	酸素	亜酸化窒素	治療用空気	吸引	二酸化炭素	駆動用空気	駆動用窒素	AGSS
ピン方式	○	○	○	○	○			
シュレーダ方式	○	○	○	○	○			
DISS						○	○	
NIST						○		
カプラK方式								○
カプラC方式								○

図8 b) ピン方式ソケットのピン穴配置角度

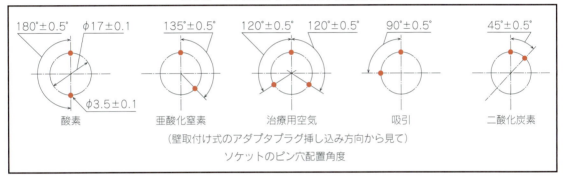

（壁取付け式のアダプタプラグ挿し込み方向から見て）
ソケットのピン穴配置角度

図9 b) シュレーダ方式ソケットの同心円溝

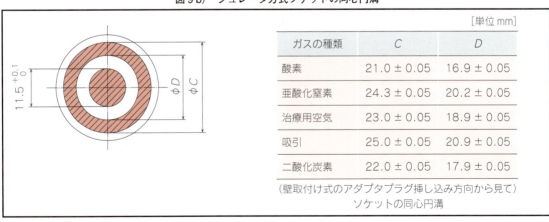

[単位 mm]

ガスの種類	C	D
酸素	21.0 ± 0.05	16.9 ± 0.05
亜酸化窒素	24.3 ± 0.05	20.2 ± 0.05
治療用空気	23.0 ± 0.05	18.9 ± 0.05
吸引	25.0 ± 0.05	20.9 ± 0.05
二酸化炭素	22.0 ± 0.05	17.9 ± 0.05

（壁取付け式のアダプタプラグ挿し込み方向から見て）
ソケットの同心円溝

付録 2　令和3年版　臨床工学技士国家試験出題基準（医用機器安全管理学）

Ⅳ．医用機器安全管理学（1）医用機器の安全管理

大項目	中項目	小項目
1. 臨床工学技士と安全管理	(1) 臨床工学技士の役割	
2. 各種エネルギーの人体への危険性	(1) エネルギーの安全限界	①低周波電流 ②高周波電流 ③超音波 ④温度 ⑤電磁波 ⑥放射線
	(2) 人体の電撃反応	①最小感知電流 ②電撃の周波数特性 ③離脱限界電流 ④マクロショック心室細動電流 ⑤ミクロショック心室細動電流
	(3) 事故事例	①電気的安全問題 ②機械的安全問題 ③熱的安全問題 ④化学的安全問題 ⑤放射線的安全問題 ⑥光学的安全問題 ⑦生物学的安全問題
3. 安全基準	(1) 医用機器・設備の体系化	①国際標準化機構（ISO） ②国際電気標準会議（IEC） ③日本産業規格（JIS）
	(2) 医用電気機器の安全基準 （JIS T 0601-1）	①漏れ電流の種類 ②ME機器装着部の形別分類 ③ME機器のクラス別分類 ④MEシステム ⑤図記号 ⑥機器の表示光の色
	(3) 病院電気設備の安全基準 （JIS T 1022）	①医用接地方式 ②非接地配線方式 ③非常電源 ④医用室の電源回路
4. 電気的安全性の測定	(1) 測定用器具（MD）	①回路構成と周波数特性 ②測定用電圧計
	(2) 漏れ電流と患者測定電流	①正常状態（NC）と単一故障状態（SFC） ②許容値 ③測定方法
	(3) 保護接地線抵抗	①規定値 ②測定方法
5. 安全管理技術	(1) 安全管理業務	①管理体制 ②購入評価 ③受入試験 ④安全教育，訓練
	(2) 保守点検管理業務	①廃棄，更新 ②保守点検の種類と実例

大項目	中項目	小項目
6. 医療ガス	(1) 医療ガスの種類	①酸素，亜酸化窒素，窒素，空気，二酸化炭素，ヘリウム
	(2) 医療ガスのもつ危険性	①物理的要因
		②化学的要因
		③生物学的要因
	(3) 高圧ガス保安法	①貯蔵，移動，消費の安全基準
		②ボンベ内ガス残量
		③ボンベ塗色
	(4) 医療ガス配管設備 (JIS T 7101)	①供給源設備 　a. マニフォールドシステム 　b. CE システム 　c. エアコンプレッサ 　d. 吸引ポンプ
		②送気配管設備，吸引設備 　a. 構造 　b. 圧力および流量
		③ガス別特定
	(5) 医療ガスの事故と原因	①事故事例
	(6) 医療ガス安全管理委員会	①構成
		②業務等
		③医療ガスの保守点検
7. システム安全	(1) システム安全の考え方	
	(2) システムの分析手法	①安全対策の手順
		②特性の分析手法
	(3) 信頼度	①故障と信頼度
		②直列系の信頼度
		③並列系の信頼度
		④信頼度の時間的評価
	(4) 人間工学と安全	①人間工学的設計 　a. マンマシンインタフェース 　b. 操作と機能
		②フールプルーフ
		③フェイルセーフ
		④多重系
		⑤警報システム
8. 電磁環境	(1) 電磁妨害と EMC	①電磁妨害（EMD，EMI）
		② EMC 　a. エミッション 　b. イミュニティ
	(2) 医療の現場における電磁妨害	①原因
		②電磁妨害対策
	(3) 電磁波の規制	①医用電気機器の EMC 基準（JIS T 0601-1-2）
		②電波法
	(4) 電波管理	①医用テレメータの安全管理
		②携帯電話の使用指針
		③無線 LAN の管理
9. 関係法規等	(1) 臨床工学技士法	①臨床工学技士基本業務指針
	(2) 医療法	①改正医療法
		②医療機器安全管理責任者
	(3) 医薬品，医療機器等の品質，有効性及び安全性の確保等に関する法律（医薬品医療機器等法）	①医療機器の定義
		②医療機器の危険度による分類
		③医療機器の再評価制度
	(4) 製造物責任法（PL 法）	
	(5) 各種通知	①立会いに関する基準

索引

和文索引

あ
- アイテム …………………… 125
- アベイラビリティ …………… 126
- アラーム ……………………… 54
- 亜酸化窒素 …………………… 83
- 安全管理 ………………………… 5
- 安全係数 ……………………… 52
- 安全標識 …………………… 53, 54

い
- イオンチャネル ……………… 9
- イミュニティ ……………… 121
- 医薬品医療機器等法 …… 85, 196
- 医薬品, 医療機器等の品質, 有効性及び安全性の確保等に関する法律 …………………………… 196
- 医用コンセント ……………… 61
- 医用差込接続器 ……………… 61
- 医用室 ………………………… 75
- 医用室のコンセントの識別 … 78
- 医用接地センタ ……………… 62
- 医用接地端子 ………………… 63
- 医用接地方式 …………… 59, 60
- 医療ガス …………………… 81, 82
- 医療ガスホースアセンブリ … 86
- 医療ガス安全管理委員会 … 101
- 医療ガス設備の保守点検指針 … 103
- 医療ガス設備 …………… 86, 87
- 医療機器の電磁両立性に関する日本工業規格の改正に伴う薬事法上の取扱いについて ………… 120
- 医療機器安全管理責任者 … 147, 195
- 医療機器安全管理料 …………… 3
- 医療機器情報コミュニケータ … 200
- 医療機器中央管理 …………… 144
- 医療法 ……………………… 194
- 一般医療機器 …………… 143, 144

う（空）

一
- 一般非常電源 ………………… 71
- 院内感染 …………………… 166
- 院内感染対策チーム ……… 167

え
- エミッション ……………… 121
- 遠紫外線 ……………………… 23
- 遠赤外線 ……………………… 23

お
- おねじ ………………………… 99
- 音響インピーダンス ………… 17

か
- ガウス ……………………… 105
- 化学的消毒法 ……………… 178
- 可視光線 ………………… 23, 25
- 過酸化水素ガスプラズマ滅菌法 … 184
- 外装 …………………………… 36
- 外部電源 ……………………… 35
- 隔離予防策ガイドライン … 165
- 片側接地配線 ………………… 67
- 患者接続部 …………………… 37
- 患者測定電流 ………… 46, 52, 161
- 患者漏れ電流 …… 44, 45, 50, 160
- 感染経路別予防策 ………… 172
- 感染制御 …………………… 167
- 管理医療機器 ……………… 143
- 環境保健基準 ……………… 112
- 簡易電気メス試験 ………… 157
- 灌流法 ……………………… 178

き
- キャビテーション …………… 18
- 基礎絶縁 ……………………… 41
- 機械洗浄 …………………… 177
- 機能接地 ……………………… 36
- 吸引 …………………………… 85
- 吸引供給設備 ………………… 91

吸
- 吸収線量 ……………………… 28
- 近紫外線 ……………………… 23
- 近赤外線 ……………………… 23

く
- クラスⅠのME機器 ………… 41
- クラスⅡのME機器 ………… 42
- クランプメータ …………… 152
- クリティカル器具 ………… 175
- 空気圧縮機 …………………… 88
- 空気感染 …………………… 172
- 空気供給設備 ………………… 88
- 偶発故障 …………………… 128
- 偶発故障期間 ……………… 128

け
- 系統外導電性部分 …………… 64
- 携帯電話 …………………… 111, 117

こ
- コンセントの保持力試験 … 151
- 故障率 ……………………… 126
- 個別方式 ……………………… 87
- 交流無停電電源装置 …… 71, 73
- 高圧ガス ……………………… 86
- 高圧ガス保安法 ……………… 86
- 高圧ガス容器 ………………… 98
- 高圧ガス容器用弁 …………… 86
- 高圧蒸気滅菌法 …………… 180
- 高周波領域の漏れ電流 …… 52
- 高度管理医療機器 ………… 143
- 構造体の接地抵抗 …………… 66
- 混合空気供給設備 …………… 91

さ
- サージ ……………………… 121
- サンタン ……………………… 24
- サンバーン …………………… 24
- 再生医療等製品 …………… 198

細胞膜 …………………… 7, 9, 10	**せ**	中央配管方式 ……………………87
最小感知電流 ……………………34	セミクリティカル器具 ………… 175	中性線 ……………………………77
擦式消毒用アルコール製剤 …… 168	清拭法 …………………………… 178	超音波 ………………………… 16, 18
散布法 …………………………… 178	製造物責任法 …………………… 205	超低温液化ガス供給設備 ………88
酸化エチレン ……………………85	静的エネルギー …………………16	聴覚アラーム信号 ………………55
酸化エチレンガス滅菌法 ……… 182	赤外線 ……………………………25	直列系 …………………………… 127
酸素 ………………………………83	接触インピーダンス ……………42	
酸素中毒 …………………………83	接触感染 ………………………… 172	**て**
	接触電流 …………… 44, 45, 49, 160	テスラ …………………………… 105
し	接地幹線 …………………… 62, 65	デバッギング …………………… 128
システム ………………………… 125	接地極 ……………………………65	添付文書 ………………………… 197
シュレーダ方式 …………………95	接地分岐線 ………………………62	伝播速度 …………………………16
ジュール-トムソン効果 …………84	接地漏れ電流 ……… 44, 45, 49, 159	電界 ……………………………… 105
視覚アラーム信号 ………………55	絶縁トランス ……………………69	電気ショック ……………………9
紫外線 ……………………………22	絶縁監視装置 ……………………69	電気メス …………………………13
紫外線法 ………………………… 180	絶縁変圧器 ………………………69	電気熱傷 …………………………12
自家発電設備 …………………71, 73	線量当量 …………………………28	電撃 …………………………… 9, 33
磁界 ……………………………… 105		電磁干渉 ………………………… 113
煮沸法 …………………………… 180	**そ**	電磁波 ……………………… 105, 107
遮断弁 ……………………………93	ゾーン配置 ……………………… 117	電磁放射線 ………………………28
手指消毒 ………………………… 168	疎密波 ……………………………16	電磁誘導 ………………………… 106
瞬時特別非常電源 ……………71, 72	早期障害 …………………………29	電波 ……………………… 105, 108
初期故障 ………………………… 128	送信機の型別分類 ……………… 117	電波環境協議会 ………………… 117
初期故障期間 …………………… 128	装着部 ……………………………37	電波法 …………………………… 115
消毒水準分類 …………………… 176		電波防護指針 …………………… 110
衝撃波 ……………………………18	**た**	電離放射線 ……………………… 107
冗長性 …………………………… 127	タッチプルーフ …………………38	電流監視装置 ………………… 70, 77
心室細動電流 ……………………34	立会い ………… 3, 200, 201, 202, 203	
心臓ペースメーカ ……………… 114	多重系 …………………………… 132	**と**
信号出力部 ………………………39	耐除細動形装着部 ………………38	等電位接地 …………………… 59, 63
信号入出力部 ……………………39	縦波 …………………………… 16, 17	動的エネルギー …………………16
信号入力部 ………………………39	単一故障安全 ……………………46	特定小電力無線局 ……………… 116
信頼性工学 ……………………… 125	単一故障状態 ……………………46	特別非常電源 ………………… 71, 72
信頼度 …………………………… 126	短絡 ………………………………62	
浸漬洗浄 ………………………… 177	断熱圧縮 …………………………84	**な**
浸漬法 …………………………… 178	断熱膨張 …………………………84	内部電源 …………………………35
	弾性体 ……………………………16	内部電源ME機器 ………………43
す		
スイスチーズモデル …………… 139	**ち**	**に**
スタンダードプレコーション … 165	地絡 ………………………………62	二酸化炭素 ………………………84
図記号 ………………………… 53, 54	治療用空気 ………………………84	日本工業規格 ……………………31
	蓄電池設備 …………………… 71, 73	日本産業規格 ……………………31
	窒素 ………………………………84	人間工学 ………………………… 132

ね
ネルンストの式 …………………9
熱エネルギー ……………………20
熱傷 ………………………………20
熱水消毒 …………………………179
粘性体 ……………………………16
粘弾性体 …………………………16

の
ノンクリティカル器具 …………175

は
ハインリッヒの法則 ……………139
ハム雑音 …………………………113
バスタブカーブ …………………146
バスタブ曲線 ……………………128
刃受の保持力 ……………………61
配管端末器 ………………………94
配電盤 ……………………………78
晩発障害 …………………………29

ひ
ヒューマンファクタ科学 ………137
ピン方式 …………………………94
比吸収率 …………………………110
非常電源 ……………………71, 73
非接地配線方式 …………………67
非電離放射線 ……………………107
飛沫感染 …………………………172
微弱無線 …………………………116
光エネルギー ……………………22
表皮効果 …………………………14
標準圧力 …………………………92
標準予防策 ………………………167
病院電気設備の安全基準 …58, 75

ふ
フールプルーフ …………………131
フェイルセイフ …………………131
フローティング …………………40
不要電波問題対策協議会 ………117
物理的消毒法 ……………………179
分電盤 ……………………………79

へ
ヘリウム …………………………84
平均故障間隔 ……………………127
平均修復時間 ……………………128
並列系 ……………………………127

ほ
ホースアセンブリ ………………97
ボンベの塗色区分と刻印 ………99
ボンベ内のガス残量 ……………98
ポピュレーション・ステレオタイプ
 …………………………………134
保護接地 …………………36, 59, 60
保護接地線 …………………42, 162
保全度 ……………………………126
補強絶縁 …………………………42
放射線 ……………………………27
放射線エネルギー ………………28

ま
マクロショック ……………12, 33
マニフォールド …………………88
麻酔ガス排除設備 ………………91
摩耗故障 …………………………129
摩耗故障期間 ……………………128

み
ミクロショック ……………12, 33

め
滅菌 ………………………………180

も
漏れ電流の許容値 …………47, 48
漏れ電流の測定 …………………157

や
ヤング率 …………………………16

ゆ
輸液ポンプ ………………………114
輸液ポンプの点検 ………………153
誘電加熱 …………………………15
誘導加熱 …………………………14

よ
ヨーク形 …………………………99
用手洗浄 …………………………177

り
リスクマネージメント …………4
離脱電流 …………………………34
粒子放射線 ………………………28
臨界点 ……………………………81
臨床工学技士基本業務指針 2010
 …………………………………192
臨床工学技士法 ………1, 189, 190

ろ
ろ過法 ……………………………185
露出導電性部分 …………………59
漏電遮断器 ………………………76

欧文索引

1
10days rule ………………………28

A
AGSS ………………………………92
AP 類機器 …………………………39
APG 類機器 ………………………39

B
B 形装着部 ………………………43
BF 形装着部 ………………………43
biomedical equipment technician・2

C
CDC ……………………………165, 166
CF 形装着部 ………………………43
clinical engineer ……………………2
cryogenic liquid system …………88

D
DISS ………………………………96

E
EMC ………………………………118
EMC 管理 …………………………122
EMI ………………………………113

F
failure rate ………………………126
FMEA ……………………………130
FTA ………………………………129

G
G …………………………………105
GCP ………………………………199
GMP ………………………………199
Good Clinical Practice …………199
Good Manufacturing Practice …199
Good Post-Marketing Surveillance Practice ……………………199
GPMSP …………………………199

Gy …………………………………28

I
ICT ………………………………167
IEC ……………………………31, 32
ISM 周波数 ………………………116
ISO ……………………………31, 32

J
JIS …………………………………31
JIS T 1022 …………………………58

M
MDIC ……………………………200
medical device information communicator ……………………200
MTBF ……………………………127
MTTR ……………………………128

N
N95 微粒子用マスク ……………171
NIST ………………………………97

P
PHS ………………………………120
PHS 端末 …………………………111
PL 法 ……………………………205
PMS ………………………………201
post marketing surveillance ……201
Product Liability 法 ……………205

R
reliability …………………………126

S
SAR ………………………………110
SHELL モデル ……………………138
SIP …………………………………39
SOP …………………………………39
Standard Precaution ……………167
Sv …………………………………28

T
T …………………………………105

U
UPS ………………………………73

【編者略歴】

篠原　一彦（しのはら　かずひこ）

1985 年	東京大学医学部医学科卒業
1985 年	東京大学第二外科医員
1995 年	東京警察病院外科医幹
2000 年	埼玉医科大学講師（総合医療センター外科）
2002 年	東京工科大学教授（バイオニクス学部　先進外科・人間工学研究室）
2010 年	東京工科大学教授（医療保健学部臨床工学科）
2018 年	東京工科大学医療保健学部学部長
	現在に至る　博士（医学），外科専門医

出渕　靖志（いずぶち　やすし）

1983 年	日本福祉大学社会福祉学部卒業
1983 年	慈朋会澤田病院透析室
1984 年	池田皮膚泌尿器科医院透析室
1987 年	透析技術認定士
1988 年	臨床工学技士
1988 年	広仁会広瀬病院透析室
1995 年	第1種ＭＥ技術実力認定士
1997 年	四国医療工学専門学校臨床工学学科
2017 年	四国医療工学専門学校副校長

臨床工学講座
医用機器安全管理学　第2版　ISBN978-4-263-73415-5

2009 年 3 月 20 日　第 1 版第 1 刷発行
2014 年 1 月 20 日　第 1 版第 8 刷発行
2015 年 2 月 10 日　第 2 版第 1 刷発行
2025 年 1 月 10 日　第 2 版第 11 刷発行

監　修　一般社団法人 日本臨床工学技士教育施設協議会
編　集　篠　原　一　彦
　　　　出　渕　靖　志
発行者　白　石　泰　夫
発行所　**医歯薬出版株式会社**
〒113-8612　東京都文京区本駒込1-7-10
TEL.（03）5395-7620（編集）・7616（販売）
FAX.（03）5395-7603（編集）・8563（販売）
https://www.ishiyaku.co.jp/
郵便振替番号　00190-5-13816

乱丁，落丁の際はお取り替えいたします．　　印刷・教文堂／製本・明光社
Ⓒ Ishiyaku Publishers, Inc., 2009, 2015. Printed in Japan

本書の複製権・翻訳権・翻案権・上映権・譲渡権・貸与権・公衆送信権（送信可能化権を含む）・口述権は，医歯薬出版㈱が保有します．

本書を無断で複製する行為（コピー，スキャン，デジタルデータ化など）は，「私的使用のための複製」などの著作権法上の限られた例外を除き禁じられています．また私的使用に該当する場合であっても，請負業者等の第三者に依頼し上記の行為を行うことは違法となります．

JCOPY ＜出版者著作権管理機構　委託出版物＞

本書をコピーやスキャン等により複製される場合は，そのつど事前に出版者著作権管理機構（電話 03-5244-5088，FAX 03-5244-5089, e-mail : info@jcopy.or.jp）の許諾を得てください．